Untersuchungsmethoden 	1
Physiologie der Schwangerschaft – Schwangerenbetreuung	2
Geburtsvorbereitung	3
Pathologie der Schwangerschaft	4
Physiologie der Geburt – Geburtshilfe	5
Pathologie der Geburt	6
Geburtshilfliche Operationen	7
Wochenbett – Nachsorge	8
Pathologie des Wochenbettes	9
Das Neugeborene	10
Niederlassung	11
Arzneimittel in Schwangerschaft und Stillzeit	12
Wichtige Medikamente (Auswahl)	13
Referenzbereiche ausgewählter Laborparameter	14

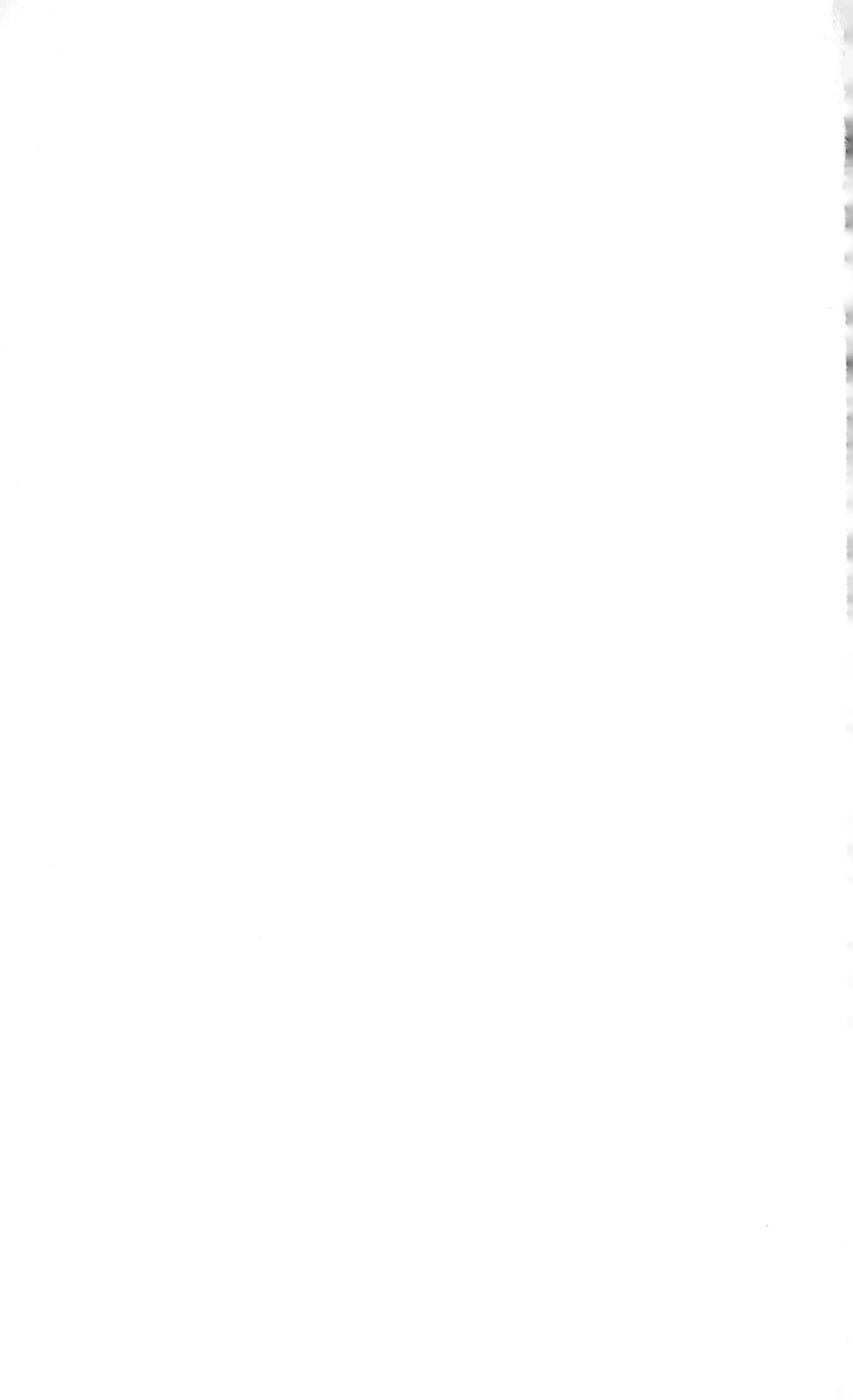

Hippokrates

Memorix
für Hebammen

Jürgen Nieder · Kerstin Meybohm

Unter Mitwirkung von Wolfgang Lamme

2., aktualisierte und erweiterte Auflage

Hippokrates Verlag · Stuttgart

Die Deutsche Bibliothek – CIP-Einheitsaufnahme

Ein Titeldatensatz für diese Publikation ist bei
Der Deutschen Bibliothek erhältlich

Anschrift der Autoren:

Frau Kerstin Meybohm
Am Sportfeld 18a
34596 Bad Zwesten

Professor Dr. med. Jürgen Nieder
Universitätsfrauenklinik
Gerhart-Hauptmann-Straße 35
39108 Magdeburg

> **Wichtiger Hinweis:** Wie jede Wissenschaft ist die Medizin ständigen Entwicklungen unterworfen. Forschung und klinische Erfahrung erweitern unsere Erkenntnisse, insbesondere was Behandlung und medikamentöse Therapie anbelangt. Soweit in diesem Werk eine Dosierung oder eine Applikation erwähnt wird, darf der Leser zwar darauf vertrauen, dass Autoren, Herausgeber und Verlag große Sorgfalt darauf verwandt haben, dass diese Angabe dem **Wissensstand bei Fertigstellung des Werkes** entspricht.
>
> Für Angaben über Dosierungsanweisungen und Applikationsformen kann vom Verlag jedoch keine Gewähr übernommen werden. **Jeder Benutzer ist angehalten,** durch sorgfältige Prüfung der Beipackzettel der verwendeten Präparate und gegebenenfalls nach Konsultation eines Spezialisten festzustellen, ob die dort gegebene Empfehlung für Dosierungen oder die Beachtung von Kontraindikationen gegenüber der Angabe in diesem Buch abweicht. Eine solche Prüfung ist besonders wichtig bei selten verwendeten Präparaten oder solchen, die neu auf den Markt gebracht worden sind. **Jede Dosierung oder Applikation erfolgt auf eigene Gefahr des Benutzers.** Autoren und Verlag appellieren an jeden Benutzer, ihm etwa auffallende Ungenauigkeiten dem Verlag mitzuteilen.
>
> Geschützte Warennamen werden **nicht** besonders kenntlich gemacht. Aus dem Fehlen eines solchen Hinweises kann also nicht geschlossen werden, dass es sich um einen freien Warennamen handelt.

ISBN 3-7773-1422-6

© Hippokrates Verlag GmbH, Stuttgart 2001

Unsere Homepage: www.hippokrates.de

Das Werk, einschließlich aller seiner Teile, ist urheberrechtlich geschützt. Jede Verwertung außerhalb der engen Grenzen des Urheberrechtsgesetzes ist ohne Zustimmung des Verlages unzulässig und strafbar. Das gilt insbesondere für Vervielfältigungen, Übersetzungen, Mikroverfilmungen und die Einspeicherung und Verarbeitung in elektronischen Systemen.

Printed in Germany 2001
Satz: Photocomposition Jung, F-67420 Plaine
Schrift: 3.15mm/4.10 mm Gulliver, TypoScript
Druck und Bindung: Offizin Andersen Nexö, 04442 Zwenkau

Vorwort zur 2. Auflage

Fünf Jahre nach Erscheinen der ersten Auflage wurde eine Überarbeitung des „MEMO für Hebammen" notwendig. Sie berücksichtigt die unvermindert rasante Entwicklung der Geburtshilfe in dieser Zeit ebenso, wie die vielen kritischen Hinweise, die uns aus dem Kreis der BenutzerInnen zugegangen sind. Auch unsere eigenen Erfahrungen in der Geburtshilfe, in der Zusammenarbeit mit Schwangeren, Hebammen und Ärzten sowie bei der Bewertung der Fachliteratur sind um 5 Jahre reicher geworden und haben Eingang in die Neuauflage gefunden. Geblieben ist die Absicht, unsere Sicht auf die Dinge mit unserer Handschrift deutlich zu machen.

Alle Kapitel wurden auf den neuesten Stand gebracht. Neu aufgenommen wurden u. a. die Abschnitte Geburt im Wasser, außerklinische Geburt, Pulsoxymetrie, Chlamydieninfektion und Uterusinversion. In der gewohnt knappen Form werden sanfte Sectio und Wunschsectio besprochen. Eine kurze Darstellung erfahren die Prinzipien der geburtshilflichen Schmerzausschaltung und die neonatologischen Krankheitsbilder, für die Screeninguntersuchungen vorgeschrieben oder empfohlen sind.

Beibehalten wurde das Prinzip, viele Informationen auf wenig Raum zu vermitteln und alle geburtshilflichen/geburtsmedizinischen Begriffe, Zusammenhänge und Situationen so klar und eindeutig wie möglich zu formulieren. Dadurch bleibt das Buch weiterhin eher Nachschlagewerk als Lehrbuch, eher Ratgeber aus der Kitteltasche als Fachbuch im Bücherschrank. Durch die neuen gestalterischen Möglichkeiten des Hippokrates-Verlages wird dieses Anliegen noch unterstützt.

Bedanken möchten wir uns bei Herrn Dr. med. W. Liese, Facharzt für Biochemie aus Magdeburg, für die Bearbeitung des Kapitels 14.1. Ein besonderer Dank gilt unserer Lektorin, Frau Dr. Reutter. Sie hat uns immer wieder zur Überarbeitung des MEMO ermahnt und mit vielen Anregungen und konstruktiven Vorschlägen zur Neugestaltung des Buches beigetragen.

J. Nieder
K. Meybohm

Vorwort zur 1. Auflage

Während die meisten Fachbücher für Hebammen von Ärzten **oder** von Hebammen geschrieben werden, haben an dem vorliegenden MEMO eine Hebamme **und** ein Frauenarzt zusammengearbeitet und versucht, die gegenwärtige Praxis der Betreuung rund um die Geburt aus der Sicht beider Berufsgruppen gemeinsam darzustellen. Dies ging natürlich nicht ohne konstruktiven Streit um Inhalte, Umfang, Zuständigkeiten und Formulierungen.

Frau *Meybohm* konnte dabei ihre Erfahrungen aus der langjährigen Arbeit in einer Frauenklinik und inzwischen auch aus ihrer freiberuflichen Tätigkeit einbringen. Professor Dr. *Nieder* unterrichtet seit über 20 Jahren Hebammenschülerinnen an der Universitätsfrauenklinik Magdeburg und ist daher mit den spezifischen Problemen der Hebammentätigkeit vertraut. Der Pädiater und Neonatologe Priv.-Doz. Dr. *Lamme* war für die neonatologischen Themen zuständig.

Inhaltlich haben wir uns vor allem auf Themen von praktischer Bedeutung konzentriert. Dass dabei manche Fragen sehr ausführlich und vielleicht zu „arztlastig" abgehandelt sind, ist beabsichtigt. Nach unserer Auffassung erfordert die enge Zusammenarbeit von Hebammen und Ärzten, dass der jeweils anderen Berufsgruppe die eigene Denkweise dargestellt wird, damit man Entscheidungen voraussehen, Maßnahmen vorbereiten und eine gemeinsame Sprache finden kann. Beide Berufsgruppen ergänzen schließlich einander und sind bei allem Respekt vor der jeweiligen Leistung des Einzelnen aufeinander angewiesen.

Entstanden ist ein Kompendium, das viel Information auf wenig Raum bietet. Es soll in erster Linie als Nachschlagewerk und nicht als Lehrbuch dienen, setzt also Fachwissen voraus. Die sich rasch ändernden Auffassungen auch in der Geburtsmedizin, die Entwicklung neuer Untersuchungsmethoden, der Stellenwert gegenwärtiger Behandlungsverfahren und nicht zuletzt die Fakten aus der „klassischen" Geburtshilfe möchte man in bestimmten Situationen rasch abfragen, aber auch verständlich erläutert bekommen. Diesem Anspruch wird das MEMO hoffentlich gerecht.

Zusätzlich zu dieser Funktion haben wir versucht, dem Buch eine eigene Handschrift zu geben, in der auch subjektive Erfahrungen, gewissermaßen die „Schule" der Verfasser, zum Ausdruck kommen. Sollte das gelungen sein, wäre ein weiteres Anliegen unserer monatelangen Arbeit in Erfüllung gegangen.

Abschließend möchten wir uns bei Herrn Dr. *Liese*, Institut für Klinische Chemie der Universität Magdeburg, für die Durchsicht des Kapitels 14.1 bedanken. Unser Dank gilt ebenfalls den Lektoren Frau Dr. *Reutter* und Herrn Dr. *Kraemer* für die hilfreichen Anregungen bei der Gestaltung des Manuskriptes.

J. Nieder
K. Meybohm

Inhalt

1	**Untersuchungsmethoden**	1
1.1	Alpha-Fetoproteinbestimmung	2
1.2	Amnioskopie	3
1.3	Anamnese	5
1.4	Beckendiagnostik	7
1.5	Chorionzottenbiopsie	13
1.6	Fetale Blutgasanalyse	14
1.7	Fetoskopie	16
1.8	Inspektion	17
1.9	Kardiotokographie	18
1.10	Kordozentese	29
1.11	Palpation (äußere und innere Untersuchung)	30
	Äußere Untersuchung	30
	Innere Untersuchung	32
1.12	Pränatale Diagnostik	33
1.13	Pulsoxymetrie	36
1.14	Schwangerschaftstest (HCG-Nachweis)	38
1.15	Symphysen-Fundus-Abstand, Fundusstand, Leibesumfang	39
1.16	Transabdominale Amniozentese	40
1.17	Triple-Test	41
1.18	Ultraschalldiagnostik (einschließlich Doppler-Sonographie)	43
	Doppler-Sonographie	48
1.19	Zervixreife-Bestimmung (Zervix-Score)	49
2	**Physiologie der Schwangerschaft – Schwangerenbetreuung**	51
2.1	Nachweis und Dauer der Schwangerschaft	52
2.2	Veränderungen	53
2.3	Erstuntersuchung	59

2.4	Mutterschaftsvorsorge	61
2.5	Beratung und Aufklärung	64
2.6	Schwangerschaftsbeschwerden und einfache Hilfsmöglichkeiten	76
3	**Geburtsvorbereitung**	**81**
3.1	Gestaltung	82
3.2	Gesprächsthemen	87
3.3	Körperarbeit	88
3.4	Entspannungstraining	91
3.5	Atemschulung	94
3.6	Massagen	97
3.7	Schwangerenschwimmen	99
4	**Pathologie der Schwangerschaft**	**103**
4.1	Leitsymptome und Differenzialdiagnosen	104
	Blutungen	104
	Schmerzen	104
	Fieber	105
	Diskrepanz zwischen Größe des Uterus und Gestationsalter	105
	Extreme Gewichtsveränderungen	105
	Ikterus	106
4.2	Fehlgeburt (Abort)	106
4.3	Frühgeburt	109
4.4	Zervixinsuffizienz	112
4.5	Plazentainsuffizienz	113
4.5.1	Akute (respiratorische) Plazentainsuffizienz	114
4.5.2	Subakute Plazentainsuffizienz	115
4.5.3	Chronische (nutritive) Plazentainsuffizienz	115
4.6	Intrauterine Wachstumsretardierung	117
4.7	Übertragung, Terminüberschreitung	118
4.8	Mehrlinge	120
4.9	Rh-Unverträglichkeit (Inkompatibilität)	124
4.10	Rh-Prophylaxe	126
4.11	Hydramnion (Polyhydramnion)	126
4.12	Oligohydramnion	128
4.13	Trophoblasttumoren	129

4.13.1	Blasenmole	129
4.13.2	Chorionepitheliom (Chorionkarzinom)	130
4.14	Hyperemesis gravidarum	131
4.15	Hypertensive Erkrankungen in der Schwangerschaft (Gestosen)	132
4.16	Vena cava inferior-Syndrom	138
4.17	Schwangerschaft und internistische Erkrankungen (Auswahl)	139
4.17.1	Herzkrankheiten	139
4.17.2	Pyelonephritis gravidarum	141
4.17.3	Leberkrankheiten (einschließlich schwangerschaftsspezifischer Erkrankungen)	142
4.17.4	Diabetes mellitus	144
4.18	Infektionskrankheiten in der Schwangerschaft	146
4.18.1	Syphilis (Lues)	147
4.18.2	Toxoplasmose	148
4.18.3	Hepatitis (Virushepatitis)	150
4.18.4	Chlamydieninfektion	151
4.18.5	Listeriose	152
4.18.6	HIV-Infektion (AIDS)	153
4.18.7	Röteln	155
4.18.8	Zytomegalie	156
4.18.9	Herpes simplex	157
4.19	Schwangerschaftsabbruch (Abruptio)	159
5	**Physiologie der Geburt – Geburtshilfe**	**163**
5.1	Vorgeburtsperiode	164
5.2	Blasensprung	164
5.3	Wehen	166
5.4	Geburtsmechanik (bei vorderer Hinterhauptslage)	168
5.5	Geburtsdauer	169
5.6	Geburtsverlauf	169
5.7	Überwachung und Betreuung, Geburtserleichterung	171
5.8	Geburt im Wasser	179
5.9	Außerklinische Geburt	180
5.10	Geburtseinleitung	183

5.10.1	Programmierte (terminierte) Geburt	183
5.10.2	Indizierte Geburtseinleitung	184
6	**Pathologie der Geburt**	**187**
6.1	Leitsymptome und Differenzialdiagnosen	188
	Blutungen	188
	Schmerzen	188
	Fieber	189
	Kollaps, Schock	189
	Bewusstseinstrübung, Koma, Krämpfe	189
	Geburtsstillstand	190
	Fetale Hypoxie	190
6.2	Vorzeitiger Blasensprung	191
6.3	Amnioninfektionssyndrom	193
6.4	Anomalien der Lage, Haltung, Stellung und Einstellung	194
6.4.1	Regelwidrige Haltung und Einstellung des Kopfes	196
6.4.2	Schulterdystokie	199
6.4.3	Beckenendlage	201
6.4.4	Querlage	208
6.5	Missverhältnis	209
6.6	Vorliegen/Vorfall eines Armes	211
6.7	Pathologie der Wehentätigkeit	212
6.8	Nabelschnurkomplikationen	216
6.9	Fetale Hypoxie	216
6.10	Intrauteriner Fruchttod, Totgeburt	221
6.11	Placenta praevia	223
6.12	Vorzeitige Plazentalösung	227
6.13	Uterusruptur	229
6.14	Störungen in der Nachgeburtsperiode	231
6.14.1	Lösungsstörungen der Plazenta	233
6.14.2	Mütterliche Geburtsverletzungen	234
6.14.3	Uterusatonie	235
6.14.4	Inversio uteri	237
6.15	Gerinnungsstörungen (Koagulopathien)	238
6.16	Fruchtwasserembolie	240

7	**Geburtshilfliche Operationen**	241
7.1	Muttermund-Einstellung	242
7.2	Spekulum-Entbindung	243
7.3	Episiotomie	244
7.4	Forzeps-Entbindung	247
7.5	Vakuumextraktion	249
7.6	Sectio caesarea	251
7.7	Vaginale Entwicklung des Kindes aus Beckenendlage (Manualhilfe)	256
7.8	Manuelle Plazentalösung	261
7.9	Nachkürettage	262
7.10	Nahtversorgung von mütterlichen Geburtsverletzungen	263
7.11	Wendung	266
7.11.1	Äußere Wendung	266
7.11.2	Kombinierte (innere und äußere) Wendung	268
7.12	Ganze Extraktion	269
8	**Wochenbett – Nachsorge**	273
8.1	Überwachung und Betreuung der Wöchnerin	274
8.2	Brustpflege und Stillhilfe	279
8.3	Rückbildungsgymnastik	285
8.4	Beratung	287
8.5	Gesetzliche Regelungen	289
9	**Pathologie des Wochenbettes**	295
9.1	Leitsymptome und Differenzialdiagnosen	296
	Verzögerte Uterusrückbildung	296
	Temperaturerhöhung	296
	Blutungen	296
	Schmerzen im Unterbauch	297
9.2	Verzögerte Uterusrückbildung (Subinvolutio uteri)	297
9.3	Infektion einer Scheiden- oder Dammwunde (Puerperalgeschwür)	298
9.4	Endometritis puerperalis, Endo-Myometritis	299
9.5	Puerperalsepsis	300
9.6	Thrombose, Thrombophlebitis	301

9.7	Symphysenschaden, -ruptur, Beckenringlockerung	303
9.8	Postpartale Depressionen	304
9.9	Wochenbettpsychose	306
9.10	Mastitis puerperalis	307
10	**Das Neugeborene**	**309**
10.1	Klassifikation und Definitionen	310
10.2	Erstversorgung	311
10.3	Erstuntersuchung (U 1-Vorsorgeuntersuchung)	313
10.4	Geburtsverletzungen	319
10.5	Fehlbildungen	322
10.6	Überwachung und Betreuung des gesunden Neugeborenen	325
10.7	Früherkennungsuntersuchungen und Prophylaxen (Vorsorgeuntersuchungen)	330
10.8	Risikoneugeborenes	333
10.9	Frühgeborenes, Mangelgeborenes	339
10.10	Krankes Neugeborenes (Leitsymptome)	341
10.10.1	Ikterus	341
10.10.2	Zyanose	342
10.10.3	Dyspnoe	343
10.10.4	Großes Abdomen	343
10.10.5	Krämpfe	344
10.10.6	Erbrechen	345
10.10.7	Lethargie, Apathie	345
11	**Niederlassung**	**347**
11.1	Möglichkeiten einer selbständigen Tätigkeit	348
11.2	Voraussetzungen	348
11.3	Kontakte knüpfen	350
11.4	Öffentlichkeitsarbeit	351
11.5	Arbeitsmittel	352
11.6	Abrechnung	354

12	**Arzneimittel in Schwangerschaft und Stillzeit**	355
12.1	Arzneimittel in der Schwangerschaft	356
12.2	Arzneimittel in der Stillzeit	361
12.3	Beratungsstellen für die Anwendung von Medikamenten in der Schwangerschaft	366
13	**Wichtige Medikamente (Auswahl)**	369
13.1	Vorbemerkungen	370
13.2	Ambroxol	370
13.3	Betamethason	371
13.4	Butylscopolaminiumbromid	373
13.5	Diazepam	374
13.6	Dihydralazin	376
13.7	Fenoterol	377
13.8	Magnesiumsulfat	380
13.9	Methylergometrin	381
13.10	Oxytocin	383
13.11	Pethidin	386
13.12	Prostaglandine	387
14	**Referenzbereiche ausgewählter Laborparameter**	391
14.1	Referenzbereiche bei Frauen/Schwangeren	392
14.2	Referenzbereiche bei Neugeborenen	399
Sachregister		401

Abkürzungsverzeichnis

A.	Arteria	h	Stunde(n)
AFP	Alpha-Fetoprotein	HCG	humanes Choriongonadotropin
Amp.	Ampulle(n)		
AP	Austreibungsperiode	HF	Herzfrequenz
BA	Beckenausgang	Hg	Quecksilber
BB	Beckenboden	HHL	Hinterhauptslage
BE	Beckeneingang	hi	hintere
BEL	Beckenendlage	HPL	humanes plazentares Laktogen
BFL	Beckenführungslinie		
BM	Beckenmitte	HT	Herztöne
C.	Circumferentia	IE	Internationale Einheit(en)
ca.	zirka	IgG	Immunglobulin G
cm	Zentimeter	IgM	Immunglobulin M
CRP	C-reaktives Protein	i.m.	intramuskulär
CTG	Kardiotokographie, Kardiotokogramm	i.v.	intravenös
DR	Dammriss	Kap.	Kapitel
		KBW	Kindsbewegungen
E	Einheit(en)	kg	Kilogramm
EDTA	Ethylendiamintetraessigsäure	kPa	Kilopascal
EKG	Elektrokardiogramm	l	Liter
E/l	Einheit(en) pro Liter	m	Meter
EP	Eröffnungsperiode	M.	Musculus
evtl.	eventuell	max.	maximal
FBA	fetale Blutgasanalyse	mg	Milligramm
FHF	fetale Herzfrequenz	M.h.f.	Morbus haemolyticus fetalis
FW	Fruchtwasser	M.h.n.	Morbus haemolyticus neonatorum
g	Gramm		
GA	Gestationsalter	MHz	Mega-Hertz
ggf.	gegebenenfalls	mIE	Internationale Milli-Einheit(en)
GL	Gesichtslage		
Gpt/l	Gigapartikel (10^9 Teilchen) pro Liter	min	Minute
		Mio.	Million
		ml	Milliliter

mm	Millimeter	QF	Querfinger
MM	Muttermund	QL	Querlage
MML	Muttermundslippe	RR	Blutdruck
mmol	Millimol	s	Sekunde(n)
Mpt/l	Megapartikel (10^6 Teilchen) pro Liter	s. S./Kap.	siehe Seite/Kapitel
MuSchR	Mutterschaftsrichtlinien	SBH	Säure-Basen-Haushalt
mval	Millival	s.c.	subkutan
µ	Mikro(10^{-6})	SL	Stirnlage
N	Nabel	sog.	sogenannte(r/s)
NA	Nabelarterie	spm	Schläge pro Minute
NaF	Natriumfluorid	SSW	Schwangerschaftswoche(n)
NG	Neugeborene(s)	Supp.	Suppositorien
NGP	Nachgeburtsperiode	SVI	Sammel- und Verteilungsstelle Institutionskennzeichen
NS	Nabelschnur		
NV	Nabelvene	TAC	transabdominale Amniozentese
o.ä.	oder ähnliche(s)	Tbl.	Tablette(n)
o.g.	oben genannte(n)	Tpt/l	Terrapartikel (10^{12} Teilchen) pro Liter
oGTT	oraler Glukosetoleranztest		
Op	Operation	Tr.	Tropfen
PDA	Periduralanästhesie	US	Ultraschall
PG	Prostaglandin(e)	u.a.	und andere(n), unter anderem
p.m.	post menstruationem, vom 1. Tag der letzten Regel an gerechnet	usw.	und so weiter
		vgl.	vergleiche
p.n.	post natum, nach der Geburt (auf das Kind bezogen)	vgT	vorangehender Kindsteil
		vo	vordere
		VoHL	Vorderhauptslage
p.p.	post partum, nach der Geburt (auf die Mutter bezogen)	z.B.	zum Beispiel
		ZNS	Zentralnervensystem

1 Untersuchungsmethoden

Alpha-Fetoproteinbestimmung	S. 2
Amnioskopie	S. 3
Anamnese	S. 5
Beckendiagnostik	S. 7
Chorionzottenbiopsie	S. 13
Fetale Blutgasanalyse	S. 14
Fetoskopie	S. 16
Inspektion	S. 17
Kardiotokographie	S. 18
Kordozentese	S. 29
Palpation	S. 30
Pränatale Diagnostik	S. 33
Pulsoxymetrie	S. 36
Schwangerschaftstest (HCG-Nachweis)	S. 38
Symphysen-Fundus-Abstand, Fundusstand, Leibesumfang	S. 39
Transabdominale Amniozentese	S. 40
Triple-Test	S. 41
Ultraschalldiagnostik (einschl. Doppler-Sonographie)	S. 43
Zervixreife-Bestimmung (Zervix-Score)	S. 49

1.1 Alpha-Fetoproteinbestimmung

Definition

Suchtest der pränatalen Diagnostik zur Früherkennung fetaler Verschlussstörungen (Neuralrohr- und/oder Bauchwanddefekt)

Prinzip

- Quantitative Bestimmung von AFP im mütterlichen Serum bzw. im Fruchtwasser
- Vergleich der ermittelten Konzentrationen mit den Werten von Schwangeren, die gesunde Kinder geboren haben
- Einschätzung des individuellen Risikos für eine Verschlussstörung (vor allem für einen offenen Neuralrohrdefekt)

Indikationen

- Verdacht auf Neuralrohrdefekte bei belasteter Anamnese oder als Screening
- In Kombination mit der Bestimmung von HCG und Östriol im Serum: Triple-Test (s. Kap. 1.17)

Vorgehen

- Aufklärung der Patientin über Indikation und mögliche Konsequenzen bei einem auffälligen Ergebnis
- Exakte Bestimmung des Gestationsalters, da sich die AFP-Spiegel im Serum und Fruchtwasser im Laufe der Schwangerschaft ändern
- Blutentnahme (mütterliches Venenblut) in der 16. bis 18. SSW und Einsendung an ein geeignetes Labor
- Notwendige Angaben für das Labor: Gestationsalter, Zahl der Feten, mütterliches Gewicht, insulinpflichtiger Diabetes mellitus, ethnische Herkunft
- Bei erhöhten Serum-AFP-Werten: Wiederholung der AFP-

Bestimmung im Serum, dann transabdominale Amniozentese und Bestimmung des AFP-Gehaltes im Fruchtwasser

Bewertung

- AFP-Wert **erhöht**: Verdacht auf Neuralrohrdefekt (Krankheitsbilder s. Kap. 10.5), Sicherheit der Erfassung ca. 80%
- AFP auch erhöht bei Bauchwanddefekten (s. Kap. 10.5), Mehrlingen, drohender Fehlgeburt, intrauterinem Fruchttod u.a. Störungen
- AFP-Wert **erniedrigt**: Verdacht auf Trisomie 21
- Weiterführende Diagnostik bei einem erhöhten oder erniedrigten AFP-Wert:
  - Ultraschall-Feindiagnostik
  - Chromosomenanalyse
  - Biochemische Fruchtwasser-Untersuchungen
- Auch bei unauffälligen AFP-Werten bleibt ein Restrisiko.
- **Hinweis:** AFP kann auch außerhalb einer Schwangerschaft bei bestimmten Karzinomerkrankungen erhöht sein (Tumormarker).

1.2 Amnioskopie

Prinzip

Visuelle Beurteilung des Fruchtwassers transzervikal durch die Eihäute des unteren Eipols

Indikationen

- Überwachung der Schwangerschaft am Termin
- Terminüberschreitung
- Verdacht auf Plazentainsuffizienz und fetale Hypoxie
- Zusätzlich: Beurteilung der Zervixbeschaffenheit

Instrumentarium

- Sterile Handschuhe
- Stieltupfer
- Amnioskope und Mandrins verschiedener Größen
- Kaltlichtquelle (grünstichfrei)
- Desinfektionsmittel (z. B. Octenisept®, Betaisodona®)

Technik

- Steriles Vorgehen
- Desinfektion der Portio
- MM-Einstellung oder digital-vaginales Aufsuchen der Portio
- Evtl. Fassen der vorderen MM-Lippe mit einer Kugelzange
- Einführen des größtmöglichen Amnioskops
- Entfernung des Mandrins
- Einsetzen der Lichtquelle

Beurteilung

- Klares oder milchiges Fruchtwasser: Normalbefund
- Vernix caseosa-haltiges FW: Übertragung unwahrscheinlich
- Grünverfärbung: möglicherweise hypoxisch bedingte Mekoniumausscheidung, Warnzeichen
- Gelbe Verfärbung: FW bilirubinhaltig, schwerer Morbus haemolyticus fetalis
- Fleischfarbenes oder bräunliches FW: Verdacht auf intrauterinen Fruchttod
- Wenig oder kein Fruchtwasser: Hinweis auf Übertragung, fetale Wachstumsretardierung, Oligohydramnion
- Fehlen der Fruchtblase: (vorzeitiger) Blasensprung

Beachte

- Eine Amnioskopie ist bei Vorliegen einer Placenta praevia kontraindiziert!
- Gefahr des Blasensprungs

- Auslösung von Blutungen möglich
- Der Befund spiegelt nicht die aktuelle fetale Situation wider.
- Diese Methode ist heute weitgehend verdrängt durch CTG, Ultraschall-B-Bild-Untersuchungen und Doppler-Flussmessungen.

1.3 Anamnese

Alter

- Junge (< 16 J.) oder späte Erstgebärende (> 30 J.)
- Ab dem 35. Lebensjahr muss eine pränatale Diagnostik empfohlen werden (s. Kap. 1.12).

Gravidität, Parität

- Nulligravida: keine Schwangerschaft vorausgegangen
- Primigravida: Erstschwangere
- Plurigravida: 2 bis 5 Schwangerschaften vorausgegangen
- Multigravida: mehr als 5 Schwangerschaften vorausgegangen
- Nullipara: keine Geburt vorausgegangen
- Primipara: Erstgebärende
- Pluripara: Mehrgebärende, 2 bis 5 Geburten vorausgegangen
- Multipara: Vielgebärende, mehr als 5 Geburten vorausgegangen

Zyklusanamnese

- Menarche
- Letzte Regel, Zykluslänge, Blutungsdauer und -stärke
- Ovulationstermin, Konzeptionstermin
- Hormonale Kontrazeption, Sterilitätsbehandlung

Verlauf der jetzigen Schwangerschaft

- Kindsbewegungen
- (Hyper-)Emesis
- Blutungen, Ausfluss
- Gewichtszunahme, Ödeme, Hypertonie
- Blasen-, Darmfunktion
- Varizen
- Medikamenteneinnahme, Nikotin, Alkohol, Drogen
- Tierkontakt

Einstellung zur bestehenden Schwangerschaft

- Wunschkind, ungewollte Schwangerschaft, Ambivalenz
- Ängste
- Psychosoziale Probleme

Verlauf vorangegangener Schwangerschaften und Geburten

- Abbrüche, Fehl-, Totgeburten, Extrauteringravidität
- Frühgeburten
- Mehrlinge
- Geburtsgewicht (fetale Makrosomie > 4000 g, fetale Wachstumsretardierung)
- Rh-Unverträglichkeit
- Gesundheitszustand der Kinder
- Geburts-(Riss-)Verletzungen
- Operative Entbindungen
- Störungen der Nachgeburtsperiode
- Wochenbettsverlauf

Allgemeinerkrankungen und Operationen

- Bestehende oder vorausgegangene Krankheiten, wie z.B.
  - Hypertonie, Herz-Kreislauf-Erkrankungen
  - Nierenerkrankungen
  - Leberkrankheiten

- Blutungs- und Thromboseneigung
  - Diabetes mellitus
  - Allergien u.a.
- Bluttransfusionen
- Infektions- und Geschlechtskrankheiten
- Operationen, insbesondere am Uterus (Sectio, Konisation, Myomentfernung, plastische OP bei Uterusfehlbildung)

Familienanamnese

- Erbkrankheiten (genetische Beratung, pränatale Diagnostik s. Kap. 1.12)
- Diabetes mellitus, Geisteskrankheiten, bösartige Tumoren
- Mehrlingsschwangerschaften

Soziale und Arbeitsanamnese

- Familienstand
- Familiäre Belastung
- Berufstätigkeit

> Auflistung wichtiger anamnestischer Risikofaktoren im Mutterpass und in den Mutterschaftsrichtlinien!

1.4 Beckendiagnostik

Ziele

- Ausschluss eines Missverhältnisses
- Höhenstandsdiagnostik des vorangehenden Kindsteils
- Einschätzung des Risikos vaginal-operativer Entbindungen
- Nachweis des Geburtsfortschritts (zusätzlich zur MM-Eröffnung)

Allgemeines

- Die äußere Beckenmessung bei der Kreißsaalaufnahme gehört zur geburtshilflichen Befunderhebung.
- Die Beckenmessung vermittelt der Schwangeren ein beruhigendes Gefühl der Sicherheit („Ihre Beckenmaße sind in Ordnung").
- Die äußeren Beckenmaße erlauben jedoch nur geringe Aussagen über die tatsächlichen Raumverhältnisse im kleinen Becken.
- Eine genaue Beckendiagnostik ist mit der Magnetresonanztomographie möglich.
- Röntgenaufnahmen und Computertomographie zur Beckendiagnostik werden wegen der Strahlenbelastung für Mutter und Fetus nur bei besonderer Fragestellung durchgeführt.

Klinisch wichtige Beckenmaße

Siehe Tab. 1.1

Beurteilung der *Michaelis*schen Raute

- Oberster Punkt: Dornfortsatz des 5. Lendenwirbels, tastbar 1,5 QF unterhalb einer gedachten Verbindungslinie zwischen beiden Darmbeinkämmen
- Seitliche Punkte: Grübchen über der Spina iliaca posterior-superior auf jeder Seite
- Tiefster Punkt: obere Begrenzung der Analfurche
- Die Form der Raute gibt Hinweise auf Beckenanomalien.

Innere Beckenaustastung

- Abschätzung des Schambogenwinkels
- Beurteilung der Breite des Beckens (Abstand zwischen beiden Tubera ossis ischii)
- Abschätzung des Abstandes zwischen den Spinae ischiadicae
- Erreichbarkeit des Promontoriums
- Beurteilung von Lage, Form und Beweglichkeit des Steißbeines

- Beurteilung der Weichteile
- Ausschluss/Nachweis eines Geburtshindernisses

Tab. 1.1 Klinisch wichtige Beckenmaße

Bezeichnung	Maß	Definition	Methoden der Messung
Distantia spinarum	26 cm	Abstand zwischen linker und rechter Spina iliaca anterior-superior	Messung mittels Tasterzirkel in Rückenlage (Die praktische Bedeutung zur Erkennung von Deformitäten des kleinen Beckens ist gering.)
Distantia cristarum	29 cm	Abstand zwischen den am weitesten ausladenden Punkten des Darmbeinkammes jeder Seite	
Distantia trochanterica	32 cm	Abstand zwischen beiden Trochanteren	
Conjugata externa	20 cm	Vom Oberrand der Symphyse bis zum obersten Punkt der *Michaelis*schen Raute	Messung mittels Tasterzirkel in Seitenlage oder im Stehen
Conjugata vera obstetrica	11 cm	Verbindungslinie zwischen dem Promontorium und dem am weitesten vorspringenden Punkt der Symphysenhinterwand	Nicht direkt messbar; indirekte Messung: Conjugata externa –9 cm, Conjugata diagonalis –1,5 cm, seitliche Röntgenaufnahme, Magnetresonanztomographie
Conjugata diagonalis	12,5 cm	Unterrand der Symphyse bis Promontorium	Vaginale Untersuchung: Bei einem normalen Becken ist das Promontorium nicht erreichbar.

Tab. 1.2 Beckenebenen – synoptische Darstellung verschiedener Einteilungsschemata

Klassisches Ebenen-System		Parallelebenen-System (*Hodge*)		Höhenstand in cm (*De Lee*)	Charakteristischer Tastbefund unter der Geburt (innere Untersuchung)
Bezeichnung	Beschreibung	Bezeichnung	Beschreibung		
Über dem Beckeneingang bzw. dem Becken aufgesetzt		„Ü"	Raum über der O-Ebene		Symphysenoberrand erreichbar, Kreuzbeinhöhle leer, Leitstelle nicht tiefer als zwischen O- und U-Ebene
Beckeneingang (BE)	flacher, zylinderförmiger Raum Form: queroval	O-Ebene	Obere Schoßfugenrandebene: Ebene durch Symphysenoberrand und Promontorium	−4	Symphysenhinterwand erreichbar, Kreuzbeinhöhle noch leer
Beckenmitte (BM)	Ebene durch die Linie: Mitte der Symphysenhinterwand und Mitte des 3. Kreuzbeinwirbels Form: kreisrund	U-Ebene	Untere Schoßfugenrandebene: Ebene durch Symphysenunterrand parallel zur O-Ebene	−2	Spinae tastbar, unterer Teil der Kreuzbeinhöhle leer

1.4 Beckendiagnostik

Tab. 1.2 Beckenebenen – synoptische Darstellung verschiedener Einteilungsschemata (Fortsetzung)

Klassisches Ebenen-System		Parallelebenen-System (*Hodge*)		Höhenstand in cm (*De Lee*)	Charakteristischer Tastbefund unter der Geburt (innere Untersuchung)
Bezeichnung	Beschreibung	Bezeichnung	Beschreibung		
Beckenenge	Ebene durch den Symphysenunterrand, die Kreuzbeinspitze (Kreuzbein-Steißbein-Gelenk) und seitlich durch beide Spinae ischiadicae Form: kreisrund	I-Ebene	Interspinalebene: Ebene durch die Spinae ischiadicae parallel zur U-Ebene	±0 (Bezugsebene)	Spinae nur noch mit Mühe bzw. nicht mehr erreichbar
Beckenausgang (BA)	2 fast rechtwinklig zueinander stehende Dreiecke mit der gemeinsamen Grundlinie zwischen den Tubera ossis ischii; vorderes Dreieck: Spitze zum Schambeinwinkel hinteres Dreieck: Spitze zur Steißbeinspitze Form: längsoval (Weichteilspalt)	Beckenboden (BB)	Ebene in Höhe der Steißbeinspitze parallel zur I-Ebene	+2	(beginnende) Auswalzung der Beckenbodenmuskulatur, kaum Spielraum zwischen Beckenboden und vorangehendem Kindsteil
				+4	Kopf sichtbar

Funktionelle Beckendiagnostik

- Wichtiger als äußere Beckenmessung
- Erst nach dem Blasensprung und unter Wehen möglich
- 4. *Leopold*schen und *Zangemeister*schen Handgriff anwenden
- Innere Untersuchung bei gleichzeitigem Druck auf den Fundus uteri durchführen

Beckenebenen (s. Tab. 1.2)

- Beckenebenen dienen der exakten Höhenstandsdiagnostik des vorangehenden Teils.
- Bei der Höhenstandsdiagnostik wird die Beckenebene angegeben, in der sich der vgT mit seinem größten Umfang befindet.
- Da das Durchtrittsplanum durch die innere Untersuchung nicht genau bestimmbar ist, wird für die Beurteilung des Höhenstandes auch von der (knöchernen) Leitstelle ausgegangen.
- Der Abstand zwischen der Leitstelle und dem geburtsmechanisch wirksamen Kopfumfang beträgt 4 cm.
- Die Diagnostik an Hand der Leitstelle kann bei einer Geburtsgeschwulst zu Irrtümern über den exakten Höhenstand führen.

Beckenführungslinie

- Definition: gedachte, nach vorn konkave Linie durch das kleine Becken, die die Mittelpunkte aller geraden Durchmesser miteinander verbindet
- Bei der Untersuchung in Beckenführungslinie unter der Geburt gelangt man zur Leitstelle des vgT (Sitz der Geburtsgeschwulst).
- Die vorgeburtliche Lagebeziehung der Zervix zur Beckenführungslinie (sakral, zentriert) gehört zur Beurteilung der Zervixreife.

1.5 Chorionzottenbiopsie

Definition

Entnahme von Chorionzotten zur pränatalen genetischen Diagnostik; invasives Untersuchungsverfahren

Indikationen

Verdacht auf erblich bedingte Krankheiten, Fehlbildungen oder Stoffwechseldefekte

Prinzip

- Transvaginale, transzervikale Aspiration oder Knipsbiopsie von Chorionzotten (chorionic villi sampling, CVS) oder transabdominale Plazentabiopsie jeweils unter Ultraschallkontrolle
- Chromosomenanalyse (Karyotypisierung) zur Ermittlung des fetalen Karyotyps durch Direktpräparation und Gewebelangzeitkultur
- Molekulargenetische Analysen und Bestimmung biochemischer Defekte möglich (bei erblichen Stoffwechseldefekten wie z. B. Mukoviszidose)

Vorteile

- Frühzeitig (ab 9. SSW) einsetzbare Methode der pränatalen Diagnostik
- Ambulant durchführbar
- Schnell vorliegende Resultate: Karyotypisierung bei Direktpräparation innerhalb weniger Tage (Langzeitkultur 3 Wochen)
- Die Indikation zur Abruptio kann vor der 12. SSW gestellt werden.

Komplikationen

- Abortrisiko erhöht
- Blutungen, Infektionen
- Rh-Sensibilisierung
- Selten: genetische Diskrepanz zwischen fetalem und Choriongewebe

1.6 Fetale Blutgasanalyse

Prinzip

Entnahme von Blut aus dem vorangehenden Kindsteil unter der Geburt zur Messung des aktuellen fetalen pH-Wertes
Synonyma: Mikroblutgasanalyse, fetale Skalpblutanalyse

Indikationen

- Suspektes oder pathologisches CTG
- Vor einer sekundären Sectio

Instrumentarium

- Sterile Handschuhe
- Desinfektionsmittel zur Vulva-Desinfektion (z. B. Octenisept®, Freka®-DERM)
- Breite Spiegel zur MM-Einstellung
- Evtl. großes Amnioskop
- Stieltupfer
- Steriles Öl (Olivenöl, Paraffinöl)
- Mikroblutbesteck (Lanzette, Lanzettenhalter)
- Heparinisierte Glaskapillaren
- Evtl. Verschlusspaste oder -stopfen
- Gerät zur Messung des Säure-Basen-Status

Vorbedingungen

- Blase gesprungen
- Muttermundweite ≥ 2 cm
- Keine Gesichtslage

Technik

- Steinschnittlage (Beinhalter, Querbett)
- Einstellen des vorangehenden Kindsteils mit Spiegeln oder Amnioskop
- Reinigen, Trocknen und Hyperämisieren der eingestellten Hautpartie mittels Stieltupfer
- Betupfen der Haut mit Öl, damit das austretende Blut nicht zerfließt
- Stichinzision
- Aufsaugen der austretenden Blutstropfen in die Kapillare möglichst unter Vermeidung von Luftkontakt
- Sofortige Messung des aktuellen pH-Wertes

Bewertung

- pH-Wert > 7,25   physiologischer Bereich
- pH-Wert 7,25–7,20   präpathologischer Bereich, Kontrolle nach 15 min oder baldige Entbindung anstreben
- pH-Wert < 7,20   fetale Azidose, sofortige Geburtsbeendigung (spontan oder operativ), evtl. Tokolyse

Komplikationen

- Blutungen aus der Inzisionswunde, Infektion
- Falsches Ergebnis durch Fehler bei der Blutentnahme, bei der Blutlagerung oder durch Fruchtwasserbeimengungen

> **Beachte:**
> - Die fetale Blutgasuntersuchung liefert einen zwar objektiven, jedoch nur momentanen Wert („aktueller" fetaler pH-Wert).
> - Bei neuer Fragestellung muss die FBA wiederholt werden.
> - Wegen der kindlichen Verletzung ist die Untersuchung nicht beliebig oft wiederholbar!

1.7 Fetoskopie

Prinzip

Direkte Betrachtung des Feten durch ein transabdominal in die Amnionhöhle eingeführtes Endoskop (Fetoskop) mit der Möglichkeit von Gewebsentnahmen und chirurgischen Eingriffen; invasives Verfahren der pränatalen Diagnostik

Indikationen

- Verdacht auf Erkrankungen/Fehlbildungen an der fetalen Körperoberfläche
- Bevorzugt: Hautbiopsie (z. B. bei Verdacht auf Ichthyosis)
- Chirurgische Therapie unter direkter Sicht

Besonderheiten und Komplikationen

- Einsatz in der 16. bis 20. SSW
- Infektions- und Abortrisiko erhöht
- Die Bedeutung der Fetoskopie ist durch die Ultraschall-Feindiagnostik und durch ultraschallgesteuerte Punktionstechnik zurückgegangen.

1.8 Inspektion

Allgemeiner Eindruck

- Allgemein- und Ernährungszustand
- Konstitution
- Körperhaltung

Haut

- **Schwangerschaftsstreifen**: an Brüsten, Bauch, Gesäß und Hüften. Frische Striae sind rot-violett, alte Schwangerschaftsstreifen (Mehrgebärende) blass, weiß, glänzend.
- **Pigmentierung**: Linea fusca, Brustwarzen, Vulva, Gesicht (Chloasma uterinum), Operationsnarben
- **Blässe**: Anämie, Hypotonie, Kollapsneigung
  Schleimhäute inspizieren! Hb-, Hk-Bestimmung (Werte evtl. im Mutterpass)!
- **Ikterus**: z. B. bei intrahepatischer Schwangerschaftscholestase, Präklampsie mit Leberbeteiligung, Hepatitis, Verschlussikterus (Gallenstein)
  Skleren (Lederhaut der Augen) inspizieren, nach der Farbe des Urins und nach Juckreiz fragen!
- **Kratzeffekte**: z. B. durch Krätze (Skabies), Filzläuse, intrahepatische Schwangerschaftscholestase
- **Exsikkose**: trockene Haut und Schleimhäute, borkige Zunge, „stehende" Hautfalten
  Mögliche Ursachen können eine Hyperemesis gravidarum oder internistische Erkrankungen sein.
- **Zyanose**: bläulich-livide Hautverfärbung, evtl. Kurzatmigkeit, Lufthunger
  Mögliche Ursachen können Herzfehler, Herzinsuffizienz, Lungenödem, Lungenembolie oder eine Fruchtwasserembolie sein.
- **Exantheme**: z. B. bei infektiösen Allgemeinerkrankungen, allergischen Reaktionen (Medikamente, Haushaltschemikalien)
- **Ekzeme**: häufig infektiös (Viren, Bakterien, Pilze)
  Herpes beachten!

Ödeme

- Unterschenkel (prätibial), Fußrücken
- Bauchdecken (Stethoskopabdruck!)
- Gesicht
- Finger (Ring passt nicht mehr!)
- Gewichtszunahme kontrollieren

Varikosis

- Unter-, Oberschenkel
- Vulva, After (Hämorrhoiden)

Ausladung des Leibes

- Längs-, queroval
- Hängebauch, Spitzbauch
- Bei Auffälligkeiten an ein enges Becken denken!

*Michaelis*sche Raute

Siehe Kap. 1.4

1.9 Kardiotokographie

Ziel

Frühzeitige Erkennung einer drohenden oder manifesten fetalen Hypoxie

Prinzip

- Gleichzeitige Registrierung der „momentanen" (aktuellen, instantanen) fetalen Herzfrequenz (Kardiographie) und der Druckänderungen im Uterus (Tokographie)

- Berechnung der momentanen FHF aus dem zeitlichen Abstand zweier benachbarter Herzschläge (Schlag-zu-Schlag-Messung)
- Messung des uterinen Druckes zum Nachweis von Wehentätigkeit, Ruhetonus (Basaltonus) und fetalen Bewegungen
- Kinetokardiotokographie: gleichzeitige Aufzeichnung von FHF, Uterusaktivität und fetaler Bewegungsaktivität (Motorik), Kombination des CTG mit sonographisch erfassten Kindsbewegungen

Messung der fetalen Herzfrequenz

- **Doppler-Ultraschallkardiographie**
  - Externe (indirekte) Methode, Prinzip des Doppler-Effektes
  - Auslösendes Signal (Trigger): fetale Herzbewegungen
  - Verwendung von Breitstrahlaufnehmern, um ein großes Areal zu erfassen.
  - Durch den Einsatz der Autokorrelationstechnik zur elektronischen Unterdrückung von Störfaktoren (Artefakten) wird eine Verbesserung der Aufzeichnungsqualität erreicht.
- **Phonokardiographie**
  - Externe (indirekte) Methode, Prinzip der Mikrofonaufzeichnung
  - Auslösendes Signal: Herzschall („Töne"), wie mit dem Stethoskop hörbar
  - Methode heute nicht mehr verbreitet
- **Fetale Elektrokardiographie**
  - Interne (direkte) Ableitung mittels Skalpelektrode vom vorangehenden Kindsteil
  - Auslösendes Signal: R-Zacke des fetalen EKG

Messung der Uterusaktivität (Wehendruck, Basaltonus)

- **Extern** (indirekt): über einen Druckaufnehmer, der die mechanische Änderung der Wandspannung des Uterus in ein elektrisches Signal umwandelt
- **Intern** (direkt): über einen mit Flüssigkeit gefüllten Schlauch (open end-Katheter), der der intraamnialen Druckaufnahme

dient und mit einem Druckwandler verbunden ist, oder über einen Mikrotransducer (Katheter mit einem Minidruckaufnehmer an der Spitze), der den intraamnial gemessenen Druck in ein elektrisches Signal umwandelt

Messung der Kindsbewegungen

- Über den externen Druckaufnehmer gleichzeitig mit der Messung der Uterusaktivität
- Mit einem Ultraschallaufnehmer zur Erfassung möglichst aller Extremitäten- und Körperbewegungen (Kineto-CTG)

Registrierung und Datenübertragung

- Kontinuierliche Aufzeichnung der gemessenen Parameter auf Registrierpapier, Papiervorschub: 1 cm/min
- Zusätzlich: digitale Anzeige von FHF und Wehendruck
- Telemetrische Datenübertragung (Telemetrie): Herzfrequenz- und Wehendruckaufnehmer sind mit einem Sender gekoppelt, den die Schwangere bei sich tragen muss; die Empfängereinrichtung befindet sich im CTG-Gerät.
- Telefonische Datenübertragung über das öffentliche Telefonnetz möglich (Telefon-CTG)

Indikationen

- Nachweis vorzeitiger Wehentätigkeit (drohender Spätabort, drohende Frühgeburt)
- Überwachung von (Risiko-)Schwangerschaften (antepartales CTG). Die wichtigsten Indikationen sind in den MuSchR festgelegt.
- Aufnahme im Kreißsaal mit und ohne Wehentätigkeit (Aufnahme-CTG)
- Intrapartale Überwachung

Durchführung

- Externe Registrierung geht vor interner Registrierung!
- Besonderheiten der Indikation und Vorbedingungen beachten:
  - Vorzeitige Wehentätigkeit
  - Risikoschwangerschaft
  - Ruhe-CTG, Stresstest, Geburtsüberwachung
  - MM-Weite
  - Fruchtblase stehend oder gesprungen
- Registrierung möglichst in halblinker Seitenlage bzw. in sitzender Position zur Vermeidung eines Vena cava inferior-Syndroms
- Registrierpapier-Vorrat überprüfen, Schreibgeschwindigkeit einstellen (1 cm/min)
- Kindslage und Stellung bestimmen
- **Externe Registrierung:**
  - Ausreichend Kontakt-Gel auf den Aufnehmer auftragen
  - Punctum maximum der fetalen Herztöne suchen
  - Ultraschall- und Druckaufnehmer mittels Gurt fixieren (Gummiallergie gegen die Gurte beachten, evtl. Textilgurt benutzen)
- **Anlegen der Skalpelektrode (interne Registrierung):**
  - Desinfektion der Vulva (z. B. Octenisept®, Freka®-DERM)
  - Vaginale Untersuchung (Naht oder Fontanelle beachten, Gesichtslage ausschließen)
  - Einführen der Elektrode unter dem Schutz der untersuchenden Finger
  - Befestigung am vorangehenden Kindsteil in der Beckenführungslinie
  - Bei Schraubelektroden Führungsstab verwenden
- **Sorgfältige Beschriftung des Kardiotokogramms:**
  - Datum, Uhrzeit
  - Name, Vorname, Geburtsdatum, Gestationsalter
  - Lage bzw. Lageänderung der Mutter
  - Medikamenteneinnahme
  - Markierung geburtshilflicher Maßnahmen
  - Bewertung, Unterschrift
- **Registrierdauer** abhängig von Indikation und Befund, nicht unter 30 min

- **Registrierhäufigkeit** abhängig von der Indikation:
  - Antenatales CTG unauffällig: ein- bis zweitägige Kontrollen
  - Antenatales CTG suspekt: Stresstest anschließen oder mehrfache Kontrollen täglich, Zusatzuntersuchungen (dopplersonographische Blutflussmessungen)
  - **Intranatal**: lückenlose FHF-Überwachung optimal;
    alternativ bei unauffälligem CTG: **intermittierende** Registrierung in der EP möglich (30 min CTG-Schreibung im Abstand von 30 min);
    kontinuierliche Registrierung bei Risikogeburten, nach Blasensprung und in der AP

Bewertung

- Nomenklatur und klinische Bedeutung von FHF-Veränderungen (s. Tab. 1.3)
- Zusatzkriterien bei variablen Dezelerationen (s. Abb. 1.1)
- Beschreibende (deskriptive, verbale) Beurteilung des CTG mit Einstufung in unauffällig, suspekt oder pathologisch
- **Beurteilung des antenatalen CTG:**
  - Nach dem *Fischer*-Score (s. Tab. 1.4)
  - Nach der Kindsbewegungs-Akzelerations-Rate:
    KBW mit simultanen Akzelerationen: unauffälliges CTG
    KBW ohne Akzelerationen: suspekter Befund
    fehlende KBW und (auch nach
    Weckversuch) keine Akzelerationen: pathologischer Befund
- **Beurteilung des intranatalen CTG:**
  - FHF-Veränderungen und Bewertung (s. Tab. 1.3 und Abb. 1.1)
  - Das Aufnahme-CTG (30 min gut auswertbar) bildet die Grundlage für das weitere Vorgehen bei der Überwachung.
  - Subpartales CTG: Veränderungen immer unter Berücksichtigung der klinischen Gesamtsituation werten
  - Bei Dezelerationen den Schweregrad (Tiefe des FHF-Abfalls, Dauer der Dezeleration) in Abhängigkeit von der Wehenstärke beurteilen
  - Die Computeranalyse des CTG als Versuch einer standardisierten „objektiven" Beurteilung hat sich bisher nicht durchgesetzt.

Tab. 1.3 Nomenklatur und klinische Bedeutung von Veränderungen der fetalen Herzfrequenz im CTG

Bezeichnung	Definition	Klinische Bedeutung
1. Langfristige FHF-Änderungen (Basalfrequenz, Grundfrequenz, Niveau, base line; mittlere Frequenz über 10 min Dauer)		
Normokardie	110–150 spm	physiologisch
Tachykardie	> 150 spm	Fieber, Amnioninfektionssyndrom, fetale Hypoxie, Herzfehlbildungen
leicht	150–170 spm	
schwer	> 170 spm	
Bradykardie	< 110 spm, Dauer > 3 min	fetale Hypoxie, Vena cava inferior-Syndrom
leicht	110–100 spm	
schwer	< 100 spm	
2. Mittelfristige FHF-Änderungen (floating line)		
Dezelerationen (Dip, Tief)	Frequenzverlangsamung, Dauer < 3 min	
frühe Dezeleration (Dip I, Frühtief)	Verlauf spiegelbildlich zur Wehe, wehensynchron	Kompression des kindlichen Kopfes
späte Dezeleration (Dip II, Spättief)	Verlauf spiegelbildlich und zeitlich versetzt zur Wehe, Einsetzen mit dem Höhepunkt der Wehe (Phasenverschiebung)	Plazentainsuffizienz, fetale Hypoxie
variable Dezeleration	unregelmäßig in Form und zeitlicher Beziehung zur Wehe	Kompression der Nabelschnur (Umschlingung, Knoten, Zug, Druck durch Kindsteil)
sporadische Dezeleration (Dip 0, Spikes)	Dauer unter 30 s bei wehenlosem Uterus	vereinzelt vorkommend ohne Bedeutung, gehäuftes Auftreten gilt als Hinweis auf eine Nabelschnurkomplikation

Tab. 1.3 (Fortsetzung)

Bezeichnung	Definition	Klinische Bedeutung
prolongierte Dezeleration	tiefe Dezeleration mit sehr langsamer Erholung („Badewanne"), oft länger als 3 min	Vena cava inferior-Syndrom
Akzelerationen	Frequenzbeschleunigung > 15 spm über der Basalfrequenz, Dauer 15 s bis 3 min	
sporadisch	unregelmäßig, meist in Verbindung mit KBW	physiologisch, fetales Wohlbefinden
periodisch	regelmäßig auftretend, wehenabhängig	fetale Hypoxie, Nabelschnurkomplikation
3. Kurzfristige FHF-Änderungen (Oszillation, Fluktuation, Variabilität)		
Amplitude (Bandbreite)	Höhe der Ausschläge, Abstand zwischen dem höchsten und niedrigsten Umkehrpunkt	
undulatorisch	10–25 spm	physiologisch
eingeengt undulatorisch	5–10 spm	suspekt, Hinweis auf mögliche Hypoxie
silent	< 5 spm	Schlafphase des Feten, sedierende Medikamente, schwere fetale Hypoxie
saltatorisch	> 25 spm	KBW, NS-Kompression
Frequenz (Makrofluktuation)	Anzahl der Schnittpunkte (Nulldurchgänge) mit einer gedachten Mittellinie/min	
schnelle Oszillationen	> 6	physiologisch
mittlere Oszillationen	2–6	suspekt, Übergang zu langsamen Oszillationen
langsame Oszillationen	< 2	pathologisch, fetale Hypoxie
Kurzzeitschwankungen (Mikrofluktuation, Schlag-zu-Schlag-Variation)	Punkt-zu-Punkt-Abstände der FHF, treppenförmiges Aussehen	ohne Bedeutung für die klinische Routine

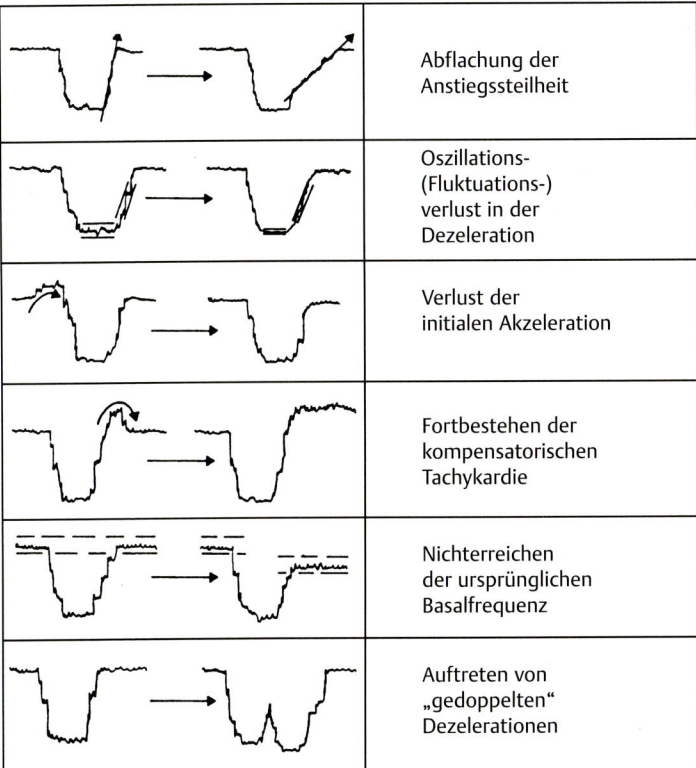

Abb. 1.1 Zusatzkriterien bei der Beurteilung variabler Dezelerationen nach *W.M. Fischer*. Die prognostisch günstigeren Herzfrequenzmuster sind links, die ungünstigeren sind rechts dargestellt.
(aus: *W. M. Fischer*, Kardiotokographie, 3. Auflage, Thieme 1981)

Beachte:
Jede fetale Hypoxie geht mit einem pathologischen FHF-Muster einher (hohe Sensitivität), aber nicht jedes pathologische FHF-Muster wird durch einen fetalen Sauerstoffmangel verursacht (niedrige Spezifität)!
Engste Beziehungen zur fetalen Hypoxie haben die schwere Bradykardie, späte Dezelerationen und der silente Kurvenverlauf.

Tab. 1.4 *Fischer*-Score zur Beurteilung des antenatalen CTG

Punkte	0	1	2
Niveau (spm)	< 100 > 180	100–120 160–180	120–160
Bandbreite (spm)	< 5	5–10	10–30
Nulldurchgänge (Anzahl/min)	< 2	2–6	> 6
Akzelerationen	keine	periodische	sporadische
Dezelerationen	späte, variable mit ungünstigen Zusatzkriterien	variable	keine, sporadisch auftretende Dip 0

Belegung der 5 Kriterien mit Punkten von 0–2, Registrierdauer 30 min
Bewertung: 8–10 Punkte: unauffällig
5–7 Punkte: suspekt
≤ 4 Punkte: pathologisch

Besonderheiten bei der Bewertung

- **Vor der 30. SSW:** Basalfrequenz höher, Akzelerationen flacher, Oszillationsfrequenz langsamer, länger dauernde Kindsbewegungen seltener
- **„Badewannen"-förmige mittelfristige Bradykardie:** Vena cava inferior-Syndrom
- **Terminale Bradykardie:** „längerfristige" Dezeleration in der Austreibungsperiode (terminal = bevorstehendes Ende der Geburt); enge Beziehung zur fetalen Azidose, eine baldige Geburtsbeendigung ist angezeigt!
- **Sinusoider Verlauf:** sinuskurvenähnliches (wellenförmiges) FHF-Muster mit Oszillationsverlust vor einem intrauterinen Fruchttod
- **Fetale Arrhythmie:** extreme Schwankungen der FHF zwischen tachykarden und bradykarden Phasen, im Extremfall zwischen > 170 spm und < 80 spm; mögliche Ursachen: Herzfehler, Perikarderguss, Aszites, auch Artefakte oder Ableitung der mütterlichen HF bei totem Kind

Stresstests

- **Prinzip**
  - Registrierung eines CTG vor, während und nach einer Stressbelastung des Feten
  - Unterscheidung zwischen Stresstests mit und ohne Wehenbelastung
- **Indikationen**
  - Suspektes Ruhe-CTG (suspekter Non-Stresstest)
  - Suspekter Sonographiebefund (Doppler-Flussmessung, fortgeschrittene Plazentareife, verminderte Fruchtwassermenge, fetale Retardierung)
- **Kontraindikationen**
  - Vorzeitige Wehentätigkeit, drohende Frühgeburt
  - Placenta praevia
  - Lageanomalie
- **Stresstests mit Wehenbelastung**
  - Mamillen-(Brustwarzen-)Stimulationstest (MST, BWS): Auslösung uteriner Kontraktionen durch Stimulation der Brustwarzen (gelingt in ca. 70%)
  - Oxytocin-Belastungstest: Wehenbelastung durch Oxytocin-Infusion („einschleichende" Dosierung, s. Kap. 13.10)
  - Prostaglandin-Belastungstest: Auslösung uteriner Kontraktionen durch lokale (intrazervikal, hinteres Scheidengewölbe) PGE_2-Gabe in Verbindung mit einer PG-induzierten Zervixreifung (s. Kap.13.12)
- **Stresstests ohne Wehenbelastung**
  - Weckversuch des Feten durch externe Manipulation (*Leopold*sche Handgriffe) oder akustische Stimulation (mittels Schallgeber über den Bauchdecken der Mutter)
  - Kniebeugenbelastungstest: Belastung der fetoplazentaren Einheit durch Veränderungen des mütterlichen Blutflusses nach einer definierten Anzahl von Kniebeugen
  - Ferner Hock-, Stepp-, Hypoxie-Test

Kinetokardiotokographie

- **Prinzip:** Erstellung eines fetalen Bewegungsprofils mittels Ultraschall-Doppler-Transducer simultan zum CTG
- **Bewertung:** Anzahl und Dauer der Bewegungsblocks erlauben Rückschlüsse auf das fetale Verhalten und die intrauterine Gefährdung.
- **Uteroplazentare Minderversorgung:** zunächst Verkürzung der KBW-Dauer (Ökonomisierung), dann auch Reduktion der Anzahl der KBW

Fehler und Gefahren

- Vernachlässigung klinischer Befunde
- Die kritiklose Anwendung des CTG kann ein irreführendes Gefühl der Sicherheit vermitteln!
- Die Überwachung der Schwangeren darf nicht an das CTG-Gerät delegiert werden.
- Fehlinterpretationen sind aufgrund einer ungenügenden Erfahrung des Beurteilers sowie durch Registrierfehler möglich.
- Psychische Beeinträchtigung der Schwangeren
  - Durch Lärmbelästigung (akustische Wiedergabe der Herzaktionen) oder auffällige Signalgebung
  - Ständige Mitbeobachtung des Monitors
  - Anzeige echter oder vermeintlicher Gefahrenzustände
  - Fehlende oder mangelhafte Zuwendung
- Immobilisation der Schwangeren durch Kabel, Drähte und Infusionsschläuche
- Verletzungs- und Infektionsgefahr für Mutter und Kind bei der internen FHF-Registrierung (Skalpelektrode)
- Infektion des Kindes durch Skalpelektrode bei HIV-Infektion oder Hepatitis der Mutter möglich

1.10 Kordozentese

Definition

Ultraschallgeführte transabdominale Punktion eines Nabelschnurgefäßes; invasives Verfahren der pränatalen Diagnostik und Fetaltherapie

Voraussetzungen

- Gestationsalter: 17.–40. SSW
- Durchführung nur in Zentren der Pränatalmedizin
- Hochauflösendes Ultraschallgerät
- Auf Fetalblutanalysen spezialisiertes Labor

Indikationen

- Gewinnung fetaler Zellen (Lymphozyten) zur Chromosomenanalyse. Das Ergebnis der Karyotypisierung liegt innerhalb weniger Tage vor.
- Versäumter Termin zur Amniozentese
- Unklarer Chromosomenbefund nach Amnionzellkultur oder Plazentabiopsie
- Weiterführende Diagnostik bei sonographischen Auffälligkeiten (Fetus, Plazenta, Nabelschnur)
- Nachweis erregerspezifischer IgM-Antikörper beim Verdacht auf eine fetale Infektion (Röteln, Zytomegalie, Toxoplasmose, Varizellen)
- Verdacht auf fetale Blutkrankheiten
- Bestimmung der fetalen Blutgruppe
- Diagnostik und Transfusion bei fetaler Anämie (z. B. bei Morbus haemolyticus fetalis)
- Direkte medikamentöse Therapie des Feten
- Klärung einer fetalen Hypoxämie bei schwerer Wachstumsretardierung und auffälligem Doppler-Befund

Komplikationen

- Blutung aus der Nabelschnur, Hämatom, Thrombose
- Amnioninfektionssyndrom (Chorionamnionitis)
- Blasensprung
- Fehlgeburt, intrauteriner Fruchttod

1.11 Palpation (äußere und innere Untersuchung)

Äußere Untersuchung (*Leopold*sche Handgriffe)

Ziel

- Bestimmung von Fundusstand, Lage des Kindes und vorangehendem Teil
- Höhenstandsdiagnostik des vgT in Beziehung zum Beckeneingang

Allgemeines

- Untersuchung der Schwangeren in Rückenlage
- Der Untersucher steht immer rechts von der Schwangeren.
- Vereinzelte Uteruskontraktionen während der Palpation sind physiologisch.

1. *Leopold*scher Handgriff

- Bestimmung des Fundusstandes
- Umfassen des Fundus uteri mit der ulnaren Kante (Handkante) einer bzw. beider Hände
- Fundusstand zu Symphyse, Nabel oder Rippenbogen in Beziehung setzen (Angaben in QF)
- Normalbefunde (s. Kap. 1.15)

2. Leopoldscher Handgriff

- Unterscheidung zwischen Längs- oder Querlage, Palpation des kindlichen Rückens
- Beide Hände liegen seitlich parallel am Uterus.
- **Befund**: kindlicher Rücken links: I. Lage
  kindlicher Rücken rechts: II. Lage

3. Leopoldscher Handgriff

- Unterscheidung zwischen Schädellage und Beckenendlage, Beurteilung der Beziehungen zwischen dem vorangehenden Kindsteil und dem Beckeneingang, Ausschluss einer Querlage
- Fassen des vorangehenden Kindsteils oberhalb der Symphyse zwischen Daumen und abgespreizten Fingern (Mittelfinger) der rechten Hand, „Gegenprobe" im Fundus vornehmen
- **Befunde**
  - Kopf: hart, kugelig, gut beweglich (Ballotement)
  - Steiß: kleiner, weicher, weniger beweglich als der Kopf
  - Vorangehender Teil bereits im BE: Beweglichkeit eingeschränkt bzw. aufgehoben
  - Vorangehender Teil „fehlt", BE leer: Verdacht auf Querlage

4. Leopoldscher Handgriff

- Äußere Höhenstandsdiagnostik des vorangehenden Teils
- Der Untersucher (Blickrichtung fußwärts) legt beide Hände parallel an den vorangehenden Kindsteil und versucht, die Fingerspitzen zwischen Schambein und vgT in das mütterliche Becken vorzuschieben.
- **Befund**: Ein bereits in das Becken eingetretener Kindsteil lässt sich nicht umfahren.

Zangemeisterscher Handgriff (Zusatzhandgriff)

- Feststellung eines Missverhältnisses zwischen vorangehendem Kindsteil (Kopf) und mütterlichem Becken

- Eine Hand wird flach auf die Symphyse, die andere mit geringem Druck flach auf den vorangehenden Teil gelegt.
- **Befunde**
  - Symphysenhand überragt Kopfhand: kein Missverhältnis
  - Gleichstand beider Hände: Verdacht auf enges Becken und/oder großes Kind
  - Kopfhand überragt Symphysenhand (Zangemeister positiv): Verdacht auf Missverhältnis zwischen Kopf und Becken, genaue Aussage erst nach Blasensprung und unter Wehen möglich (funktionelle Beckendiagnostik s. Kap. 1.4)

Innere Untersuchung

Indikationen

- Feststellung der Schwangerschaft im 1. Trimenon, Beurteilung von Form und Größe des Uterus (bimanuelle Untersuchung)
- Beurteilung der Umgebung des Uterus (Tumor, Geburtshindernis)
- Beckenaustastung (knöchernes Geburtshindernis, Erreichbarkeit des Promontoriums, Beweglichkeit des Steißbeins, Beschaffenheit der Symphysenhinterwand und der Weichteile)
- Funktionelle Beckendiagnostik (s. Kap. 1.4)
- Beurteilung der Zervixreife (Bishop-Score, s. Kap. 1.19)
- Applikation von Medikamenten
- Beurteilung des vorangehenden Teils, Diagnostik regelwidriger Lagen und Einstellungen
- Beurteilung des Geburtsfortschritts (MM-Weite, Höhenstand des vorangehenden Teils)
- Zurückschieben des MM bei sich einklemmender MM-Lippe als Geburtshindernis
- Blasensprengung
- Direkte CTG-Überwachung
- Vor jeder operativen Entbindung

Rektale Untersuchung (Untersuchungsmethode der Wahl)

- Unsteriles Vorgehen
- Erforderlich: Handschuh, Fingerling, Gleitmittel (z. B. Vaseline)
- Abdecken der Vulva mit einem sterilen Tuch (Kompresse)
- Beim Einführen des Zeigefingers leicht gegenpressen lassen

Vaginale Untersuchung (bei allen unklaren Befunden)

- Steriles Vorgehen (Händedesinfektion, sterile Handschuhe)
- Abspülen (möglichst warm) bzw. Desinfektion der Vulva (z. B. mit Octenisept®, Freka®-DERM)
- Untersuchung mittels Zeige- und Mittelfinger, evtl. Entgegendrücken des Kindes mit der äußeren Hand

1.12 Pränatale Diagnostik

Definition

Vorgeburtliche Untersuchungsverfahren zur Diagnostik von genetisch bedingten oder intrauterin erworbenen Fehlbildungen, Stoffwechselstörungen, Infektionen und anderen Schädigungen des Feten; Fehlbildungsfrequenz 2–5 %

Ziele

- Frühzeitiger Nachweis oder Ausschluss von Erbkrankheiten, Fehlbildungen, intrauterinen Infektionen und anderen Erkrankungen des Feten
- Frühzeitiger Einsatz geeigneter Therapiemaßnahmen (pränatal oder unmittelbar postnatal)
- Adäquate Geburtsleitung, Festlegung des Geburtsmodus
- Ggf. Beendigung der Schwangerschaft (Abbruch, indizierte Geburtseinleitung)

Indikationen

- Alter: Mutter ≥ 35 Jahre, Vater: Bedeutung des Alters wird unterschiedlich gewertet.
- Familienanamnese: Erbkrankheiten, Fehlbildungen oder Behinderungen
- Eigene Anamnese
  - Totgeburten oder habituelle Fehlgeburten (3 und mehr)
  - Geburt eines Kindes mit Erbkrankheit, Chromosomenanomalie, Fehlbildungen, Entwicklungsstörungen oder geistiger Behinderung (Wiederholungsrisiko)
- Schwangerschaft nach intrazytoplasmatischer Spermieninjektion (ICSI; Behandlungsmethode bei männlicher Infertilität)
- Blutsverwandtschaft
- Psychische Belastung: beruflicher Kontakt zu Behinderten, behindertes Kind im Bekanntenkreis
- Exogene Belastungen in der Schwangerschaft
  - Infektionskrankheiten (z. B. Röteln)
  - Medikamente, Alkohol, Drogen
  - Röntgenstrahlen oder andere Umweltfaktoren
- Auffälliger Screening-Befund: Triple-Test, AFP-Wert
- Auffällige geburtshilfliche oder sonographische Untersuchungsbefunde

Methoden

- Genetische Beratung (Anamnese, Erstellung eines Stammbaums, möglichst exakte Abschätzung des Risikos einer fetalen Erkrankung oder Erbkrankheit)
- Analyse des mütterlichen Blutes auf Antikörper: Röteln, Toxoplasmose, Blutgruppenunverträglichkeit u.a.
- Chromosomenanalyse aus den Blutzellen der Eltern
- Screening-Untersuchungen im Serum: Triple-Test (s. Kap. 1.17), AFP-Wert (s. Kap. 1.1)
- Sonographie, US-Feindiagnostik (s. Kap. 1.18)
- Invasive Methoden: Chorionzottenbiopsie (s. Kap. 1.5), Amniozentese (s. Kap. 1.16), Kordozentese (s. Kap. 1.10)

- Chromosomenanalyse, Bestimmung biochemischer Defekte und molekulargenetische Untersuchungen an Trophoblastzellen, embryonalen oder fetalen Zellen nach einer Chorionzottenbiopsie, aus dem Fruchtwasser oder aus dem Nabelschnurblut
- Biochemische, serologische, immunologische Untersuchungen im Fruchtwasser und fetalen Blut
- Elektronenmikroskopische Untersuchungen an fetalem Gewebe nach Hautbiopsie
- Direkte Betrachtung des Feten (Fetoskopie, s. Kap. 1.7)

Komplikationen, Risiken

- Nicht alle Fehlbildungen können erkannt werden.
- Bei invasiven Methoden ist die Abortrate erhöht.
- Infektion
- Verletzungen des Feten
- Gefahr der Sensibilisierung einer rh-negativen Schwangeren bei Rh-positivem Fetus
- Psychische Verunsicherung der Schwangeren/Paare, Gefahr einer Störung der sich entwickelnden Mutter-Kind-Beziehung

Wichtig:
- Eine kompetente Aufklärung der Schwangeren über die Möglichkeiten und Grenzen der einzelnen Untersuchungsmethoden ist unumgänglich.
- Die Konsequenzen aus einem auffälligen Screening-Test oder einem pathologischen Befund bei der pränatalen Diagnostik müssen **vor** der Durchführung der Untersuchung genau besprochen werden.
- Eine medizinische und psychosoziale Beratung und Betreuung benötigen die betroffenen Frauen/Paare auch **während** und **nach** der pränatalen Diagnostik, unabhängig von ihrer individuellen Entscheidung.
- Der Kontakt zu Selbsthilfegruppen kann hilfreich sein.
- Genetische Beratungsstellen gibt es an allen medizinischen Fakultäten (Institute/Abteilungen für Humangenetik) der Universitäten sowie in einigen Großstädten.
- Eine pränatale Diagnostik (US-Feindiagnostik und Probenentnahme) wird in großen (Universitäts-)Frauenkliniken und spezialisierten Frauenarztpraxen durchgeführt.

1.13 Pulsoxymetrie

Ziel

Beurteilung des fetalen Zustandes unter der Geburt durch Messung der arteriellen Sauerstoffsättigung (SpO_2) zusätzlich zum CTG.

Allgemeines

- Für den Feten nichtinvasive, für die Mutter invasive Methode (intrauteriner Sensor)
- Das Verfahren ist zur Patientenüberwachung während der Allgemeinanästhesie, auf Intensivstationen und in der Neonatologie weit verbreitet.

Prinzip

- Sauerstoffbeladenes (oxygeniertes) Hämoglobin (O_2Hb) und desoxygeniertes (reduziertes) Hämoglobin (Hb) absorbieren Licht bestimmter Wellenlängen unterschiedlich.
- Licht zweier verschiedener Wellenlängen wird von Lichtdioden durch ein Gefäßbett (z. B. Haut) zu einem Photodetektor geführt, der die Absorption des ausgesandten Lichts misst.
- Aus der Differenz zwischen dem ausgesandten und dem aufgenommenen (reflektierten) Licht errechnet ein Computer das Verhältnis von O_2Hb und Gesamt-Hb mit Angabe der Sauerstoffsättigung in Prozent (Oxymetrie).
- Da zusätzlich die mit dem arteriellen Puls wechselnde Absorption berücksichtigt wird (Systole – Maximum, Diastole – Minimum), konzentriert sich die Messung auf das pulsierende arterielle Blut (Pulsoxymetrie).

Technik

- Benutzt wird ein Sensor (steriles Einweg-Material), auf dessen Oberfläche zwei Leuchtdioden und der Photodetektor nebeneinander angeordnet sind.

- Transvaginale Plazierung des Sensors am kindlichen Kopf (Wange, Schläfe) zwischen Kopf und seitlicher Uteruswand, gelegentliche Lagekorrektur erforderlich
- Digitale Angabe (Display) und Aufzeichnung (Linie auf dem CTG-Streifen) der aktuellen O_2-Sättigung in Prozent

Vorbedingungen

- MM mindestens 2 cm eröffnet
- Fruchtblase gesprungen
- Guter Hautkontakt (geräteintern durch Messung des Hautwiderstandes kontrolliert)

Indikationen

- Suspektes, pathologisches CTG sub partu
- Fetale Blutgasanalyse unauffällig oder Präazidose

Kontraindikationen

- Amnioninfektionssyndrom
- Tiefer Sitz der Plazenta, Placenta praevia
- Uterine Blutung
- Uterusanomalien

Bewertung

- SpO_2-Werte > 30 % sprechen für eine ausreichende Sauerstoffversorgung des Feten.
- SpO_2-Werte < 30 %: Hypoxiegefahr, fetale Blutgasanalyse (s. Kap. 1.6) notwendig, evtl. Geburtsbeendigung anstreben

Nachteile

- Die Gebärende kann nicht umherlaufen.
- Infektionsgefahr

- Der fetale SpO$_2$-Monitor darf nicht für die Überwachung des Neugeborenen genutzt werden.

1.14 Schwangerschaftstest (HCG-Nachweis)

Prinzip

Immunologischer Nachweis des vom Trophoblasten (Plazenta) gebildeten HCG oder seiner Untereinheit, dem β-HCG

Untersuchungsmaterial

- Serum oder Urin
- Morgenurin (konzentrierter Urin) ermöglicht einen früheren HCG-Nachweis.
- **Hinweis:** Testbestecke für den HCG-Nachweis im Urin sind in Apotheken erhältlich.

Bewertung

- Ein qualitativer HCG-Nachweis ist zur Bestätigung einer Schwangerschaft ausreichend (Test positiv).
- Der HCG-Nachweis gelingt je nach Testempfindlichkeit bereits 7–11 Tage nach der Konzeption (z. B. Neonatal-Twin®), eine Woche vor der erwarteten Regel (z. B. Pré-Test®) oder ab dem Tag der ausgebliebenen Regel (z. B. Clearblue®, Femtest®, B-Test®).
- Ein positives Testergebnis sagt nichts über den Sitz der Schwangerschaft aus (extra-/intrauterin).
- Die quantitative HCG-Bestimmung ist Bestandteil des Triple-Tests zur Fehlbildungssuche.
- Quantitative HCG-Bestimmungen dienen der Verlaufskontrolle nach Blasenmole bzw. Chorionkarzinom.

1.15 Symphysen-Fundus-Abstand, Fundusstand, Leibesumfang

Prinzip

Aus dem Höhenstand des Fundus uteri bzw. aus der Größe des Uterus wird auf das Gestationsalter geschlossen.

Durchführung

- **Symphysen-Fundus-Abstand** (Methode nach *Westin*): Messung des Abstandes zwischen dem Symphysenoberrand und dem am weitesten kranial liegenden Punkt (Scheitel) des Uterusfundus mit Hilfe eines Maßbandes (Angaben in cm)
  Achtung: Der oberste Messpunkt kann nach lateral abweichen, die Harnblase muss leer sein!
- **Fundusstand**: Durch Palpation (1. *Leopold*scher Handgriff) wird der Fundus uteri aufgesucht und zu Symphyse, Nabel oder Rippenbogen in Beziehung gesetzt (Angaben in QF).
- **Leibesumfang**: mit einem Maßband in Nabelhöhe messen (Angaben in cm)

Normalbefunde

- **Symphysen-Fundus-Abstand**
  Faustregel: von der 15.–35. SSW entspricht der in cm gemessene Abstand ungefähr dem Schwangerschaftsalter in Wochen, Längenzunahme 1 cm pro SSW
- **Fundusstand**
  - 16. SSW: 1–2 QF oberhalb der Symphyse
  - 20. SSW: 2 QF unterhalb des Nabels
  - 24. SSW: am Nabel
  - 28. SSW: 2–3 QF oberhalb des Nabels
  - 32. SSW: 2 QF unterhalb des Rippenbogens
  - 36. SSW: am Rippenbogen
  - 40. SSW: 1–2 QF unterhalb des Rippenbogens

- **Leibesumfang:** Er stellt nur ein grobes Maß für die Bestimmung des Gestationsalters dar!

> **Hinweise:**
> - Verlaufskontrollen sind wichtiger als die Einzelmessung.
> - Die Messung sollte möglichst immer durch den gleichen Untersucher erfolgen.
> - Der Symphysen-Fundus-Abstand „objektiviert" den Palpationsbefund des Fundusstandes.
> - Die Beurteilung des Fundusstandes und des Leibesumfangs gehört zu jeder Kontrolluntersuchung!
> - Die klinische Bestimmung des Gestationsalters und die Ultraschall-Biometrie des Feten ergänzen einander, ihre Kombination erhöht die diagnostische Aussage!

1.16 Transabdominale Amniozentese

Prinzip

Punktion der Amnionhöhle durch die mütterliche Bauchdecke zur Gewinnung von Fruchtwasser; invasives Verfahren

Indikationen

- Pränatale Diagnostik chromosomaler Störungen und Geschlechtsbestimmung: Gewinnung von fetalen Zellen (Amnion, Haut, Respirations-, Verdauungs-, Urogenitaltrakt) aus dem Fruchtwasser
- Erhöhte AFP-Konzentrationen im Serum oder Verdacht auf Neuralrohrdefekt: AFP-Bestimmung im Fruchtwasser
- Verdacht auf Morbus haemolyticus fetalis: Bestimmung von Bilirubinoiden (*Liley*-Schema)
- Lungenreifediagnostik (Bestimmung von Lecithin, Ermittlung der Lecithin-Sphingomyelin-Ratio)
- Anhydramnie: Auffüllen der Amnionhöhle mit Flüssigkeit
- Nachweis eines Blasensprungs: Injektion von Indigocarmin (abfließendes Fruchtwasser färbt die Vorlage blau)

Durchführung

- Häufig als ambulanter Eingriff
- Je nach Indikation ab der 15. SSW
- Sonographisch wird die Plazenta lokalisiert und ein plazentafreies Areal aufgesucht.
- Desinfektion der Bauchdecken
- Punktion unter US-Kontrolle und Aspiration der benötigten Fruchtwassermenge
- Schlussdesinfektion, Pflaster
- Zwei Stunden Ruhe (Liegen), Kontrolle der kindlichen Herztöne
- Rh-Prophylaxe bei einer rh-negativen Mutter
- Bei Mehrlingsschwangerschaften getrennte Fruchtwasserentnahme aus den verschiedenen Amnionhöhlen

Komplikationen

- Vorzeitige Wehentätigkeit, selten Abort/Frühgeburt
- Infektion (Amnioninfektionssyndrom)
- Verletzung von Mutter und Kind
- Feto-maternale Transfusion mit Sensibilisierung einer rh-negativen Mutter bei einem Rh-positiven Kind

1.17 Triple-Test

Definition

Nichtinvasive Suchmethode der pränatalen Diagnostik zur Früherkennung fetaler Chromosomenanomalien und fetaler Verschlussstörungen (Neuralrohr-, Bauchwanddefekte)

Prinzip

- Quantitative Bestimmung von AFP, HCG und Östriol im mütterlichen Serum

- Vergleich der ermittelten Konzentrationen mit den Werten von Schwangeren, die gesunde Kinder geboren haben
- Berücksichtigung von Lebensalter und Körpergewicht der Schwangeren sowie des Gestationsalters
- Berechnung des individuellen Risikos für fetale Chromosomenstörungen (vor allem Trisomie 21 und 18), Risikopräzisierung von Verschlussstörungen

Indikationen

- Belastete Anamnese: Verdacht auf chromosomale Störungen (besonders Trisomie 21), Neuralrohrdefekte und andere Fehlbildungen
- Jüngere Schwangere (Ab dem 35. Lebensjahr wird meist eine Amniozentese oder Chorionzottenbiopsie durchgeführt.)
- Schwangere, denen das Risiko einer primären Amniozentese/ Chorionzottenbiopsie zu hoch erscheint

Vorgehen

- Aufklärung der Schwangeren über die Indikationen und Grenzen des Tests sowie über die möglichen Konsequenzen bei einem auffälligen Ergebnis
- Exakte Bestimmung des Gestationsalters
- Blutentnahme (10 ml Venenblut) zwischen 14+0 und 19+6 SSW (optimal: 15. SSW)
- Einsendung an ein geeignetes Labor, exaktes Ausfüllen des Begleitscheines

Bewertung

- Bei einem auffälligen Triple-Test ist eine weiterführende Diagnostik notwendig (US-Feindiagnostik, Chromosomenanalyse, biochemische Fruchtwasser-Analysen).
- Ein Restrisiko für Fehlbildungen lässt sich auch bei einem unauffälligen Ergebnis nicht ausschließen.
- Als generelles Screening wird der Triple-Test derzeit nicht empfohlen.

1.18 Ultraschalldiagnostik (einschließlich Doppler-Sonographie)

Definition

Bildgebende, nichtinvasive Untersuchungsmethode mittels Ultraschall. In der Geburtshilfe werden Frequenzen zwischen 5–7,5 MHz (vaginal) und 3–5 MHz (abdominal) verwendet. Je höher die Frequenz, desto niedriger ist die Eindringtiefe und desto besser die Bildauflösung (Bildqualität).

Prinzip und Anwendung

- **Ultraschall-B-Bild:** An Grenzflächen innerhalb des Organismus kommt es zur Reflexion (Echo) eingestrahlter Ultraschallwellen, die auf einem Bildschirm sichtbar gemacht werden. Sie spiegeln die mit dem Schallstrahl abgetasteten Konturen wider. Die Helligkeit entspricht der Stärke der Echos (Grauwerte).
  Anwendung: Biometrie sowie Beurteilung von Fetus, Plazenta, Fruchtwassermenge, Uterus (Zervix)
- **Doppler-Ultraschallkardiographie**: Sich bewegende Strukturen (Herz, große Gefäße) führen zu Frequenzänderungen der reflektierten US-Wellen im Vergleich zum eingestrahlten Ultraschall (Doppler-Effekt). Diese Frequenzänderungen werden hörbar gemacht.
  Anwendung: Nachweis fetaler Herzaktionen, externe Messung der FHF im Rahmen der CTG-Registrierung
- **Doppler-Sonographie**: Das vom Blutstrom in den Gefäßen reflektierte US-Signal ändert seine Frequenz in Abhängigkeit von der Strömungsgeschwindigkeit des Blutes (Systole und Diastole) und wird als Strömungsprofil (Flussmuster) sichtbar und hörbar gemacht.
  Durch Farbkodierung (**Farb-Doppler-Sonographie**) gelingt eine weitere Differenzierung von Flussrichtung und -geschwindigkeit.
  Anwendung: Flussmessungen in mütterlichen und kindlichen Gefäßen sowie am fetalen Herzen

- **3-D-Sonographie**: dreidimensionale (räumliche) Darstellung des Feten
  Anwendung: bessere Beurteilung der fetalen Körperoberfläche (z. B. bei Spaltbildungen), exakte Volumenberechnung (z. B. Tumor oder Zyste)

Dokumentation

- Schwarzweiß- oder Farbprinter
- Videoaufnahmen
- Archivierung auf Computer-Festplatte oder Diskette

Ultraschalluntersuchungen nach den Mutterschafts-Richtlinien

- Von Beginn der 9. bis Ende der 12. SSW (1. Screening)
- Von Beginn der 19. bis Ende der 22. SSW (2. Screening)
- Von Beginn der 29. bis Ende der 32. SSW (3. Screening)
- Bilddokumentation der Biometrie und ggf. kontrollbedürftiger Befunde
- Bei auffälligen Befunden sind zusätzliche Kontrolluntersuchungen und/oder eine weiterführende sonographische Diagnostik notwendig.
- Über das US-Screening hinausgehende Untersuchungen und Indikationen zur Doppler-Sonographie sind gesondert festgelegt.

Vaginosonographie in der Frühschwangerschaft

- Feststellung der Schwangerschaft: Nachweis von Fruchtsack (Chorionhöhle ab der 5. SSW) und Embryo
- Vitalitätsnachweis: Herzaktionen (ab 6. SSW), Kindsbewegungen
- Frühe Bestimmung des Gestationsalters durch Messung von Fruchtsackdurchmesser (FSD) und Scheitel-Steiß-Länge (SSL, auch crown-rump-length, CRL)
- Nachweis einer Mehrlingsschwangerschaft (Anzahl der Embryonen, Anzahl der Fruchthöhlen, Eiigkeit)

1.18 Ultraschalldiagnostik (einschließlich Doppler-Sonographie)

- Lokalisation der Schwangerschaft (intra-/extrauterin)
- Feststellung einer gestörten Schwangerschaft (Hämatom, missed abortion, Mole)
- Beurteilung des Uterus (Fehlbildungen, Myome) und seiner Umgebung (z. B. Tumor im kleinen Becken)

Sonographische Überwachung der Schwangerschaft

- Vitalitätszeichen: Herz (Frequenz, Rhythmus), Kindsbewegungen (Extremitäten-, Rumpf-, Augen-, Atem-, Schluckbewegungen)
- Fetale Biometrie, zeitgerechte Entwicklung
- Überprüfung des proportionalen Wachstums
- Kontrolle der Kindslage
- Mehrlingsschwangerschaft (Wachstumsdiskrepanz)
- Fehlbildungssuche (Screening): Inspektion des Körperumrisses (Körperoberfläche, Extremitäten) und der inneren Organe und Organsysteme
- Plazenta (Lokalisation, Dicke, Struktur, Reife, retroplazentares Hämatom)
- Nabelschnur (Anzahl der Gefäße)
- Fruchtwassermenge
- Längenmessung der Zervix

Fetale Biometrie (wichtigste Parameter)

- Beurteilung von Größe, Wachstum, Gestationsalter und Gewicht des Feten an Hand von Normdaten
- Bestimmung des Gestationsalters sowie Gewichtsschätzung durch Kombination verschiedener Parameter
- Frühgravidität: Scheitel-Steiß-Länge (SSL)
- Kopfmaße:
  - Biparietaler Durchmesser (BPD oder BIP, Leitmaß)
  - Fronto-okzipitaler Durchmesser (FOD)
  - Kopfumfang (KU)
- Thoraxquerdurchmesser (THQ)

- Abdomen:
  - Abdomenquerdurchmesser (AQ, auch ATD)
  - Anterior-posteriorer Abdomendurchmesser (AAP, auch APD)
  - Abdomenumfang (AU)
- Femurlänge (FL)
- Humeruslänge (HL)

Hinweise auf das Vorliegen einer Entwicklungsstörung, Fehlbildung oder Chromosomenanomalie

- Abnorme Fruchtwassermenge: Hydramnion, Oligohydramnion, Anhydramnie (vorzeitigen Blasensprung ausschließen!)
- Wachstumsstörungen: Retardierung oder Makrosomie, Dysproportionen zwischen einzelnen Körperabschnitten
- Auffällige Körperoberfläche: Hydrops (Ödem), Defekt oder Aussackung
- Auffällige Strukturveränderungen innerer Organe
- Rhythmusstörungen des kindlichen Herzschlages
- Abnormes Bewegungsverhalten: abrupter Wechsel von Hyperaktivität und Trägheit, Bewegungsstarre
- Fehlen einer Nabelschnurarterie
- Anomalien der Plazenta: Struktur, Dicke, Größe

Sonographisch häufig nachweisbare Anomalien (Auswahl)

- **Schädel und Gehirn**: Anenzephalus, Mikrozephalus, Hydrozephalus, intrakranielle Zysten und Tumoren, Lippen-Kiefer-Gaumenspalte
- **Hals, Nacken**: Nackenödem, Synonym: Nackentransparenz (Verdacht auf Trisomie 21, Trisomie 18, Trisomie 13), Hygroma colli (Verdacht auf *Turner*-Syndrom)
- **Thorax**: Hydrothorax, Thoraxzysten, Zwerchfellhernie, Herzfehler (kein „Vierkammerblick"), Arrhythmien, Fehlanlage (Transposition) der großen Gefäße
- **Abdomen**: Nabelschnurbruch, Bauchspalte (Omphalozele, Gastroschisis), Aszites, gastrointestinale Stenosen und Atresien
- **Urogenitaltrakt**: *Potter*-Sequenz (Nierenzysten, -agenesie), Hydronephrose, urethrale Obstruktion, Ovarialzysten

- **Wirbelsäule**: Spina bifida mit und ohne Zelenbildung, Rachischisis, Steißbeinteratom
- **Extremitäten**: verkürzt, disproportioniert (z. B. bei multiplen Fehlbildungen), Knochenfrakturen
- **Zwillingsschwangerschaft**: siamesische Zwillinge, ungleiches Wachstum

Interpretation sonographischer Befunde

- Sonographische Befunderhebung und Diagnosestellung sind ärztliche Aufgaben! Auch durch versierte Hebammen vorgenommene Ultraschall-Untersuchungen unterliegen der Verantwortung eines Arztes.
- Die Befunde sind im Mutterpass dokumentiert (Angabe der Messwerte, Nomogrammeintragung, Bilddokumentation).
- Das Gestationsalter wird in vollendeten SSW angegeben.
- Zurückhaltung bei der Terminkorrektur aufgrund von US-Befunden (nur Messergebnisse vor der 20. SSW heranziehen)!
- Fetales Gewicht/Gestationsalter nie aufgrund nur eines Messwertes schätzen!
- Bei Beckenendlage, Querlage, tiefstehendem Kopf und zu wenig Fruchtwasser müssen die Biometriewerte kritisch betrachtet werden.
- Für die Bestimmung der fetalen Reife ist die Berechnung des Gestationsalters wichtiger als die Gewichtsschätzung.
- Nicht alle sonographisch diagnostizierbaren Fehlbildungen werden auch immer erkannt.
- Der sonographisch ermittelte Reifegrad der Plazenta korreliert nicht unbedingt mit der Plazentafunktion.
- Bei Auffälligkeiten und Hinweiszeichen auf Fehlbildungen ist eine weiterführende Diagnostik durch Spezialisten (Ultraschallzentrum der Stufe II oder III) erforderlich.

Achtung: Eine voreilige Diagnosestellung kann die Schwangere verunsichern!

Doppler-Sonographie

Ziel

Qualitative und quantitative Aussage über die fetale und die uteroplazentare Hämodynamik (Blutflussgeschwindigkeit, Blutflussvolumen, Gefäßwiderstand, Durchblutung)

Messwertermittlung an folgenden Gefäßen

- Mutter: A. uterina und deren Verzweigungen (A. arcuatae)
- Fetus: A. umbilicalis, Aorta, A. cerebri media, Venen (V. cava, Ductus venosus)

Indikationen

- Verdacht auf eine fetale Wachstumsretardierung
- Hypertensive Erkrankungen, Präklampsie, Eklampsie
- Fetale Herzrhythmusstörungen, Verdacht auf Herzerkrankungen
- Verdacht auf Fehlbildungen, fetale Erkrankungen, Morbus haemolyticus fetalis
- Mehrlingsschwangerschaft mit unterschiedlichem (diskordantem) Wachstum der Feten
- Suspektes oder pathologisches CTG
- Terminüberschreitung, Übertragung
- Diabetes mellitus
- Nikotinabusus und andere in den MuSchR festgelegte anamnestische Risiken

Klinische Bedeutung doppler-sonographischer Befunde

- Zusätzliche Untersuchungsmethode beim Verdacht auf eine fetale Gefährdung
- Frühzeitige Erkennung einer beginnenden plazentaren/fetalen Mangeldurchblutung möglich, Veränderungen der (fetalen) Hämodynamik gehen pathologischen CTG-Mustern voraus.

- Auffällige Befunde der Doppler-Untersuchung erfordern Kontrollen und Zusatzdiagnostik. Bei weiteren Gefährdungszeichen muss der optimale Entbindungszeitpunkt festgelegt werden.
- Normale Blutflussmesswerte schließen eine akut auftretende Perfusionsstörung nicht aus.

1.19 Zervixreife-Bestimmung (Zervix-Score)

Prinzip

Objektivierung des Zervixbefundes durch eine vaginale oder rektale Palpation und/oder die vaginosonographische Messung der Zervixlänge

Indikationen

- Zervixbeurteilung in der Spätschwangerschaft
- Drohende Frühgeburt
- Nachweis bzw. Ausschluss der Zervixwirksamkeit von Wehen
- Vor einer indizierten Geburtseinleitung
- Vor einer programmierten (terminierten) Geburtseinleitung

Bewertung

- Beschreibung von Zervixlänge, -konsistenz, MM-Weite und Stellung der Portio
- Beurteilung nach dem Bishop-Score (Tab. 1.5)
- Bewertung 0– 4 Punkte: unreife Zervix
  5– 9 Punkte: Zervixreife erreicht, Geburtseinleitung zu 90 % erfolgreich
  10–13 Punkte: Zervix reif, Geburtsbeginn steht bevor, Einleitung erfolgreich

Tab. 1.5 Zervixbeurteilung nach dem Bishop-Score

Zervix	Punkte			
	0	1	2	3
Weite (cm)	geschlossen	1–2	3–4	≥ 5
Länge (cm)	2	1	0,5	verstrichen
Konsistenz	derb	mittel	weich	
Stellung	sakral	medio-sakral	zentriert	
Höhenstand der Leitstelle (in cm zur I-Ebene)	−3	−2	−1	+1 bis 2

Bandbreite der möglichen Punktwerte: 0–13

Hinweise:
- Eine unreife Zervix kann nicht mit einem unreifen Kind oder einem noch nicht erreichten Geburtstermin gleichgesetzt werden.
- Nur die Leitstelle, nicht den größten Umfang des vorangehenden Kindsteils zur I-Ebene in Beziehung setzen!
- Da mehrere Modifikationen des Zervix-Scores gebräuchlich sind, sollten die ermittelte Punktzahl und die maximal erreichbaren Punkte angeben werden (x von y Punkten).

2 Physiologie der Schwangerschaft – Schwangerenbetreuung

Nachweis und Dauer der Schwangerschaft	S. 52
Veränderungen	S. 53
Erstuntersuchung	S. 59
Mutterschaftsvorsorge	S. 61
Beratung und Aufklärung	S. 64
Schwangerschaftsbeschwerden und einfache Hilfsmöglichkeiten	S. 76

2.1 Nachweis und Dauer der Schwangerschaft

Unsichere Schwangerschaftszeichen

- Amenorrhö
- Übelkeit, morgendliches Erbrechen
- Veränderungen des Appetits
- Vergrößerung der Brüste, Spannungsgefühl
- Obstipation
- Schwindelgefühl, Kollapsneigung

Sichere Schwangerschaftszeichen

- Anhaltende Hyperthermie in der Basaltemperaturkurve
- Positiver immunologischer Schwangerschaftstest (s. Kap. 1.14)
- Vaginalsonographie: Fruchtsack ab der 5. SSW, Embryo mit Herzaktionen ab der 6. SSW nachweisbar
- Kindliche Herzaktionen:
  - mit dem Ultraschall-Doppler-Gerät ab der 12. SSW
  - mit dem Stethoskop ab der 20. SSW nachweisbar
- Kindsbewegungen:
  - Erstgebärende ab der 20. SSW
  - Mehrgebärende ab der 18. SSW

Dauer der Schwangerschaft

- **post conceptionem**: etwa 266 Tage = 38 Wochen = $9^1/_2$ Lunarmonate (Mondmonat = 28 Tage)
- **post menstruationem** (bei 28tägigem Zyklus): 280–282 Tage = 40 Wochen = 10 Lunarmonate

2.2 Veränderungen

Einteilung der psychisch-physischen Umstellung

- **Stadium der Anpassung** (1.–4. Monat)
  - Adaptation an die sich rasch entwickelnden hormonellen, physischen und psychischen Veränderungen des Organismus
  - Kollapsneigung, Übelkeit, Emesis
  - Emotionale Schwankungen
- **Stadium der Toleranz** (5.–7. Monat)
  - Physische und psychische Akzeptanz der Schwangerschaft
  - Wohlbefinden, „blühendes" Aussehen
  - Emotionale Ausgeglichenheit
- **Stadium der Belastung** (8.–10. Monat)
  - Körperliche Beanspruchung durch Gewichtszunahme, Zunahme des Leibesumfanges und Zwerchfellhochstand
  - Haltungsänderung (Lendenlordose)
  - Psychische Unausgeglichenheit, Rastlosigkeit

Herz-Kreislauf-System

- Blutvolumen: nimmt um 30–40 % (> 1 l) zu, Plasmavolumen steigt stärker als das Erythrozytenvolumen
- Herzminutenvolumen: Zunahme um 30 %
- Herz-(Puls-)Frequenzanstieg um 10 bis 15 spm, eine Tachykardie bis 100 spm ist noch physiologisch
- Peripherer Gefäßwiderstand: nimmt ab (Kollapsneigung)
- Blutdruck: fällt systolisch um 5–10 mm Hg, diastolisch um 10–15 mm Hg, Blutdruckamplitude wird größer
- Venendruck: nimmt in der unteren Körperhälfte zu (begünstigt Varizenbildung, Thrombose, Ödeme, Vena cava inferior-Syndrom)

Lunge

- Atemminutenvolumen: Zunahme um 20–40 %
- Residualvolumen bzw. Restluft: nimmt ab (u.a. durch den Zwerchfellhochstand)
- Kurzatmigkeit gegen Ende der Schwangerschaft

Nieren und ableitende Harnwege

- Blutfluss durch die Nieren: um 30–50% gesteigert
- Glomeruläre Filtration: um 35% gesteigert
- Tubuläre Rückresorption: gesteigert
- Häufig physiologische Glukosurie und geringgradige Proteinurie (bis max. 300 mg/24 h) als Folge der veränderten Nierenfunktion
- Kreatinin, Harnstoff und Harnsäure im Serum fallen ab (Verdünnungseffekt durch Zunahme des Plasmavolumens)
- Ureteren: Dilatation mit Harnstau (mechanisch und/oder hormonell bedingt), begünstigt aufsteigende Infektionen, rechts häufiger als links

Magen-Darm-Trakt

- Speichel: Menge und Zusammensetzung ändern sich, Kariesanfälligkeit steigt
- Magensäureproduktion zunächst vermehrt, dann abnehmend
- Verlagerung des Magens durch die Vergrößerung des Uterus
- Tonusverminderung der glatten Muskulatur (Ösophagus, Magen, Darm)
  - Rückfluss von Mageninhalt in die Speiseröhre (Sodbrennen)
  - Darmträgheit bis zur Obstipation

Haut

- Ausbildung der Schwangerschaftsstreifen (Striae gravidarum) an Bauch, Gesäß, Hüften und Brüsten
  Ursache: Gewebsdehnung und Hormonwirkung; Auseinanderweichen und Einreißen der elastischen Fasern, Verdünnung der Epidermis mit bläulich-rot durchschimmernden Gefäßen des Unterhautgewebes (Prophylaxe s. Kap. 2.6)
- Hyperpigmentation: Braunfärbung von Brustwarzen, Vulva, After, Nabel, Linea alba (wird zur Linea fusca), Hautnarben, Gesicht (Chloasma uterinum); wird durch Sonnenbestrahlung gefördert
- Haarausfall

Blut

- Hb und Hk: Abfall durch die stärkere Zunahme des Plasmavolumens im Vergleich zum Erythrozytenvolumen („physiologische" Schwangerschaftsanämie durch Verdünnung des Blutes)
- Leukozytenanstieg
- Thrombozyten: bleiben konstant
- Plasmaproteine: steigen an
- Gerinnungsfaktoren: nehmen zu, Folge: Hyperkoagulabilität (gesteigerte Blutgerinnungsneigung)

Stoffwechsel

- Grundumsatz: steigt um 20 %, anabole Situation
- Wachstumsvorgänge und Neubildung von Geweben (Uterus, Mamma)
- Kohlenhydratstoffwechsel: diabetesähnliches Verhalten (ungenügende periphere Glucoseverwertung, veränderte Insulinempfindlichkeit)
- Fettstoffwechsel: Zunahme der Gesamtlipide im Blut, Ablagerung von Depotfett, Neubildung von Fettgewebe
- Eiweißstoffwechsel: positive Stickstoffbilanz, Einfuhr übersteigt Ausscheidung, gesteigerte Proteinsynthese (Fetus, Plazenta, Brustdrüse, Plasmaproteine, Hämoglobin)
- Elektrolytstoffwechsel: positive Bilanz von Natrium, Kalium, Calcium, Magnesium, Zink und Eisen, erhöhter Bedarf vor allem an Eisen, Magnesium, Calcium sowie Jod
- Flüssigkeitshaushalt: Zunahme des Körperwassers um 6–7 l

Gewichtszunahme

- Abhängig vom Gewicht vor der Schwangerschaft, Beurteilung nach dem **B**ody-**M**ass-**I**ndex (BMI, s. Abb. 2.1)
- Durchschnittliche Gewichtszunahme bei normalgewichtigen Frauen während der gesamten Schwangerschaft: 10–12 kg
- Zunahme in den einzelnen Schwangerschaftsdritteln:
  1. Trimenon: nur geringe Gewichtszunahme
  2. Trimenon: 200–250 g wöchentlich
  3. Trimenon: 400–500 g wöchentlich

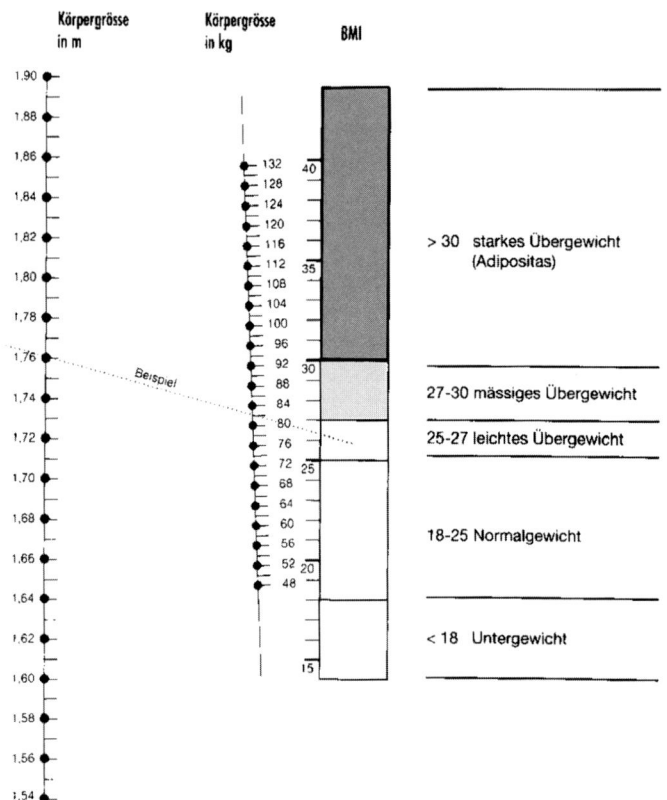

Abb. 2.1 Nomogramm zur Ermittlung des Body-Mass-Index (BMI) aus *W. Stoll*: „Ernährung in Schwangerschaft und Stillzeit", Enke 1998

- Untergewichtige Frauen (BMI < 19,8) dürfen durchaus mehr als 12 kg zunehmen, bei übergewichtigen Frauen (BMI > 26,0) sollte die Gewichtszunahme deutlich unter den Durchschnittswerten liegen.
- Untergewichtige Frauen bekommen eher leichtere, adipöse Schwangere eher makrosome Kinder.
- Es besteht eine enge Korrelation zwischen der Gewichtszunahme in der Schwangerschaft und dem kindlichen Zustand/ Gewicht bei der Geburt.

- **Gewichtsanteile am Ende der Schwangerschaft:**

Kind	3,0 kg
Uterus	1,0 kg
Plazenta	0,5 kg
Fruchtwasser	1,0 kg
Wassereinlagerung in das Gewebe	5,0 kg
Mammae	0,5 kg
Gesamtzunahme:	11,0 kg

Hormonhaushalt (Auswahl)

- **Humanes Choriongonadotropin (HCG)**
  - Bildungsstätte: Plazenta, steiler Anstieg der HCG-Konzentration in Plasma und Urin in der Frühschwangerschaft mit Gipfel in der 10.–12. SSW
  - Funktion: Erhaltung des Corpus luteum
  - Klinische Bedeutung: Der HCG-Nachweis (besonders β-HCG) ist die Grundlage für die immunologischen Schwangerschaftstests. Die quantitative HCG-Bestimmung ist Bestandteil des Triple-Tests.
- **Humanes Plazentares Laktogen (HPL)**
  - Bildungsstätte: Plazenta
  - Funktion: anabole Wirkung (stoffwechselsteigernd), Mammaentwicklung, Vorbereitung der Laktation
- **Progesteron**
  - Bildungsstätte: Corpus luteum, ab dem 3. Monat Plazenta, kontinuierliche Zunahme im Verlauf der Schwangerschaft
  - Funktion: schwangerschaftserhaltend, Relaxation des Myometrium und der übrigen glatten Muskulatur, Mammogenese, Laktogenese, anabole Wirkung, Erhöhung der Basaltemperatur
  - Klinische Bedeutung: Die Ausscheidung von Pregnandiol (Abbauprodukt von Progesteron) im mütterlichen Urin wird zur Beurteilung der plazentaren Funktion herangezogen.
- **Östrogene Hormone** (Östron, Östradiol, Östriol)
  - Bildungsstätte: Ovar, ab dem 3. Monat Plazenta unter Mitwirkung der fetalen Leber bzw. Nebennierenrinde
  - Funktion: Wachstumsförderung des graviden Uterus, Lakto-

genese, Zunahme des Körperwassers (Ödembildung), anabole Wirkung, Auflockerung des Bindegewebes
- Klinische Bedeutung: Die Östriol-Bestimmung ist Bestandteil des Triple-Tests. In der Spätschwangerschaft werden die Östriolspiegel im Serum bzw. die Östriolausscheidung im mütterlichen Urin zur Beurteilung des fetalen Zustandes herangezogen.

Schwangerschaftsproteine

- **Alpha-Fetoprotein**
  - Bildungstätte: Dottersack, fetale Leber
  Höchste Konzentrationen im fetalen Blut, abhängig vom Gestationsalter, Ausscheidung über die fetalen Nieren in das Fruchtwasser, Übergang in das mütterliche Serum
  - Funktion: unklar
  - Klinische Bedeutung: Bei einem offenen Neuralrohrdefekt führt die AFP-Ausscheidung über den fetalen Liquor zu einem Anstieg der AFP-Konzentrationen im Fruchtwasser und im mütterlichen Serum. Die AFP-Bestimmung im Serum/Fruchtwasser dient als Suchmethode bei offenen Neuralrohrdefekten. Die AFP-Bestimmung im Serum ist Bestandteil des Triple-Tests.
- Weitere Glykoproteine, wie z. B. das karzino-embryonale Antigen (CEA) und das β_1-Glykoprotein, sind für die praktische Geburtshilfe ohne Bedeutung.

Psyche

- **Nach Bewusstwerden der Schwangerschaft**:
  Zweifel, Ängste, Veränderung der Ich-Funktion, Affektlabilität, Irritabilität, Stimmungsschwankungen zwischen Euphorie und Depression, zwischen Kontaktbedürftigkeit und -ablehnung
- **Nach dem Akzeptieren der Schwangerschaft**:
  Gesteigertes Wohlbefinden, Freude, Intensivierung sensorischer Empfindungen und des emotionalen Erlebens, Steigerung der physischen Leistungsfähigkeit

- **Gegen Ende der Schwangerschaft**:
  Unsicherheiten durch künftige neue Aufgaben (Mutterschaft), Ängste um die Gesundheit des Neugeborenen, vor Geburtsschmerzen, vor dem Versagen bei der Geburt
- **Unter der Geburt**:
  Situations- und persönlichkeitsbedingt unterschiedliche Schmerzempfindlichkeit, schmerzbedingte reflektorische Abwehrmechanismen, Verkrampfungen, gestörter Atemrhythmus, durch Schmerzen veränderte Blutzirkulation, verminderte Wahrnehmung und Bewusstseinslage, Kontrollverlust bis zur völligen Haltlosigkeit

2.3 Erstuntersuchung

Anamnese (s. Kap. 1.3)

- Eigene Anamnese, gynäkologische Anamnese, Familienanamnese
- Vorangegangene Schwangerschaften und Geburten
- Jetzige Anamnese
- Einstellung zur bestehenden Schwangerschaft
- Arbeits- und Sozialanamnese

Allgemeine körperliche Untersuchung

- Größe, Gewicht
- Blutdruck
- Auskultation von Herz und Lunge
- Inspektion und Palpation der Mammae
- Nachweis von Varizen und Ödemen

Gynäkologische Untersuchung

- Inspektion, Spiegeleinstellung und Kolposkopie
- Zytologie, Zervixabstrich auf Chlamydien
- Bimanuelle Palpation
- Beckenaustastung

Sonographie (s. Kap. 1.18)

- Nachweis der intakten intrauterinen (Früh-)Gravidität
- Bestimmung des Gestationsalters
- Ein- oder Mehrlingsschwangerschaft

Urinuntersuchung

- Mittelstrahlurin: Eiweiß, Zucker, Erythrozyten, Leukozyten, Nitrit, Ketonkörper (Teststreifen)
- Ggf. Urinkultur (Katheterurin), quantitative Eiweißbestimmung, Sediment

Blutentnahme

- Hb, Hk-Bestimmung
- Blutgruppe und Rh-Faktor
- Antikörper-Suchtest gegen D und andere Antigene
- Lues-Suchreaktion
- Röteln-Antikörper-Titer
- HIV-Test (freiwillig)
- Toxoplasmose u.a. Infektionen: nur in Verdachtsfällen
- HBsAg (Hepatitis-B-Suchtest) erst nach der 32. SSW

Terminbestimmung

- Nach der **Konzeption**:
  Konzeptionstermin − 7 Tage − 3 Monate + 1 Jahr
- Nach der *Naegele*schen **Regel**
  - Bei 28tägigem Zyklus:
    1. Tag der letzten Menstruation + 7 Tage − 3 Monate + 1 Jahr
  - Bei unterschiedlicher Zykluslänge:
    1. Tag der letzten Menstruation + 7 Tage − 3 Monate + 1 Jahr ± Differenztage des individuellen Zyklus zu 28 Tagen
- Nach den vorliegenden **Sonographie-Befunden**, Frühbefunde bevorzugt verwenden
- Nach dem **Stand des Fundus uteri**: Fundus am Nabel ≙ 24. SSW
- Nach den **Kindsbewegungen**

Ein Schwangerschaftskalender (Gravidarium als Scheibe oder Rechenschieber) erleichtert die Terminbestimmung!

Dokumentation

- Ausstellung des Mutterpasses bzw. Weiterführen des vorhandenen Passes
- Eintragung aller Daten und Untersuchungsergebnisse (Ausnahmen: Ergebnis der Lues-Suchreaktion, HIV-Untersuchung)
- Bescheinigung über die Feststellung der Schwangerschaft
- Befundkarte für eigene Kartei

Beachte:
- Einige Untersuchungen unterliegen der Verantwortung des Arztes:
  - Gynäkologische Untersuchung einschließlich Kolposkopie und Zytologie
  - Sonographie
  - Auskultation von Herz und Lunge
  - Die meisten Laboruntersuchungen
- Ergeben sich im Rahmen einer Erst- oder Kontrolluntersuchung Anhaltspunkte für eine **Risikoschwangerschaft**, muss die Weiterbehandlung durch einen Arzt gewährleistet werden!

2.4 Mutterschaftsvorsorge

Inhalt

- Feststellung der Schwangerschaft
- Überwachung des Verlaufs
- Frühzeitiges Erkennen von Risikofaktoren und Regelwidrigkeiten
- Der Umfang der Betreuung und die diagnostischen Maßnahmen sind in den Mutterschaftsrichtlinien festgelegt.

Voraussetzungen für die Mutterschaftsvorsorge durch Hebammen

- Durch einen Arzt festgestellte normale Schwangerschaft
- Ärztliche Anordnung
- Die Schwangere wünscht die ausschließliche Betreuung durch eine Hebamme.

Zeitplan der Vorsorgeuntersuchungen bei einer ungestörten Schwangerschaft

- **Empfehlung laut Mutterschafts-Richtlinien:**
  - Vierwöchentlich bis zur 32. SSW
  - Zweiwöchentlich in den letzten beiden Monaten
- **Optimale Untersuchungsfrequenz:**
  - Alle 4 Wochen in den ersten 4 Monaten (bis 16. SSW)
  - Alle 3 Wochen in den folgenden 3 Monaten (17.–28. SSW)
  - Alle 2 Wochen in den folgenden 2 Monaten (29.–36. SSW)
  - Wöchentlich im letzten Monat (37.–40. SSW)
  - Zweitägig ab errechnetem Termin
  - Stationäre Einweisung bei Terminüberschreitung ≥ 10 Tage

Jetzige Anamnese bei jeder Konsultation

- Beschwerden
- Blutungen
- Kindsbewegungen

Allgemeine klinische Untersuchung bei jedem Termin

- Körpergewicht (s. Kap. 2.2)
- Blutdruckmessung: obere Grenzwerte systolisch 140 mm Hg, diastolisch 90 mm Hg, unterer Grenzwert systolisch 110 mm Hg
- Ödeme (s. Kap. 4.15)
- Varikosis

Äußere geburtshilfliche Untersuchung

- Fundusstand, Symphysen-Fundus-Abstand, Leibesumfang (s. Kap. 1.15)
- *Leopold*sche Handgriffe (s. Kap. 1.11)

Kindliche Herzaktionen

- Höhrrohr, Fetal-Puls-Detektor (z. B. Doptone®)
- Ggf. CTG

Vaginale Untersuchung

- Bei Verdacht auf Zervixinsuffizienz
- pH-Messung: normaler vaginaler pH-Wert < 4,4
- Bakteriologische Abstriche bei ansteigendem Scheiden-pH-Wert (Kolpitis) sowie nahe am Entbindungstermin (B-Streptokokken, Chlamydien, Trichomonaden, Soor u.a.)
- Spiegeleinstellung bei Blutungen

Laboruntersuchungen

- Urin (Mittelstrahl): Eiweiß, Zucker, Erythrozyten, Leukozyten, Nitrit, Ketonkörper (Teststreifen), ggf. Sediment, Urinkultur
- Hb, Hk (ab dem 6. Monat, wenn diese Werte bei der Erstuntersuchung normal waren)
- 2. Antikörper-Suchtest in der 24.–27. SSW
- HBsAg (nach der 32. SSW)
- Labordiagnostik bei der Erstuntersuchung (s. Kap. 2.3)

rh-negative Schwangere

- 2. Antikörper-Suchtest negativ: Anti-D-Prophylaxe in der 28.–30. SSW (s. Kap. 4.10)
- Antikörper nachgewiesen: Verdacht auf Rh-Inkompatibilität, weitere Diagnostik (s. Kap. 4.9)

Zusätzliche Diagnostik

- Sonographie (Kap. 1.18)
- Kardiotokographie (Kap. 1.9)

Dokumentation

- Eintragung aller Befunde in Mutterpass und Karteikarte
- Bescheinigung über den voraussichtlichen Entbindungstermin (frühestens 7 Wochen vor dem Termin)

Verbrauchsmaterial (Auslagen)

- Materialien und Arzneimittel, die bei Vorsorgeuntersuchungen, Hilfeleistung bei Schwangerschaftsbeschwerden und während der Betreuung unter der Geburt von der Hebamme benötigt werden (s. Kap. 11.5).
- Erstattung sämtlicher Kosten durch die Krankenkassen (Hebammenhilfe – Gebührenordnung § 3)

2.5 Beratung und Aufklärung

Ernährung

- Bewusst für zwei essen heißt nicht die doppelte Portion, sondern eine ausgewogene, die Bedürfnisse des Kindes berücksichtigende, vielseitige, vollwertige und ballaststoffreiche Ernährung (Tab. 2.1).
- Möglichst frische, naturbelassene oder tiefgekühlte Lebensmittel verwenden
- Viel Milch (> 0,5 l) und Milchprodukte
- Verbrauch von Fett einschränken (max. 25–30% der Nahrungsmittel), Eiweißzufuhr erhöhen (20–25%), Kohlenhydratanteil beibehalten (50–55% der Nahrungskomponenten)
- Der Mehrbedarf an Vitaminen und Mineralstoffen kann durch eine abwechslungsreiche und ausgewogene Ernährung gedeckt werden.

Tab. 2.1 Ernährung der Schwangeren

Nahrungsbestandteile	Vorkommen in Lebensmitteln	Beratung der Schwangeren
EIWEISS	**tierisch:** Fleisch, Fisch, Geflügel, Milch, Eier **pflanzlich:** Vollkornprodukte, Kartoffeln, Hülsenfrüchte, Gemüse, Sojabohnen, Sonnenblumenkerne, Nüsse	– Hauptbaustoff während der Schwangerschaft – Empfehlung: im 1. Trimenon 5 g, im 2. Trimenon 15 g, im 3. Trimenon 24 g Eiweiß zusätzlich – Günstig: $1/3$ pflanzliches, $2/3$ tierisches Eiweiß (Kombination beider während einer Mahlzeit ideal)
KOHLENHYDRATE	**ballaststoffreich:** Vollkornprodukte, ungeschälter Reis, Hülsenfrüchte, Gemüse, Salate, Obst **stärkereich:** Kartoffeln, Vollkornteigwaren, Schmelzflocken, Mischbrot, Hülsenfrüchte, Obst **zuckerreich:** Schokolade, Bonbons, Kuchen, Desserts, Eis	– Stärke- und ballaststoffreiche Lebensmittel vorziehen – Gemüse vorwiegend als Rohkost oder als Salat zubereiten – Erntefrisches Obst der jeweiligen Saison bevorzugen – Täglich max. 20–30 g Haushaltszucker verwenden
FETT	Butter, Margarine, Speiseöle, Nüsse und Samen, „versteckte Fette" in Wurst, Käse und Backwaren **Öle mit hohem Anteil mehrfach ungesättigter Fettsäuren:** Distel-, Sonnenblumen-, Maiskeim-, Soja- und Rapsöl	– Mahlzeiten möglichst fettarm zubereiten (z. B. Dämpfen, Bratfolie, beschichtete Pfannen, Römertopf usw.) – Kombination von gesättigten, einfach und mehrfach ungesättigten Fettsäuren empfehlenswert – Öle mit hohem Anteil mehrfach ungesättigter Fettsäuren als Salatöl verwenden

Tab. 2.1 (Fortsetzung)

Nahrungsbe-standteile	Vorkommen in Lebensmitteln	Beratung der Schwangeren
VITAMINE (allgemein)	Fisch, Fleisch, Geflügel, Milch, Eier, ungeschälter Reis, Getreide, Hülsenfrüchte, (grünes) Gemüse, Obst, Kräuter	– Der Mehrbedarf lässt sich vollständig über die Ernährung abdecken. – Vorsicht bei Vitaminpräparaten (Überdosierung möglich, z. B. bei den Vitaminen A und D)
Vitamin **A**	Leber verschiedener Tierarten, Vollfettkäse, Eigelb, fette Meeresfische (z. B. Makrele, Aal, Lachs), Karotten, grünes Gemüse, Obst	
Vitamine **B1, B2, B6, B12**	Fleisch, Fisch, Geflügel, Innereien, Vollkornprodukte, Kartoffeln, Hülsenfrüchte, Gemüse, Getreide, Milch und Milchprodukte, Eier, Pilze, Nüsse	
Vitamin **C**	Zitrusfrüchte, Beeren, rohes Gemüse, Salat	– Vitamin C wird durch Erhitzen zerstört!
Vitamin **D**	Nur zum Teil Nahrungsvitamin! Lebertran, fette Fische, Leber, Eigelb, Milch, Margarine, Pilze	– Ausreichende Bewegung an der Sonne notwendig
Vitamin **E**	Pflanzenöle (Weizenkeim-, Sonnenblumen-, Maiskeim-, Olivenöl), Sojabohnen, Nüsse, grünes Blattgemüse	

Tab. 2.1 (Fortsetzung)

Nahrungsbestandteile	Vorkommen in Lebensmitteln	Beratung der Schwangeren
Folsäure	Leber (besonders vom Rind), Eier, Weizenkeime, Vollkornprodukte, Gemüse, Obst	– Folsäure wird durch Erhitzen zerstört! – Prophylaxe zur Verhinderung von Neuralrohrdefekten, Spalt- und anderen Fehlbildungen: Substitution von 0,4–1,2 mg täglich (möglichst schon vor Schwangerschaftsbeginn)
Vitamin K	grünes Gemüse, Milch, Fleisch, Eier, Getreide, Früchte	– Antiepileptika, Tuberkulostatika und Kumarinpräparate führen zu einem Vitamin K-Mangel.
MINERALIEN		
Kalzium	Vollmilch, Milchprodukte, Hülsenfrüchte, grünes Blattgemüse, Sojaprodukte, Brokkoli, Nüsse, Mandeln	– Empfehlung: zusätzlich 0,5 l Milch pro Tag – Kalziummangel verursacht Osteoporose, Zahnschäden usw.
Eisen	Leber, Niere, Muskelfleisch, grünes Gemüse, Salat, Hülsenfrüchte, Samen, fast alle Obstsorten	– Bessere Aufnahme von Eisen aus tierischen Produkten – Eine Kombination mit Vitamin C-haltigen Lebensmitteln verbessert die Eisenabsorption deutlich. – Verzicht auf schwarzen Tee („Eisenfresser")
Magnesium	Vollkornprodukte, Kartoffeln, Milchprodukte, Hülsenfrüchte, Gemüse, Obst, Nüsse	– Magnesiumpräparate werden verabreicht bei Präeklampsie/Eklampsie, vorzeitigen Wehen, Wadenkrämpfen und Obstipation

Tab. 2.1 (Fortsetzung)

Nahrungsbestandteile	Vorkommen in Lebensmitteln	Beratung der Schwangeren
Jod	Meeresfrüchte, Seefische, Gemüse, Vollkornprodukte, Eier, Fleisch, Milch, jodiertes Speisesalz	– Substitution von 0,2 mg pro Tag empfohlen
Kochsalz	in den meisten verarbeiteten Lebensmitteln enthalten	– Die Tagesmenge von 6–8 g sollte nicht überschritten werden.

- Keine Einschränkung der Kochsalzzufuhr, auch nicht bei Gestosen
- Vermeidung von Süßigkeiten, Knabbereien, Schokolade, Kuchen, Brötchen, Weißbrot und raffiniertem Zucker
- Rohes Fleisch ist verboten (Toxoplasmose-Gefahr!).
- Verzicht auf Rohmilchprodukte, rohen Fisch und Gerichte mit rohen Eiern (Gefahr der Infektion mit Salmonellen, Listerien)
- **Energiebedarf**: im ersten Trimenon kaum verändert bei 2200 kcal/Tag (9200 kJ/Tag), danach ansteigend auf 2500 kcal/Tag (10500 kJ/Tag)
- **Mahlzeiten**: Mehrere kleine Mahlzeiten sind sinnvoller als drei große; pro Tag sollte eine warme Mahlzeit eingenommen werden.
- **Flüssigkeit**: 1,5–2 l pro Tag (stilles Mineralwasser, Obstsäfte ohne Zuckerzusatz, Kräutertees)

Tipp:
Ein Bericht oder Aufzeichnungen der Schwangeren über ihre Ernährung in den letzten drei Tagen bietet eine gute Grundlage für ein Gespräch. Durch eine einfühlsame, individuelle und kompetente Beratung kann bei der Schwangeren das Interesse an einer optimalen Entwicklung des Kindes geweckt werden, wodurch sich dann auch Ernährungsgewohnheiten positiv beeinflussen lassen!

Prophylaktische Einnahme (Substitution) von Jod, Eisen und Folsäure

- **Jod**: Vermeidung von Schilddrüsenunterfunktion und Struma
- **Folsäure**: beugt Neuralrohrdefekten und anderen Fehlbildungen vor. Einnahme möglichst präkonzeptionell beginnen (bei geplanter Schwangerschaft nach hormonaler Kontrazeption „Pille ab – Pille an").
- **Eisen**: zur Vorbeugung einer Anämie

Genuss- und Suchtmittel

- **Koffein** (Kaffee, Tee, Cola): Genuss einschränken, da die Gefahr einer fetalen Wachstumsretardierung besteht.
- **Alkohol**: Während der gesamten Schwangerschaft sollte auf Alkohol verzichtet werden, da keine kritische Schwellendosis angegeben werden kann; Gefahr der Alkoholembryopathie.
- **Nikotin** (einschließlich Passivrauchen): Verminderung der utero-plazentaren Durchblutung, Gefahr der intrauterinen Wachstumsretardierung und Frühgeburtlichkeit, Entzugserscheinungen beim Neugeborenen
  Langzeitfolgen: plötzlicher Kindstod (ca. 10mal häufiger), Atemwegs- und Krebserkrankungen, höheres Allergierisiko, Verhaltensstörungen

> **Achtung:**
> Genussmittel sollten nicht grundsätzlich verboten werden, da Schuldgefühle die Akzeptanz der Schwangerschaft bzw. die sich entwickelnde Mutter-Kind-Beziehung belasten können. Ziel jeglicher Beratung ist allerdings der Verzicht der Schwangeren auf diese Genussgifte!

- **Drogen**: Gefahr schwer wiegender Schädigungen des Kindes (Fehlbildungen, fetale Wachstumsretardierung, Frühgeburt, Hypoxie). An mütterliche Begleiterkrankungen (venerische Infektionen, Hepatitis, HIV) denken. Drogenkonsum ist meist mit Alkohol- und Nikotingenuss sowie mangelhafter Ernährung kombiniert.

Langzeitfolgen: Entzugserscheinungen beim Neugeborenen, schwere Infektionen, plötzlicher Kindstod, verzögertes Wachstum, neurologische Entwicklungsstörung, Verhaltensauffälligkeiten

> **Achtung**:
> Alkohol- und drogenabhängige Schwangere gehören in die Betreuung von Suchtexperten, die Geburt sollte in einem Perinatalzentrum stattfinden. Psychosoziale Betreuung (auch nach der Entbindung) organisieren. Das Kind braucht eine kontinuierliche pädiatrische Begleitung.

Kleidung und Körperpflege

- Unterwäsche aus Baumwolle bevorzugen
- Die Oberbekleidung sollte bequem, locker und praktisch sein.
- Keine Kniestrümpfe, bei Varikosis Stützstrumpfhose empfehlen
- Bequeme, nicht zu hohe Schuhe, in denen die Füße Halt haben
- Duschen ist besser als ein Vollbad.
- Saunabesuche sind für geübte Saunagänger bis zur 28. SSW unbedenklich.
- Sanierungsbedürftigkeit der Zähne prüfen lassen

Stillvorbereitung

- Vorerfahrungen und Erwartungen in Bezug auf die Stillzeit besprechen
- Brüste nur mit klarem Wasser waschen
- Kaltwasser-Duschen fördern die Durchblutung.
- Sehr trockene Brustwarzen mit einer milden Creme oder einem Körperöl geschmeidig halten
- Sonnenbestrahlung der Brüste
- Keinen Büstenhalter oder einen BH „mit Loch" tragen, damit die Brustwarzen an der Kleidung reiben
- Keine Stimulation der Brustwarzen bei vorzeitigen Wehen!
- In den letzten Schwangerschaftswochen: wiederholtes Ausmassieren der Vormilch

2.5 Beratung und Aufklärung

- **Kleine, weiche Brustwarzen**:
  - Frottieren mit der flachen Hand, bis die Warzen hervorstehen
  - Herausziehen unter gleichzeitigem Massieren der Warzen (Daumen und Zeigefinger setzen abwechselnd vertikal und horizontal an)
  - Drehen der Brustwarzen (Schraubenbewegung in beide Richtungen), Behandlung täglich 1–2mal
- **Flach- oder Hohlwarzen** (Zurückziehen der Warze bei Druck auf den Warzenhof, Warze nach innen gestülpt; sie können den Stillbeginn erschweren):
  - Behandlung und Vorbereitung wie oben beschrieben
  - Im letzten Trimenon das Tragen von Brustschildern empfehlen
  - Nach der Geburt sind ein korrektes Anlegen und der Verzicht auf Sauger, Schnuller usw. sehr wichtig!

Sexualität

- Keine Einschränkungen bei einer normal verlaufenden Schwangerschaft
- Der Orgasmus geht mit Uteruskontraktionen einher.
- Das Ejakulat enthält hohe Prostaglandin-Konzentrationen.
- Kein Geschlechtsverkehr bei habituellen Aborten, Blutungen, Zervixinsuffizienz, drohender Frühgeburt und Placenta praevia

Sport

- Sporttreibende Schwangere stärken ihre Rückenmuskulatur, beugen der Entstehung von Varizen, Hämorrhoiden und Thrombosen vor, nehmen weniger an Gewicht zu, verarbeiten die Wehen besser und erholen sich schneller nach der Geburt.
- Gut geeignet: Schwimmen, Gymnastik, Yoga, Tanzen, Radfahren, Skilanglauf, Wandern bis 2000 m Höhe
- Die Belastung sollte so gewählt werden, dass die Schwangere ohne Anstrengung sprechen kann.
- Kein Kraft- und Leistungssport

- Keine Sportarten, die mit einer starken Erschütterung einhergehen oder mit einem hohen Verletzungsrisiko verbunden sind (Reiten, Springen, Skiabfahrtslauf, Tennis)
- Keine Mannschaftssportarten (Trauma!), kein Tauchsport
- Keine Sportarten, die nicht spontan unterbrochen werden können (Segeln, Bergsteigen)

Reisen

- Günstigste Reisezeit: 2. Trimenon
- Fernreisen sind nicht empfehlenswert (Klimawechsel, ungünstige, unkalkulierbare hygienische Bedingungen, Schutzimpfungen erforderlich).
- Reisen mit dem Flugzeug oder mit der Eisenbahn sind langen Autofahrten vorzuziehen (Flugreisen nur bis zur 36. SSW).
- Im Auto Beckengurt unterhalb des Bauches anlegen und die Rückenlehne ziemlich gerade einstellen.
- Tragen schwerer Gepäckstücke vermeiden
- Ein Höhenaufenthalt bis 2500 m ist unbedenklich (Höhenunterschiede langsam überwinden).
- Vor einem Auslandsaufenthalt sollte ein Behandlungsschein von der Krankenkasse besorgt werden.

Haustiere

- Bei Beachtung der allgemeinen Hygieneregeln ist der Umgang mit Haustieren unbedenklich.

Infektionsschutz und Impfungen

- Kontakt zu Kranken bzw. Krankenhausbesuche sollten nach Möglichkeit vermieden werden.
- Aktive Immunisierungen sind in der Schwangerschaft kontraindiziert (Ausnahmen: Tetanus und Poliomyelitis).
- Passive Immunisierung: möglichst rasch nach der Exposition

2.5 Beratung und Aufklärung

Gesetzliche Grundlagen und soziale Hilfen

- **Mutterschutzgesetz (MuSchG)**:
  - Gilt für Arbeitnehmerinnen, Auszubildende, Heimarbeiterinnen, jedoch nicht für Adoptivmütter, Studentinnen innerhalb vorgeschriebener Praktika, Hausfrauen und Selbständige
  - Für Beamtinnen gelten besondere Regelungen (Beamtenrecht).
  - Regelt Arbeitsplatzbedingungen, Beschäftigungsmöglichkeiten und Kündigungsschutz
  - Voraussetzung: Der Arbeitgeber muss über das Bestehen der Schwangerschaft informiert sein.
- **Verboten sind** u.a. (ohne finanzielle Benachteiligung, meistens auch während der Stillzeit):
  - Einwirkungen von gesundheitsgefährdenden Stoffen oder Strahlen, Staub, Gasen oder Dämpfen, Hitze, Kälte, Nässe, Erschütterungen und Lärm
  - Arbeiten, die mit dem Schälen von Holz befasst sind
  - Vorgeschriebenes Arbeitstempo am Fließband oder Akkordarbeit
  - Regelmäßiges Heben von Lasten über 5 kg bzw. gelegentliches Heben von Lasten über 10 kg
  - Häufiges Strecken, Beugen, Hocken oder überwiegend gebückte Haltung
  - Arbeiten mit hoher Fußbeanspruchung
  - Arbeitsplätze mit erhöhter Unfallgefahr (Fallen, Ausrutschen, Abstürzen) oder an denen das besondere Risiko für eine Berufskrankheit besteht
  - Arbeitszeiten zwischen 20.00 und 6.00 Uhr, Überstunden, Sonn- und Feiertagsarbeit (Ausnahmen z. B. in der Landwirtschaft, im Gesundheitswesen oder im Gastronomiegewerbe möglich)
  - Mehr als 8,5 Arbeitsstunden täglich (bei Schwangeren unter 18 Jahren mehr als 8 h/Tag)
  - Arbeit auf Beförderungsmitteln (ab vollendeter 12. SSW)
  - Ständiges Stehen oder Gehen ohne die Möglichkeit zum Sitzen (ab 20. SSW maximal 4 h stehende Beschäftigung)

- **Individuelles Beschäftigungsverbot**:
  - Wenn das Leben oder die Gesundheit von Mutter oder Kind bei einer Fortdauer der Beschäftigung gefährdet ist (z. B. Bildschirmarbeit)
  - Ärztliches Zeugnis notwendig (Unterscheidung zwischen Arbeitsunfähigkeit oder Beschäftigungsverbot)
- **Einkommenssicherung** (während des Beschäftigungsverbots):
  - Kürzung nicht zulässig
  - Mindestens Durchschnittslohn der letzten 3 Monate vor der Schwangerschaft (**Mutterschutzlohn**)
  - Verdiensterhöhungen werden berücksichtigt, Verdienstkürzungen (z. B. durch Kurzarbeit) nicht.
- **Schutzfrist**:
  - Sie beginnt 6 Wochen vor dem errechneten Termin und endet 8 Wochen nach der Geburt (bei Früh- oder Mehrlingsgeburten 12 Wochen p.p.).
  - Bei einer Frühgeburt (ärztliches Zeugnis erforderlich) verlängert sich die Schutzfrist nach der Geburt um den nicht in Anspruch genommenen Zeitraum (zusätzlich zur 12-Wochen-Frist).
  - Eine Beschäftigung vor der Geburt ist mit dem ausdrücklichen Einverständnis der Schwangeren möglich (Erklärung jederzeit widerrufbar). **Für die Zeit nach der Geburt besteht ein absolutes Beschäftigungsverbot!**
- **Freistellung** für Untersuchungen im Rahmen der Mutterschaftsvorsorge ohne Verdienstausfall
- **Kündigungsschutz**:
  - Er beginnt mit dem Eintritt der Schwangerschaft und endet 4 Monate nach der Geburt (bzw. nach Ablauf des Erziehungsurlaubs).
  - Ausnahmen: befristete Arbeitsverträge, in besonderen Fällen (bei Konkurs, bei teilweiser Stillegung des Betriebes, wenn ein Kleinbetrieb nicht ohne qualifizierten Ersatz fortgeführt werden kann, bei schwerer Pflichtverletzung durch die Arbeitnehmerin) mit Zustimmung der Aufsichtsbehörde
  - Die Schwangere selbst kann jederzeit zum Ende der Schutzfrist kündigen.

- **Aufgelöstes Arbeitsverhältnis**: Bei einer erneuten Arbeitsaufnahme innerhalb eines Jahres nach der Geburt gilt das Arbeitsverhältnis als nicht unterbrochen.
- **Kassenleistungen**: ärztliche Betreuung und Hebammenhilfe (ambulant, stationär); Versorgung mit Arznei-, Verband- und Heilmitteln; Haushaltshilfe; Mutterschaftsgeld
- **Mutterschaftsgeld** (bis zu 25,00 DM pro Tag):
  - Wird auf Antrag während der Schutzfristen vor und nach der Geburt von der gesetzlichen Krankenkasse oder vom Bundesversicherungsamt gezahlt
  - Ist steuer- und sozialabgabefrei
  - Zahlungsvoraussetzungen: eigenständig Versicherte und/oder in einem Arbeitsverhältnis stehende Frauen (auch Heimarbeit)
  - **Höhe** (Stand 01/00): **eigenständig Versicherte** im Arbeitsverhältnis erhalten den durchschnittlichen Nettolohn der letzten 3 Monate (der Arbeitgeber zahlt die Differenz zwischen 25,00 DM pro Tag und dem Durchschnittsverdienst);

    nicht-, familien- oder **privat krankenversicherte** Arbeitnehmerinnen erhalten einmalig maximal 400,00 DM vom Bundesversicherungsamt;

    freiwillig Versicherte (mit Anspruch auf Krankengeld), z. B. Selbständige, bekommen Leistungen in Höhe des Krankengeldes;

    Versicherte ohne Anspruch auf Mutterschaftsgeld erhalten ein einmaliges **Entbindungsgeld** in Höhe von 150,00 DM
- **Sozialhilfeempfängerinnen** erhalten (auf Antrag) neben den o.g. Kassenleistungen ab Beginn der 13. SSW einen Mehrbedarfszuschlag von 20% des Regelsatzes und ggf. einmalige Zuschüsse (z. B. für Bekleidung).
- **Bundesstiftung „Mutter und Kind – Schutz des ungeborenen Lebens" für Schwangere in Notlagen**:
  - Die Stiftung gewährt eine finanzielle Unterstützung (kein Rechtsanspruch), die Gelder müssen zweckgebunden verwendet werden.
  - Informationen und Anträge gibt es bei den Schwangerenberatungsstellen.

- Die Anträge müssen bereits während der Schwangerschaft gestellt werden.
- In den meisten Bundesländern sind weitere finanzielle Hilfen durch **Landesstiftungen, Familiengeld, Landeserziehungsgeld** o.ä. möglich (s. Kap. 8.5).

> **Tipp:**
> Aktuelles Informationsmaterial liegt in den Stadt- und Kreisverwaltungen, Sozial- und Jugendämtern sowie in Schwangerenberatungsstellen aus. Broschüren können kostenlos bei dem jeweiligen Bundesministerium angefordert werden.

2.6 Schwangerschaftsbeschwerden und einfache Hilfsmöglichkeiten

Übelkeit und Erbrechen

- Mögliche psychische Ursachen herausfinden
- Viel Bewegung an der frischen Luft, regelmäßige Gymnastik
- Ausreichend Schlaf
- Vor dem Aufstehen Toast oder Zwieback knabbern, dann langsam aufstehen
- Mehrere kleine Mahlzeiten über den Tag verteilt einnehmen
- Ein nährstoffreiches Getränk (z. B. Malzbier) vor dem Schlafengehen trinken
- Bei **Erbrechen**: klare Brühe (ersetzt Salzverlust), Kartoffeln oder Bananen, stilles Mineralwasser (in kleinen Mengen über den Tag verteilt), Ingwertee
- Bei **krampfartigen Beschwerden**: Tee aus Kamille, Pfefferminze und Melisse (zu gleichen Teilen)

> **Achtung**: Hyperemesis ausschließen!

Sodbrennen

- Verzicht auf fette und stark gewürzte Speisen, langsam essen

- Viel trinken: zwischen den Mahlzeiten Anis- oder Fencheltee, stilles Mineralwasser, Obstsäfte verdünnen
- Joghurt, Sahne, Milch oder Saft aus rohen, geriebenen Kartoffeln in kleinen Mengen trinken; gekochte Kartoffeln langsam kauen und schlucken
- Einnahme kleinerer Mahlzeiten über den Tag verteilt
- Immer Mandeln, Haselnüsse oder Trockenfrüchte für unterwegs bereithalten (lange kauen)
- Ausreichend großer Abstand (3 – 4 h) zwischen Abendessen und dem Schlafengehen
- Hochstellen des Kopfendes (Bett)

Blähungen und Verstopfung

- Morgens auf nüchternen Magen ein Glas lauwarmes Wasser trinken
- Ballaststoffreiche Kost (Vollkornprodukte, Rohkost, Müsli)
- Trockenobst, Pflaumensaft oder Haselnüsse vor der ersten und letzten Tagesmahlzeit zu sich nehmen
- Zweimal täglich einen Esslöffel Leinsamen
- Reichlich trinken (z. B. Anis, Fenchel und Kümmel zu gleichen Teilen als Tee oder Schafgarbentee)

Schwindel, Müdigkeit und Erschöpfungszustände

- Kneipp-Güsse oder andere Hautreize (Bürsten) zur Kreislaufanregung
- Vollbad mit Rosmarinzusatz
- Schwimmen
- Gymnastik (bei offenem Fenster)
- „Teufelskreis der Antriebslosigkeit" durchbrechen (Situation verändern, etwas unternehmen)

Achtung:
In Verbindung mit Schlaflosigkeit und Kopfschmerzen an Anämie, Eisenmangel und Hypotonie denken!

Varizen

- Venenentstauungsübungen, Schwimmen
- Häufiges Hochlagern der Beine, Keilkissen an das Fußende
- Ständiges Stehen vermeiden
- Kneippgüsse, kalte Wadenwickel mit Eichenrinde
- Stützstrümpfe bzw. Kompressionsstrumpfhose (vor dem Aufstehen anziehen)

Hämorrhoiden (s. auch Kap. 8.1)

- Kühle Waschungen nach jedem Stuhlgang
- Sitzbäder in Eichenrinde oder Ringelblume
- Vermeidung von Verstopfung (siehe oben), Pressverbot beim Stuhlgang

Ödeme

- Hochlagern der Beine (siehe „Varizen")
- Venenentstauungsübungen mit anschließendem Ausstreichen der Beine
- Brennnessel- oder Maishaartee (kurzzeitig!)

Achtung: Blutdruck und Urin kontrollieren!

Wadenkrämpfe

- Durchblutungsfördernde Gymnastik
- Dehnübungen vor dem Schlafengehen, flache Schuhe tragen
- Magnesiumreiche Lebensmittel (s. Tab. 2.1) und Mineralwasser
- **Beseitigung**: Bein und Fuß strecken (Zehen zur Nasenspitze), feuchte Wärme

Rückenschmerzen

- Lockerungsübungen für die Wirbelsäule, Schwimmen
- Stress abbauen

2.6 Schwangerschaftsbeschwerden und einfache Hilfsmöglichkeiten

- Wärme (Dusch- oder Vollbad, Wärmflasche)
- Sanfte Massagen

Achtung: Nierenbeckenentzündung (Pyelonephritis) ausschließen!

Vorbeugung von Schwangerschaftsstreifen (Striae)

- Langsame Gewichtszunahme
- Bürsten- oder Zupfmassagen
- Heiße und kalte Wechselduschen
- Fetthaltige Cremes
- Bei Juckreiz: nicht kratzen, sondern kalt abwaschen, Auftragen von Ringelblumensalbe oder -öl
- Die prophylaktischen Maßnahmen sind jedoch nicht immer erfolgreich!

Pigmentflecken (Chloasmen)

- Sonnenbestrahlung einschränken (breitkrempiger Hut, Sonnenschutzmittel)
- Die Pigmentflecken verschwinden meistens nach der Geburt.

3 Geburtsvorbereitung

Gestaltung	S. 82
Gesprächsthemen	S. 87
Körperarbeit	S. 88
Entspannungstraining	S. 91
Atemschulung	S. 94
Massagen	S. 97
Schwangerenschwimmen	S. 99

3.1 Gestaltung

Allgemeines

- Die Geburtsvorbereitung umfasst die physische und psychische Vorbereitung auf die Geburt zusätzlich zur medizinischen Betreuung der Schwangeren.
- Methoden und Inhalt können vielfach variieren.
- Wichtig: keine Ideologie vertreten, sondern die individuellen Bedürfnisse berücksichtigen!
- Für die Kursleiterin hilfreich:
  - Vielseitige Erfahrungen in Schwangerenvorsorge, Geburtshilfe und Wochenbettbetreuung
  - Hospitation bei erfahrenen Kolleginnen
  - Teilnahme an Fortbildungsveranstaltungen

Ziele

- Vermittlung von Kenntnissen über die Physiologie der Schwangerschaft
- Stärkung des Vertrauens in den eigenen Körper, Förderung der Akzeptanz physiologischer Vorgänge
- Vermittlung von Kontakten und Austausch zwischen Schwangeren/Paaren
- Befähigung zur Zusammenarbeit mit Hebamme und Arzt
- Vorbereitung auf ein gutes, **individuelles** Geburtserlebnis
- Vorbereitung auf die Elternschaft

Möglichkeiten

- Einzelvorbereitung (auf ärztliche Anordnung)
- Kurse nur für Frauen
- Kurse für Paare (wobei auch eine andere Bezugsperson Partner sein kann)

Anmeldung

- Visiten- und Anmeldungskarten in Arztpraxen auslegen (Abb. 3.1)
- Nach der schriftlichen oder telefonischen Anmeldung ist ein persönliches Vorgespräch empfehlenswert.
- Anmeldeformular ausfüllen lassen (Vordruck oder eigener Entwurf, vgl. Abb. 3.2)
- Schriftliche Einladung zum Kursbeginn

Beginn und Teilnehmerzahl

- Einzelvorbereitung individuell festlegen, je nach Indikation sehr früher oder sehr kurzfristiger Kursbeginn
- Vorbereitungskurse für Gruppen ab der 28. SSW anbieten
- Maximal 10 Frauen/Paare pro Gruppe (sinnvoll 6–8)
- Innerhalb einer Gruppe sollten die Geburtstermine nicht mehr als 4 Wochen auseinander liegen.

Räumlichkeiten

- Gut zu lüftende, helle Räume
- Ansprechende, zweckmäßige Einrichtung
- Telefonanschluss
- Toiletten in der Nähe
- Geeignet können Hebammen-/Arztpraxen, Krankenhäuser, Gesundheitsämter, Sozialstationen, Familienbildungsstätten, Kindertagesstätten, Schulen, Särtträume, Gemeinschaftshäuser oder Gemeinderäume sein.

Ausstattung und Atmosphäre

- Riesige Räume (z. B. Sporträume) verkleinern und abteilen (z. B. durch „Wände" aus farbiger Pappe, Bastrollos, Paravents)
- Fenster mit Rollos oder Jalousien versehen („blickdicht" für unerwünschte Zuschauer)
- „Warmer" Fußboden

- Matten mit waschbaren Bezügen, Decken, Kissen
- Musikanlage, Kassettenrecorder, CD-Spieler, Videorecorder
- Indirektes Licht, Dimmer, Kerzen, Duftlampen
- Bilder, Blumen
- Telefon leise stellen

Hilfsmittel

- Gymnastikbälle
- Lagerungshilfen (Knierollen, Keilkissen, Corpo Med®-Kissen)
- Meditationshocker, -kissen
- Massagegeräte (Togu-, Tennisbälle, Kirschkernkissen)
- Geburtsatlas o.ä., Fotos, Zeichnungen, Bücher, Broschüren
- Puppe (biegsam, aber nicht abstrakt!)
- Modelle von Becken, Uterus, Beckenboden, Damm
- Videos, CDs, Kassetten
- Stifte und Papier
- Wichtigstes Hilfsmittel: eigener Körper, Hände, Sprache

Kursaufbau (Vorschläge)

- Ein Abend pro Woche über mindestens 2 Monate
- Wochenendkurs für Kurzentschlossene, bei Montage- oder Schichtarbeit der Partner
- Jede Gruppe gestaltet ihren Kurs individuell.
- Das Konzept muss stehen (logischer Aufbau), Abweichungen müssen aber immer möglich sein.
- Gespräche führen (keine Vorträge halten)
- Für ausgewählte Themen ggf. Gäste einladen: Frauenarzt (-ärztin), Kinderarzt(-ärztin), Gesundheitsberater(in), Psychologe(in), Stillgruppenleiter(in), Sozialarbeiter(in)
- Empfehlung von Büchern, Zeitschriften, Broschüren mit weiterführenden Informationen
- Ausgewogenheit zwischen Information und Körperarbeit
- Wiederholung bestimmter Übungen (z.B. Tönen, Beckenbodentraining, Bauchatmung, Ganzkörperentspannung) bei jedem Treffen (der Aufbau auf Bekanntem bringt Sicherheit)

3.1 Gestaltung

> **Tipp:**
> Das Kennenlernen der Geburtsklinik als Gruppe liefert interessanten Gesprächsstoff (viele Augen sehen mehr!) und intensiviert die Zusammenarbeit mit dem Krankenhaus.

Postkartenformat, Vorderseite:

Wenn Sie Hebammenbetreuung wünschen, übergeben Sie bitte diese Karte ausgefüllt Ihrem Gynäkologen oder stecken Sie sie einfach in den Briefkasten.
Ihre Hebamme setzt sich dann kurzfristig mit Ihnen in Verbindung.

Name, Vorname: ....

Anschrift: ....

....

Telefon: ....

Entbindungstermin: ....

Bis dann!

Rückseite:

Raum für wichtige Mitteilungen:

ANTWORT

Bitte freimachen

Hebamme

....
....
....

Abb. 3.1 Vorschlag für eine Anmeldungskarte (zum Auslegen in der Arztpraxis)

3 Geburtsvorbereitung

ANMELDUNG

Hiermit melde ich mich verbindlich bei Hebamme:

. . . .

zu einem Geburtsvorbereitungskurs an.

Name, Vorname: . . . .
Geburtsdatum: . . . .
Anschrift: . . . .
. . . .
Telefon: . . . .
(falls nicht selbst versichert, versichert bei:)

Name, Vorname: . . . .
Geburtsdatum: . . . .
Angaben von der Versicherungskarte
Versichertennummer: . . . .
Krankenkasse/Sitz: . . . .
Kassennummer: . . . .
Status/gültig bis: . . . .
Voraussichtlicher Geburtstermin: . . . .
Mein Partner wird am Kurs teilnehmen: JA / NEIN

Datum und Unterschrift: . . . .

— — — — — — — Hier abtrennen! — — — — — — —

Für 14 Stunden Geburtsvorbereitung stehen jeder Schwangeren 140,– DM von den gesetzlichen Krankenkassen zur Verfügung. Der Eigenanteil pro Paar beträgt ….. ,… DM und wird bei Anmeldung überwiesen an Hebamme . . . .

Kreditinstitut: . . . .

BLZ: . . . . Kontonummer: . . . .

Dieser Betrag wird zurückerstattet, wenn eine Abmeldung bis …… Wochen vor Kursbeginn erfolgt. Danach ist eine Rückerstattung nur möglich, wenn der Platz erneut vergeben werden kann.
Die Kursgebühr (und ggf. der anfallende Kassenanteil) ist auch zu zahlen, wenn Teile des Kurses nicht in Anspruch genommen werden.

KURSBEGINN

Datum: . . . . Uhrzeit: . . . .

Ort: . . . .

Abb. 3.2 Vorschlag für ein Anmeldeformular
(linke Hälfte für die Kartei, rechte Seite für die Schwangeren)

3.2 Gesprächsthemen

Anpassung an die Schwangerschaft

- Anatomie und Physiologie der Fortpflanzungsorgane, Entwicklung des Kindes
- Körperliche und emotionale Veränderungen
- Schwangerschaftsbeschwerden
- Tagesablauf, Arbeits- und Ruhephasen, Belastungen, Gewohnheiten
- Körperpflege und Ernährung
- Auswirkungen von Drogen, Medikamenten und Stress

Mutterschutz

- Rechte, Pflichten, soziale Hilfen
- Vorsorgeuntersuchungen
- Behördenwege

Partnerschaft

- Veränderungen in der Partnerbeziehung
- Erfahrungen von Frauen (Paaren), die schon geboren haben
- Sexualität vor und nach der Geburt
- Hilfsmöglichkeiten des Partners im Kreißsaal

Ängste

- „Ammenmärchen"
- Befürchtungen, Gefühle
- Umgang mit Schmerzen

Vorbereitungen

- Kliniktasche packen
- Ggf. Planung einer ambulanten Geburt, Hausgeburt
- Verhalten bei Notfällen in der Schwangerschaft besprechen

Klinikalltag

- Apparativ-technische Überwachungsmethoden
- Abweichungen vom normalen Geburtsverlauf und Hilfsmöglichkeiten
- Methoden zur Schmerzlinderung
- Umgang mit Medikamenten

Wochenbett

- Stillen
- Psychische und körperliche Veränderungen
- Empfängnisverhütung

Neugeborenes

- Pflege, Ernährung
- Untersuchungen, Prophylaxen
- Verhalten der Geschwister

3.3 Körperarbeit

Haltungstraining mit Übungsvorschlägen

- **Ziele**:
    - Anpassung der Körperhaltung an das zunehmende Gewicht
    - Vermeidung von Verspannungen in Nacken-, Rücken- und Kreuzregion
    - Förderung des allgemeinen Wohlbefindens
- **Korrektur der Haltung**:
    - Ausgangsposition: Stehen, Füße hüftbreit auseinander und gerade ausgerichtet, Knie locker
    - Gewicht zwischen Fersen und Fußballen ausbalancieren – einige Male Beckenkippen und -aufzug im Wechsel (bis Mittelpunkt gefunden ist) – Brustkorb nach außen öffnen (Rippen heben) – Schultern nach hinten unten fallen lassen (Arme

leicht nach außen drehen) – Kopf vor- und zurückknicken, dann Kinn im rechten Winkel zum Hals ausrichten
- Diesen Bewegungsablauf (Becken aufrichten, Rippen heben, Schultern leicht nach hinten senken, Kinn nach oben) mehrmals täglich üben!

- **Aufrichten der Wirbelsäule**:
  - Ausgangsposition: Stehen mit gespreizten Beinen in einer Tür (Rücken am Rahmen), Füße ca. 20 cm vom Pfosten entfernt, Oberkörper fällt mit hängenden Armen nach vorn (fühlt sich schwer an), Gesäß berührt (gerade eben) den Rahmen.
  - Allmählich (Wirbel für Wirbel) aufrichten und Rücken gegen den Pfosten drücken (Schultern bleiben locker) – Kopf aufrichten und Muskelarbeit spüren
  - Zweimal täglich (morgens und abends) üben!

- **Bücken, Heben, Tragen, Recken**:
  - Stets Knie statt Rücken beugen (Hocken mit gegrätschten Beinen), Vorbeugen mit geradem Rücken aus der Hüfte heraus
  - Beim Anheben den Schwerpunkt nahe an den Körper bringen, nicht mit verdrehtem Rumpf heben
  - Beim Tragen die Beckenbodenmuskulatur anspannen, Gewicht gleichmäßig verteilen
  - Vor dem Recken (z. B. Wäsche aufhängen) ist der Beckenaufzug wichtig.

- **Liegen, Sitzen, Aufstehen**:
  - Goldene Regel: immer über die Seitenlage hinlegen oder aufstehen
  - Seitenlage mit abgepolstertem Bauch, Knie und Knöchel ratsam
  - Schneidersitz (mit geradem Rücken) oder Langsitz (mit Rückenstütze) empfehlenswert, beim Sitzen auf einem Stuhl sollten die Beine nicht übereinander geschlagen werden.
  - Aufstehen mit geradem Rücken und einem vorgestellten Bein

Fuß-Bein-Gymnastik

- **Ziele**:
  - Thromboseprophylaxe
  - Entlasten der Muskeln, Bänder und Gelenke der Beine

- Vorbeugung und Verminderung von Ödemen
- Verhinderung von Schmerzen im Fuß-Bein-Bereich
- **Achtung**:
  - Beckenentstauung vor Beinentstauung!
  - Gleichzeitiges Üben beider Beine vermeiden (Rektusdiastase)!
  - Die Übungen können beliebig oft wiederholt werden!

Beckenmobilisation mit Übungsbeispiel

- **Ziele**:
  - Förderung der Durchblutung
  - Verbesserung der Körperhaltung
  - Lösung von Verspannungen und damit Verhinderung von Kreuzschmerzen
- **Bauchtanzbewegung**:
  - Mögliche Ausgangspositionen: Stand mit leicht geöffneten Beinen und gebeugten Knien, Kniestand mit hüftbreit geöffneten Knien, Vierfüßlerstand
  - Fließende, sanfte Kipp- und Kreisbewegungen des Beckens (sehr angenehme und empfehlenswerte Bewegung während der Eröffnungsperiode)
- **Achtung**:
  - Übungen fließend, nicht ruckartig ausführen!
  - Rechts und links gleichmäßig üben!
  - Die Atmung sollte immer gleichmäßig bleiben!

Beckenbodentraining

- **Ziele**:
  - Verbesserung der Stütz- und Schließfunktionen
  - Erhöhung der Elastizität und damit der Dehnbarkeit unter der Geburt
  - Vorbeugung von Senkungserscheinungen und -beschwerden
- **Achtung**:
  - Übungen ohne große Anstrengungen ausführen!
  - Anspannung oder Dehnung immer während der Ausatmung!
  - Jede Übung mit Grundspannung beenden!

Bauchgymnastik

- **Ziele**:
  - Erhaltung der Elastizität und Anspannungsfähigkeit
  - Vermeidung bzw. Linderung von Dehnungsschmerzen
  - Verhinderung von Rückenschmerzen (als Folge einer schwachen Bauchmuskulatur)
- **Achtung**:
  - Rektusdiastase verhindern!
  - Anspannung immer mit Ausatmung verbinden!
  - Bauch-Becken-Raum nicht einengen!

Brustmuskeltraining

- **Ziele**:
  - Verbesserung der Körperhaltung
  - Vorbeugung von Verspannungen im Brustkorbbereich
  - Erhaltung von Form und Elastizität trotz Brustvergrößerung
- **Achtung**:
  - Isometrische Kräftigungsübungen bevorzugen!
  - Kraftübungen (insbesondere Schnellkräftigung) sind während der Schwangerschaft ungeeignet!

3.4 Entspannungstraining

Ziele

- Sensibilisierung für Körperbefindlichkeiten
- Konzentration auf den eigenen Körper über einen längeren Zeitraum
- Wahrnehmung und Lösung von Verspannungen
- Ausgeglichenheit und Wohlbefinden für den Verlauf der Schwangerschaft und weit darüber hinaus
- Entwicklung der Fähigkeit, trotz angespannter Muskelgruppen den übrigen Körper bewusst zu entspannen
- Befähigung zur optimalen Nutzung der Wehenpause als Erholungsphase

Vorbedingungen

- Übungsraum gut lüften, angenehm temperieren, Decken bereithalten
- Lärm und grelles Licht ausschalten
- Die Teilnehmer sollten enge, unbequeme Kleidung ausziehen, Brillen und Gürtel ablegen, vorher die Harnblase entleeren.
- Kursleiter mit ausgeglichener, ruhiger Ausstrahlung
- Stimme leise (aber nicht monoton), deutliche Aussprache
- Wenige, aber präzise Anweisungen
- Das Training immer mit Körpergrundspannung beenden

Ausgangspositionen

- Die Rückenlage ist günstig zum Erlernen der Entspannung.
- Seitenlage (linke Seite empfehlen)
- Sitz (Schneidersitz auf einem bequemen Stuhl, rittlings auf einem Stuhl)
- Unterschenkel-Ellbogenstütz entlastet die Wirbelsäule
- Stand (bei ausreichender Übungserfahrung)

Körperwahrnehmung durch Vorstellungsübungen

- Durchleben vergangener Erfahrungen unter Einsatz von Phantasie und Erinnerungsvermögen
- Anfänglich einige Handlungen durchspielen, später genügt die Vorstellung bestimmter Abläufe, um Körperreaktionen zu spüren.

Entspannung durch Nachspüren der Auflagepunkte (Eutonie)

- Kein eigentliches Üben, sondern ein gedankliches Nachvollziehen
- Schulung des Körperbewusstseins und der Körperempfindlichkeit
- Nachspüren des Gewichts bestimmter Körperabschnitte ohne vorherige Anspannung

- Anfangs einzelne Auflagepunkte, abschließend das Gesamtgewicht des Körpers erspüren
- Durch die Verbesserung des Körpergefühls werden Spannungen wahrgenommen und gelöst.

Entspannung über Muskelanspannung

- Für den Übungsanfang günstig
- Sensibilisierung für verschiedene Spannungszustände
- Vier Teilschritte: Wahrnehmung bestimmter Muskelgruppen – Anspannung – Halten der Spannung – Entspannen
- Ermüdungsprozess der angespannten Muskulatur, Wärme- und Schweregefühl werden spürbar.

Differenzierende Entspannung

- Anspannung eines oder mehrerer Körperteile bei bewusster Entspannung des übrigen Körpers
- Konzentration der Übenden auf die entspannte Muskulatur
- Der Partner kontrolliert die Entspannung.
- **Achtung**: Die Augen bleiben geöffnet! Die Atmung bleibt gleichmäßig!

Entspannung über Atemwahrnehmung

- Bewusstmachen: Regelmäßigkeit der Atmung, Drei-Phasen-Rhythmus
- Spüren: Arbeit der Atem- und Atemhilfsmuskeln
- Erleben: Durchströmung der Atemwege bis in die Alveolen
- Entspannen: Mit jedem Atemzug, der bewusst wahrgenommen, gespürt und erlebt wird, wird der Körper immer mehr entspannt.
- **Achtung**: Keine bewusste Steuerung, sondern passives Geschehenlassen der Atmung!

Entspannung durch Vermittlung eines Wärmeerlebnisses

- Methode aus dem autogenen Training
- Direkte Einflussnahme auf das vegetative Nervensystem
- Das Wärmegefühl wird durch die Gefäßerweiterung verursacht.

Entspannung durch Berührung

- Grundlage ist die nonverbale Kommunikation des Paares.
- Spannungen werden gemeinsam gespürt und gelöst.
- Das Auflegen der Hand des Partners löst das Signal „zur Hand hin entspannen" aus.
- **Achtung**: Der Partner kontrolliert nicht nur die Entspannung, sondern muss die Spannung auch spüren und sich an ihrer Lösung beteiligen.

> Die verschiedenen Techniken schließen einander nicht aus, sondern ergänzen sich gegenseitig.

3.5 Atemschulung

Ziele

- Wahrnehmung des Atemvorgangs
- Bewusstmachen der Veränderungen der Atmung bei Änderungen des Körpergefühls (Freude, Ausgeglichenheit, Schreck, Nervosität, Angst)
- Senkung der Atemfrequenz bei der Steigerung des Atemzugvolumens
- Verbesserung des Drei-Phasen-Rhythmus
- Erhöhung des Wohlbefindens durch optimale Sauerstoffversorgung
- Erwerb von Grundlagenwissen für den gezielten Einsatz von Atemtechniken während der Geburt

Achtung:
- Atmung als passiven Vorgang wahrnehmen und keine unnatürliche Atmung provozieren!
- Der individuelle Atemrhythmus sollte nicht verändert werden.
- Hyperventilation vermeiden!
- Das Ausatmen nicht durch Anspannen der Bauchmuskeln verstärken!
- Die Übungen für die Austreibung sollten den Gegebenheiten der jeweiligen Geburtsklinik angepasst werden (Pressen oder Schieben)

Übungshinweise

- Bewusste Atmung und Entspannung sind eng miteinander verbunden.
- Stöhnen bedeutet Entspannung
- Unterschiedliche Übungspositionen ausprobieren

Bauchatmung

- „Zielatmung" für die Eröffnungsperiode
- Tief in den unteren Bauchraum hineinatmen
- Zum Schmerz hinatmen (gleichgültig, ob die Wehen in der Kreuzbein- oder Leistenregion gespürt werden)

Flankenatmung

- „Reserveatmung" für die späte Eröffnungs- und Übergangsperiode
- In den Rippenraum hineinatmen
- Bei erhöhtem Sauerstoffbedarf indiziert

Brustatmung

- „Ausweichatmung" für die Übergangs- und Austreibungsperiode
- In den oberen Brust- und Schlüsselbeinraum hineinatmen

- Die Brustatmung empfiehlt sich, wenn es unmöglich erscheint, in den Bauch zu atmen (Höhepunkt einer Wehe).

Hechelatmung

- „Zweckatmung" für die Austreibungsperiode
- Flach in den Hals-, Nasen- und Rachenraum hineinatmen
- Wenn der Pressdrang veratmet werden muss und keine andere Atemform möglich ist
- Muster: tiefer Atemzug – 10 bis 15 s hecheln – Atemzug – erneut hecheln (4–6mal wiederholen, je nach Wehendauer) – Erfrischungsatemzug am Ende der Kontraktion

Übungsvorschlag zum Erlernen

- Schneidersitz, Rücken zum Partner, Schultern locker, Gesicht und Hände entspannt
- Die Hände des Partners geben das Atemziel an:
  - Bauch: Hände neben der Lendenwirbelsäule
  - Flanken: Hände neben den unteren Teil der Brustwirbelsäule
  - Brust: Hände auf die Schulterblätter
  - Hecheln: Hände auf die Schultern, Mittelfinger berühren die Schlüsselbeine

Atmen und Singen

- „Tönen" bis zum Einsatz der Press- oder Schiebeatmung
- Tiefe Einatmung – während der Ausatmung Dreier-Tonfolge summen oder einen Vokal („i" ungeeignet) singen

Erfrischungsatemzug (nach *E. v. Staehr*)

- „Der große Atemzug fürs Kind" nach jeder Wehe
- Muster: einatmend den Bauchraum, dann die Flanken und schließlich den Brustraum mit Luft füllen – ausatmend erst den Bauchraum, dann die Flanken und zuletzt den Brustraum leeren – abschließend das Becken lockern

Pressatmungsmuster

- Bei Wehenbeginn schnell tief einatmen – Mund schließen – Kinn auf das Brustbein senken – Luft über 15 bis 20 s anhalten (Zwerchfell bleibt in Einatemposition) – Atemluft ausblasen und erneut schnell tief einatmen (2–3mal wiederholen, je nach Wehendauer) – Erfrischungsatemzug am Ende der Kontraktion

Achtung: Beim Üben nicht wirklich pressen!

Schiebeatmungsmuster

- Leichte natürliche Einatmung – beim Ausatmen die Luft durch leicht gespitzte Lippen langsam gleichmäßig ausströmen lassen (5–6mal wiederholen, je nach Wehendauer) – Erfrischungsatmung
- Übungsvorschlag: Gebärposition einnehmen – Der Partner simuliert durch Druck auf den Oberschenkel die Dauer und Intensität einer Kontraktion.

3.6 Massagen

Ziele

- Verbesserung des allgemeinen Wohlbefindens
- Verbesserung der Durchblutung, Stoffwechselanregung
- Erhaltung der Muskelspannkraft, Verhinderung von Fuß- bzw. Beinkrämpfen
- Erhöhung der Gewebeelastizität, Vorbeugen von Striae gravidarum
- Vorbeugung bzw. Verminderung von Ödemen
- Linderung von Beschwerden während der Schwangerschaft Dehnungs-, Ischiasschmerzen, Darmträgheit)
- Schmerzlinderung, Druckminderung und Beruhigung während der Geburt
- Vermittlung von Geborgenheit durch spürbare zärtliche Zuwendung

Voraussetzungen

- Kenntnisse über den Bau und die Funktion des Skelett- und Muskelapparates
- Saubere, trockene Hände, kurze Fingernägel
- Die zu behandelnden Körperpartien der Schwangeren sollten ebenfalls sauber und trocken sein.
- Gleitfähigkeit durch Puder, Öle oder Fettcremes erhöhen

Grifftechniken

- **Streichungen**:
  - Großflächige Bewegungen mit leichtem Druck einer oder beider Hände, der Fingerspitzen oder der Handknöchel
  - Die Muskulatur wird in Faserrichtung von der herzfernen zur herznahen Ansatzstelle ausgestrichen.
  - Die Hand schmiegt sich der Beschaffenheit der jeweiligen Region an.
  - Die Bewegungen sollten ruhig und langsam (3 s pro Strich) ausgeführt werden.
- **Knetungen**:
  - Tiefere, intensivere Bewegungen einer oder beider Hände in Zangenhaltung (Daumen abgespreizt, Finger geschlossen)
  - Komprimierung, Dehnung oder Windung einzelner Muskelgruppen quer oder schräg zum Faserverlauf
  - Schnellere Ausführung (eine Arbeitsphase beider Hände pro Sekunde)
- **Reibungen**:
  - Intensive, kleinflächige Bewegungen mit Daumen oder Fingerkuppen, die besonders bei Verhärtungen notwendig werden
  - Kreisförmige oder elliptische Bewegungen mit Druckverstärkung in die gewünschte Gewebstiefe
  - Rasche Ausführung (3 Zirkelungen pro Sekunde)

Behandlungen

- Füße und Beine: Streichungen, weiche Knetungen, leichte Reibungen

- Bauchdecke: Streichungen, oberflächliche Knetungen, Hautfaltenabhebungen
- Brust: leichte, kreisende Fingerspitzenstreichungen
- Rücken: Hand-, Handballen- oder Handknöchelstreichungen mit unterschiedlichem Druck

Kontraindikationen

- Starke Varizen und andere Gefäßerkrankungen
- Akute Entzündungen
- Infektionskrankheiten

Achtung:
Ärztlich verordnete Massagen dürfen nur von erfahrenen Masseuren vorgenommen werden!

3.7 Schwangerenschwimmen

Ziele

- Linderung von Schwangerschaftsbeschwerden, Steigerung des Wohlbefindens
- Anregung der Durchblutung und des Stoffwechsels
- Lockerung, Dehnung und Kräftigung der Muskulatur
- Bewusstmachen des eigenen Atemrhythmus, Ganzkörperentspannung
- Varikosisprophylaxe

Vorteile

- Der Kältereiz bewirkt eine Anregung des Kreislaufs und die Abhärtung des Körpers.
- Kräftigung des gesamten Bewegungsapparates durch den Reibungswiderstand des Wassers
- Die Auftriebskraft verändert das Bewegungsempfinden und die Druckverhältnisse im Körper positiv.

Voraussetzungen

- Anwesenheit eines Rettungsschwimmers
- Wassertemperatur zwischen 26 und 30 °C
- Trennung vom übrigen Badebetrieb der Schwimmhalle
- Gewährleistung einer individuellen Anleitung und einer optimalen Betreuung der Schwangeren

Gestaltung

- Vollendung der 12. SSW abwarten
- Die Gruppenstärke hängt von den vorhandenen Kapazitäten ab (Schwimmfläche, Übungselemente, Ausbildungskräfte).
- 30–40 Minuten reine Übungszeit ein- bis zweimal pro Woche
- Schwimmen und Wassergymnastik sind bis zum Ende der Schwangerschaft empfehlenswert.

Aufbau einer Übungsstunde (Schema)

- 5–10 min   Einschwimmen (Anpassung)
- 25–30 min   Gymnastik (Steigerung der Intensität mit fortschreitender Stundenzahl)
- 5–10 min   Ausschwimmen (freie Bewegung im Wasser)

Hilfsmittel

- Schwimmflossen, -bretter, -kragen, -stäbe, -ringe
- Aufblasbare Armmanschetten
- Gymnastikbälle
- Beckenwand

Übungshinweise

- Übungsgrundlage sind Elemente der klassischen Schwangerengymnastik.
- Maximal 10 verschiedene Übungen pro Kursstunde, Wiederholung 3–5mal

- Kein Übungszwang oder Leistungsdruck
- Die Übungen sollten nicht schnell und hektisch absolviert werden, die Atmung sollte gleichmäßig bleiben.
- Ruhepause nach dem Schwimmen ermöglichen

Kontraindikationen

- Akute entzündliche Erkrankungen
- Akutes Asthma bronchiale
- Blutungen, Zervixinsuffizienz, vorzeitige Wehentätigkeit
- Chronische Nephritis und Hepatitis
- Anfallsleiden
- Gastroenterale Störungen
- Offene Wunden
- Dekompensierte Herz-Kreislauf-Erkrankungen, nur bedingt: arterielle Hypertonie

4 Pathologie der Schwangerschaft

Fehlgeburt	S. 106
Frühgeburt	S. 109
Hydramnion	S. 126
Hyperemesis gravidarum	S. 131
Hypertensive Erkrankungen in der Schwangerschaft	S. 132
Infektionskrankheiten in der Schwangerschaft	S. 146
Intrauterine Wachstumsretardierung	S. 147
Leitsymptome und Differenzialdiagnosen	S. 104
Mehrlinge	S. 120
Oligohydramnion	S. 128
Plazentainsuffizienz	S. 113
Rh-Prophylaxe	S. 126
Rh-Unverträglichkeit (Inkompatibilität)	S. 124
Schwangerschaftsabbruch (Abruptio)	S. 159
Schwangerschaft und internistische Erkrankungen	S. 139
Trophoblasttumoren	S. 129
Übertragung, Terminüberschreitung	S. 118
Vena cava inferior-Syndrom	S. 138
Zervixinsuffizienz	S. 112

4.1 Leitsymptome und Differenzialdiagnosen

Blutungen

- Pseudomenstruation
- Extrauteringravidität
- Abort
- Abtreibungsversuch
- Blasenmole
- Frühgeburt
- Placenta praevia
- Vorzeitige Plazentalösung
- Nicht gestationsbedingt:
  - Kolpitis
  - Zervixpolyp
  - Zervixkarzinom

Schmerzen

- Kindsbewegungen
- Wehen (Abort, Frühgeburt)
- Abtreibungsversuch
- Extrauteringravidität
- Vorzeitige Plazentalösung
- Schwere Präeklampsie (Kopfschmerzen)
- Drohende Eklampsie (Schmerzen im Oberbauch, Kopfschmerzen)
- HELLP-Syndrom (Schmerzen im Oberbauch)
- Akutes Hydramnion
- Nicht gestationsbedingt:
  - Thrombose (Beckenvenen, Ober- und Unterschenkel)
  - Wadenkrämpfe
  - Appendizitis
  - (Zysto-)Pyelonephritis
  - Nierenkolik
  - Gallenkolik
  - Akute Pankreatitis

- Ileus
- Stieldrehung (Ovarialtumor, Myom)

Fieber

- Amnioninfektionssyndrom
- Fieberhafte Fehlgeburt
- Abtreibungsversuch
- Nicht gestationsbedingt:
  - (Zysto-)Pyelonephritis
  - Grippaler Infekt (Erkältung)
  - Angina tonsillaris (Rachenring)
  - Bronchitis, Pneumonie
  - Infektionskrankheit

Diskrepanz zwischen Uterusgröße und Gestationsalter

- **Uterus größer als dem Gestationsalter entsprechend**
  - Blasenmole
  - Mehrlinge
  - Hydramnion
  - Großes Kind
  - Fehlerhafte Terminbestimmung
  - Großer Uterus myomatosus
- **Uterus kleiner als dem Gestationsalter entsprechend**
  - Fetale Wachstumsretardierung
  - Oligohydramnion, Anhydramnie
  - Blasensprung
  - Fruchttod
  - Missed abortion
  - Fehlerhafte Terminbestimmung

Extreme Gewichtsveränderungen

- **Gewichtszunahme**
  - Ödeme (Spätgestose)
  - Mehrlinge

- Hydramnion
  - Adipositas
- **Gewichtsabnahme**
  - Hyperemesis
  - Fetale Wachstumsretardierung
  - Übertragung
  - Diabetes mellitus
  - Andere, nicht gestationsbedingte Begleitkrankheit

Ikterus

- **Schwangerschaftsbedingt**
  - Hyperemesis
  - Intrahepatische Cholestase (idiopathischer Schwangerschaftsikterus)
  - Präeklampsie mit Leberbeteiligung
  - Akute Schwangerschaftsfettleber
- **Nicht schwangerschaftsbedingt**
  - Hepatitis
  - Leberzirrhose
  - Toxische Lebererkrankung (Alkohol, Bakterientoxine)
  - Verschlussikterus (Gallenstein)
  - Hämolytischer Ikterus u.a.

4.2 Fehlgeburt (Abort)

Definition

Vorzeitige Ausstoßung des Uterusinhaltes innerhalb der ersten 24 SSW, wenn der Fetus (das Fehlgeborene) weniger als 500 g wiegt und keine Lebenszeichen nachweisbar sind

Ursachen

- Häufig unbekannt
- Abortiveier (Molen): nicht entwicklungsfähige Schwanger-

schaftsprodukte, z. B. durch Chromosomenanomalie oder äußere Einflüsse
- Störungen von Seiten des Uterus (Fehlbildungen, Myome, Zervixinsuffizienz, Zustand nach Abrasio)
- Hormonelle Störungen (Corpus luteum-Insuffizienz, Diabetes mellitus, Schilddrüsenerkrankungen)
- Störungen der Immuntoleranz
- Allgemeinerkrankungen der Mutter (fieberhafte virale/bakterielle Infektionen, bösartige Tumoren, Anämie u.a.)
- Intrauterine Infektionen
- Physisches oder psychisches Trauma
- Illegaler Eingriff (Abtreibung)
- Die Ursachen von Spätaborten sind vielfach mit den Ursachen der Frühgeburten identisch.

Symptome

- Blutung
- Uterine Kontraktionen
- Sonographisch: fehlende Vitalitätszeichen
- Zervixeröffnung
- Ausstoßung des Uterusinhaltes
- Der Uterus ist kleiner als dem Gestationsalter entsprechend.

Klinischer Verlauf

- **Einzeitig** meist beim Frühabort (bis zur 12. SSW): Ausstoßen des Embryo zusammen mit Amnion- und Chorionhüllen
- **Zweizeitig** beim Spätabort (13.–24. SSW): getrenntes Ausstoßen von Fetus und Plazenta
- Abgrenzbare (Verlaufs-)**Stadien**: drohender, nicht aufzuhaltender, unvollständiger oder vollständiger Abort (Abortus imminens, incipiens, incompletus, completus)
- Bei **lokaler Infektion**: fieberhafter Abort
- Bei **Infektion der Nachbarorgane** (Adnexe, Parametrien): komplizierter Abort
- Bei einer vom Uterus ausgehenden **Allgemeininfektion**: septischer Abort

- Von einem **habituellen Abort** spricht man bei ≥ 3 aufeinander folgenden spontanen Fehlgeburten.
- Als **missed abortion** wird eine abgestorbene, nicht ausgestoßene (verhaltene) Frucht bezeichnet.

Therapieprinzipien

- Je nach den Ursachen ist die Therapie konservativ, medikamentös oder operativ.
- Bei fehlenden Vitalitätszeichen wird die Ausstoßung (medikamentös) gefördert.
- Nachkürettage bei unvollständiger Entleerung des Uterus
- Rh-Prophylaxe bei rh-negativen Frauen
- Abstillen (beim Spätabort)
- Ursache ermitteln (Obduktion des Fehlgeborenen, Histologie der Plazenta, bakteriologische Abstriche, Serologie, Chromosomenanalyse)

Komplikationen

- Psychisches Trauma
- Blutungen
- Infektion
- Antikörperbildung (Rh-System)
- Chorionkarzinom
- Wiederholungsrisiko
- Sterilität
- Bei **nachfolgenden Schwangerschaften und Geburten**: Placenta praevia, ausbleibende Plazentalösung, unvollständige Plazenta

Aufgaben der Hebamme

- Beistand häufig (aber nicht ausschließlich) bei Spätaborten
- Versorgung des Fehlgeborenen
- Hilfe bei der Konfliktbewältigung
- Risikofaktor Fehlgeburt bei späteren Schwangerschaften und Geburten beachten

4.3 Frühgeburt

Definition

- Geburt vor der vollendeten 37. SSW (< 259 Tage p. m.)
- Geburtsgewicht ≥ 500 g (bei einem Gestationsalter < 37. SSW)
- Lebendgeborenes Kind mit einem Geburtsgewicht < 500 g

Häufigkeit

- 6–8 % aller Geburten
- Bei 1 % aller Geburten Tragzeit < 32 SSW (Geburtsgewicht < 1500 g)

Ursachen (= Risikofaktoren)

- **Sozio-ökonomische Faktoren:**
  - Alter < 18 Jahre oder > 35 Jahre
  - Niedriger sozialer Status, keine Schwangerenberatung
  - Nikotinabusus
  - Berufliche, physische und psychische Überbelastung
- **Anamnestische Risikofaktoren:**
  - Vorausgegangene Früh- oder Totgeburten, > 2 Fehlgeburten
  - Abruptio
  - Multiparität
- **Mütterliche Ursachen:**
  - Kolpitis, Zervizitis, Zervixinsuffizienz
  - Uterusfehlbildungen, Operationen am Uterus (Konisation, plastische OP bei Uterusfehlbildung)
  - Uterine Blutung
  - Gestose
  - Anämie
  - Harnwegsinfektion
  - Diabetes mellitus
  - Infektionskrankheiten (Hepatitis, Toxoplasmose, Lues u.a.)
- **Fetoplazentare Ursachen:**
  - Intrauterine Infektion
  - Vorzeitiger Blasensprung

- Mehrlinge, Hydramnion, fetale Fehlbildungen
- Chromosomale Störungen
- Placenta praevia, Plazentainsuffizienz
- Einstellungs- und Lageanomalien (BEL, QL)
- Kombination mehrerer Faktoren möglich

Prophylaxe

- Ausschluss bzw. Minimierung von Risikofaktoren
- Aufklärung über bestehende Risiken
- Einschränkung körperlicher (sportlicher) Aktivitäten
- Engmaschige Schwangerenbetreuung (Intensivschwangerenbetreuung)
- Kontrolle des vaginalen pH-Wertes (normal < 4,4), z. B. Selbstkontrolle mit CarePlan® VpH
- Scheidensanierung
- Prophylaktische Liegekur
- Cerclage
- Frühzeitig totaler Muttermundsverschluss bei belasteter Anamnese

Diagnose der drohenden Frühgeburt

- Anamnese
- Palpation uteriner Kontraktionen
- Externes CTG: > 5 Kontraktionen/h, Dauer mindestens 30 s
- Zervix: zunehmende Verkürzung und/oder Eröffnung (Bishop-Score: vorzeitige Zervixreifung)
- Nachweis/Ausschluss eines Blasensprungs (s. Kap. 5.2)
- Entzündungsparameter (Leukozyten, CRP)
- Scheiden-/Zervixabstriche (Bakteriologie)
- Vaginaler pH-Wert ansteigend ($\geq 4,4$)

Therapie der drohenden Frühgeburt

- Strenge Bettruhe (evtl. Becken hochlagern), keine Kohabitationen
- Stationäre Aufnahme

4.3 Frühgeburt

- i.v.-Tokolyse mit dem Beta-Sympathomimetikum Fenoterol (s. Kap. 13.7)
- i.v.-Tokolyse neuerdings auch mit dem Oxytocin-Antagonisten Atosiban (Tractocile®)
- Kontraindikationen zur Tokolyse beachten, Intensivüberwachung erforderlich (s. Kap. 13.7)
- Tokolysedauer nach Möglichkeit mindestens bis zur abgeschlossenen Lungenreifeinduktion
- Bei nachlassender Wehentätigkeit ggf. Übergang auf eine orale Tokolyse
- Psychosomatische Therapie (Entspannungsübungen, autogenes Training usw.)
- Akupunktur
- Zusatztherapie mit Magnesium (s. Kap. 13.8)
- Induktion der fetalen Lungenreife (bis 35. SSW) mit Betamethason (s. Kap. 13.3) oder Ambroxol (s. Kap. 13.2)
- Wiederholung der Lungenreifeinduktion nach 10 Tagen
- Ggf. Sedativa, z. B. Diazepam (s. Kap. 13.5)
- Gleichzeitig kausale Therapie anstreben:
  - Scheidensanierung
  - Anämie oder Harnwegsinfekt behandeln
  - (Not-)Cerclage am wehenlosen Uterus oder Pessareinlage
- Bei einem **vorzeitigen Blasensprung**: Lungenreifeinduktion anstreben, dann Schwangerschaft beenden (indizierte Geburtseinleitung, Kap. 5.10.2)
- Bei einem **Amnioninfektionssyndrom** (s. Kap. 6.3) ist eine baldige Beendigung der Schwangerschaft notwendig (indizierte Geburtseinleitung, Kap. 5.10.2).
- Ggf. Verlegung der Schwangeren in ein perinatalmedizinisches Zentrum (Der Uterus ist die beste „Transportcouveuse".)

Geburtsleitung bei nicht aufzuhaltender Frühgeburt

- Aufklärung und Beratung der Mutter/Eltern (Überlebenschancen des Feten, Besonderheiten der Geburt)
- Neonatologen informieren
- Individuelle Entscheidung über den Geburtsmodus

> **Grundsatz:** Geburtstrauma minimal halten und Hypoxie vermeiden

- Vaginale Spontangeburt nur bei Schädellage und beim Fehlen zusätzlicher Risikofaktoren
- Fruchtblase möglichst lange erhalten
- Überwiegend externe CTG-Überwachung
- Protrahierten Geburtsverlauf und rasche Geburt vermeiden (vorsichtige Anwendung von Wehenmitteln)
- Episiotomie anlegen
- Breites hinteres Spekulum zur Dehnung des Dammes
- Postnatalen Wärmeverlust vermeiden
- **Indikationen zur Schnittentbindung:**
  - Sehr kleines Frühgeborenes (< 1500 g)
  - Einstellungs- oder Lageanomalien
  - Fetale Hypoxie, protrahierter Geburtsverlauf
  - Vorzeitiger Blasensprung und/oder Amnioninfektionssyndrom bei unreifer Zervix
  - Vorzeitige Plazentalösung, Placenta praevia

> **Besondere Gefährdung des unreifen Feten unter der Geburt**

- Mechanische Belastung (Geburtstrauma)
- Hypoxie, Azidose
- Medikamentengabe an die Mutter (Analgetika, Narkotika)
- Infektion

> **Beachte:**
> Das Gestationsalter ist für die Prognose des Frühgeborenen wichtiger als das geschätzte/gemessene Gewicht!

4.4 Zervixinsuffizienz

Definition

Verkürzung und/oder teilweise Eröffnung der Zervix vor der 37. SSW durch eine Störung des zervikalen Verschlussapparates, im weiteren Sinn auch vorzeitige Zervixreifung durch vorzeitige Wehentätigkeit

Ursachen

- Anlagebedingte Gewebsschwäche
- Vorausgegangene Operationen an der Zervix (Konisation)
- (Riss-)Verletzung der Zervix (bei Schwangerschaftsabbruch, vaginal operativen Entbindungen, Spontangeburten)
- Mehrlingsschwangerschaft
- Vorübergehende und/oder unterschwellige Wehentätigkeit
- Infektion von Vagina und Zervix (Kolpitis, Zervizitis)

Komplikationen

- Vorzeitiger Blasensprung
- (Spät-)Abort
- Frühgeburt

Therapie

- Bettruhe (Fußende hoch)
- Scheidensanierung
- Pessareinlage
- Zervixverschlussoperation (Cerclage nach *Shirodkar, McDonald*, totaler MM-Verschluss nach *Saling* oder andere Verfahren)
- Versuch der Notcerclage bei Zervixöffnung ≤ 4 cm und fehlenden Entzündungszeichen
- Der Eingriff muss dokumentiert werden (Mutterpass).
- Entfernung von Pessar bzw. Cerclagefaden: bei vorzeitiger Wehentätigkeit, Kolpitis, in der 38. SSW

4.5 Plazentainsuffizienz

Definition

Funktionell oder anatomisch bedingte Leistungsminderung der

Plazenta, die mit einer mangelhaften respiratorischen (den Gasaustausch betreffenden) und/oder nutritiven (die Ernährung betreffenden) Versorgung des Feten einhergeht.
Synonym: utero-plazentare Insuffizienz

Pathogenese

- Funktionelle Störung der utero-plazentaren Blutzirkulation (z. B. durch Nikotin, Hyper-, Hypotonie, Wehen u.a.)
- Funktionelle Einschränkung der zellulären Stoffwechselleistung (z. B. bei Reifungsstörungen, Überalterung)
- Anatomisch: Reduktion der Austauschfläche der Plazenta (z. B. durch Nidations-, Wachstumsstörungen, Formanomalien, Degeneration, Thromben, Infarkte, Fibrin-, Kalkablagerungen u.a.)
- Häufig findet man eine Kombination funktioneller und anatomischer Ursachen.

Verlaufsformen

- akut, subakut, chronisch

4.5.1 Akute (respiratorische) Plazentainsuffizienz

Sie entwickelt sich innerhalb von wenigen Minuten bis Stunden.

Ursachen

- Vorzeitige Lösung der Plazenta
- (Wehen-)Belastung bei chronischer Plazentainsuffizienz
- Hypertone, hyperaktive Wehentätigkeit (Überdosierung von Wehenmitteln)
- Im weitesten Sinne auch Vena cava inferior-Syndrom, Schockzustand der Mutter, eklamptischer Anfall

Folgen für den Feten

- Hypoxie
- Intrauteriner Fruchttod

Diagnostik

- Pathologische FHF-Muster im CTG
- Azidose bei der fetalen Blutgasuntersuchung

Therapie

In Abhängigkeit von der Ursache:
- Baldige Schwangerschafts-/Geburtsbeendigung
- Tokolyse bei pathologischer Wehentätigkeit
- Seitenlagerung beim Vena cava inferior-Syndrom
- Behandlung einer Präklampsie/Eklampsie
- Kreislaufstabilisierung bei einem mütterlichen Schockzustand

4.5.2 Subakute Plazentainsuffizienz

Sie entwickelt sich innerhalb von wenigen Tagen.

Typisches Krankheitsbild

- Übertragung (s. Kap. 4.7)

Diagnostik

- Ruhe-, Belastungs-CTG (Stresstest)
- Doppler-Sonographie
- Biophysikalisches Profil: Kombination von CTG- und Sonographie-Daten (FHF-Muster, fetale Körper- und Atembewegungen, fetaler Muskeltonus, Fruchtwassermenge, Plazentastruktur)

4.5.3 Chronische (nutritive) Plazentainsuffizienz

Sie entwickelt sich im Laufe von Wochen bis Monaten.

Ursachen

- Morphologische Veränderungen der Plazenta: kleine Plazenta, Infarkte, Verkalkung u.a.

- Morphologische Veränderungen des Uterus: Fehlbildungen, Hypoplasie
- Fetale Fehlbildungen, chromosomale Störungen
- Intrauterine Infektionen
- Schwangerschaftshypertonie, Präeklampsie,
- Nichtgestationsbedingte mütterliche Erkrankungen (z. B. Herz-, Nierenkrankheiten, Diabetes mellitus)
- Mehrlinge
- Missbrauch von Nikotin, Alkohol, Drogen
- Mütterliche Mangelernährung

Folgen für den Feten

- Intrauterine Wachstumsretardierung, Untergewichtigkeit
- Nachlassende Vitalität (Kindsbewegungen)
- Abnahme des Fruchtwassers
- Übergang in eine (sub-)akute Plazentainsuffizienz, vor allem unter (Wehen-)Belastung
- Intrauteriner Fruchttod

Symptome bei der Mutter

- Mangelnde Gewichtszunahme
- Mangelnde Zunahme des Leibesumfangs
- Abnehmende Kindsbewegungen
- Uterus kleiner als dem Gestationsalter entsprechend

Diagnostik und Überwachung

- Mögliche Ursachen eruieren
- Klinische Untersuchung: Symphysen-Fundus-Abstand, Fundusstand, Leibesumfang, Körpergewicht, Kindsbewegungen
- Kardiotokographie: Ruhe-CTG, Stresstest
- Sonographie: fetale Biometrie, Fruchtwassermenge beurteilen, Doppler-Sonographie
- Biophysikalisches Profil (s. Kap. 4.5.2)
- Bei schwerer Wachstumsretardierung: Chromosomenanalyse

Therapie

- Aufklärung der Mutter/Eltern über den fetalen Gefahrenzustand
- Grunderkrankung behandeln
- Bettruhe (verbessert die Uterusdurchblutung)
- Hospitalisierung
- Medikamentöse Förderung der Uterusdurchblutung (z. B. Magnesium, Tokolyse)
- Ggf. Lungenreifeinduktion
- Individuelle Festlegung des Geburtstermins in Abhängigkeit von der Ursache und vom fetalen Zustand
- Indizierte Geburtseinleitung
- Geburtsmodus: hohe Rate operativer Entbindungen

4.6 Intrauterine Wachstumsretardierung

Definition

Abweichen des kindlichen Geburtsgewichtes unter die 10. (leichte bis mäßige Retardierung) bzw. 3. Gewichtsperzentile (schwere Retardierung) der Standardwachstumskurve, bezogen auf das Gestationsalter

Synonyma: intrauterine Mangelentwicklung, Mangelgeborenes, fetale Hypotrophie, Dystrophie, small-for-date-baby, small-for-gestational-age (SGA), intrauterine growth retardation

Diagnose

- **Pränatal**: Das sonographisch geschätzte fetale Gewicht liegt um ≥ 2 Wochen hinter dem Normwert zurück.
- **Postnatal**: Geburtsgewicht und Gestationsalter werden mit den Perzentilenwerten der Standardgewichtskurve verglichen.
- **Symmetrische (proportionierte) Wachstumsstörung**: alle Körperabschnitte sind gleichmäßig betroffen (bei genetischen Erkrankungen, intrauterinen Infektionen, Nikotin-, Drogenabusus)

- Asymmetrische (dysproportionierte) Wachstumsstörung: Die Mangelentwicklung betrifft den Thorax/Rumpf stärker als den Kopf (bei Gestosen, Plazentainsuffizienz u.a.)

Ursachen, Symptome, Überwachung und Therapie

Siehe chronische Plazentainsuffizienz, Kap. 4.5.3

Komplikationen und Prognose

- Intrauterine Hypoxie
- Intrauteriner Fruchttod
- Frühgeburtlichkeit
- Häufig Störungen der geistigen Entwicklung

4.7 Übertragung, Terminüberschreitung

Definitionen

- **Übertragung**: mit Plazentainsuffizienz einhergehende Überschreitung des Geburtstermins (echte Übertragung, Überreife, Postmaturität)
- **Terminüberschreitung**: Überschreitung des Geburtstermins um ≥ 10 Tage (rechnerische Übertragung)

Komplikationen

- **Übertragung**: intrauterine Hypoxie, intrauteriner Fruchttod, Anstieg der perinatalen Mortalität
- **Terminüberschreitung**: Entwicklung einer Übertragung möglich

Diagnostik

- **Überprüfung des Geburtstermins:**
  - Zyklusanamnese, letzte Regel, Konzeptionstermin

Tab. 4.1 Differenzialdiagnostische Abgrenzung von Terminüberschreitung und Übertragung

	Terminüberschreitung	Übertragung
Gestationsalter	ab 41/3 SSW	ab Geburtstermin
Körpergewicht	wenig verändert	abnehmend
Leibesumfang	wenig verändert	abnehmend
Fruchtwasser		
Menge	normal	reduziert oder fehlend
Aussehen	flockig, trüb, klar	keine Vernix caseosa-Flocken, evtl. grün, erbsbreiartig
Plazenta		
Funktion	intakt	Plazentainsuffizienz
Reife (sonographisch)	vorhanden oder fehlend	vorhanden, unterschiedliche Reifegrade
Kind		
Bewegungen	unauffällig	abnehmend
Herzfrequenz (Ruhe-CTG, Stresstest)	unauffällig	suspekt, Hypoxie-Zeichen
Blutfluss (Doppler-Sonographie)	unauffällig	pathologische Flussmuster
Befunde post natum	unauffällig	Übertragungszeichen (*Clifford*-Symptomatik)

- Tastbefund bei Feststellung der Gravidität
- Sonographiebefunde vor der 20. SSW
- Zeitpunkt der ersten KBW
- Zeitpunkt des Fundusstandes am Nabel
• Engmaschige Überwachung ab Geburtstermin: bis 41. SSW zweitägig, danach täglich
• Anamnestisch: Kontrolle der Kindsbewegungen (Zähle bis 10!)
• Klinische Untersuchung: Körpergewicht, Leibesumfang, Fundusstand
• Kardiotokographie: Ruhe-CTG, Stresstest

- Sonographie: Fruchtwassermenge, Plazentamorphologie, Doppler-Sonographie
- Biophysikalisches Profil (s. Kap. 4.5.2)
- Amnioskopie, Östrogenbestimmungen
- Differenzialdiagnose (s. Tab. 4.1)

> **Beachte:**
> Die Zervixbeurteilung kann zur Diagnose einer echten Übertragung nicht herangezogen werden, da eine unreife Zervix eine Plazentainsuffizienz nicht ausschließt!

Therapie

- **Übertragung**: Priming, indizierte Geburtseinleitung (Kap. 5.10.2), kontinuierliche CTG-Überwachung unter der Geburt
- **Terminüberschreitung**: abwarten, ggf. programmierte Geburtseinleitung (Kap. 5.10.1)

4.8 Mehrlinge

Häufigkeit

- Verhältnis Mehrlings- zu Einlingsgeburten (*Hellin*sche Regel): Gemini 1:85, Drillinge $1:85^2$, Vierlinge $1:85^3$
- Gehäuftes Auftreten nach einer Sterilitätsbehandlung (medikamentöse Ovulationsauslösung, Gametentransfer, Embryotransfer)
- Gehäuft, wenn Mehrlinge in der Familie der Mutter vorkommen
- Zwillinge: 25% eineiig (monozygot), 75% zweieiig (dizygot)
- Es werden mehr Zwillingsschwangerschaften angelegt, als Zwillinge geboren werden.

Plazentationsformen

- **Eineiige Zwillinge** (erbgleich, gleichgeschlechtlich):
  - monochorisch-monoamniotisch (1 Plazenta, 1 Amnionhöhle, sehr selten)
  - monochorisch-diamniotisch (1 Plazenta, 2 Amnionhöhlen)
  - dichorisch-diamniotisch (2 Plazenten, 2 Amnionhöhlen)
- **Zweieiige Zwillinge** (erbungleich, gleich- oder verschiedengeschlechtlich):
  - dichorisch-diamniotisch (2 Plazenten, 2 Amnionhöhlen)
- Gefäßkommunikation bei Zwillingen mit gemeinsamer Plazenta möglich (sog. 3. Kreislauf), Gefahr des feto-fetalen Transfusionssyndroms
- Bei genetischer Diagnostik und Rh-Unverträglichkeit müssen beide Amnionhöhlen getrennt punktiert werden.

Diagnostik

- Sonographie: der frühzeitige Sonographiebefund erlaubt außerdem die Unterscheidung zwischen einer di- und einer monochorischen Plazentaanlage.
- Simultane FHF-Registrierung (CTG) mit unterschiedlichen Frequenzen und unterschiedlichem Muster
- Der Uterus ist größer als dem Gestationsalter entsprechend.
- *Leopold*sche Handgriffe: 3 große Teile tastbar
- Leibesumfang > 105 cm
- KBW gleichzeitig an verschiedenen Stellen des Bauches

Eine frühzeitige Diagnose ist wichtig für die Betreuung, den Verlauf und den Ausgang der Mehrlingsschwangerschaft.

Besonderheiten des Schwangerschaftsverlaufs

- Mechanische und funktionelle Mehrbelastung
- Gehäuftes Auftreten einer Zervixinsuffizienz

- Die Schwangerschaftsdauer ist verkürzt: häufig Frühgeburten/Spätaborte
- Stärkere körperliche Belastung der Schwangeren: Kurzatmigkeit (Zwerchfellhochstand), Varizen, Ödeme, Anämie
- Die Schwangerschaftshypertonie-/Präeklampsie-Rate ist erhöht.
- Eine Wachstumsretardierung beider Feten oder ein diskordantes Wachstum (Wachstumsdifferenz der Feten) ist möglich.
- Zusätzliche Komplikation, vorwiegend bei monochorischen Zwillingen: akutes oder chronisches **feto-fetales Transfusionssyndrom,** das beim Empfänger (Akzeptor) zu einer vermehrten Blutzufuhr, Makrosomie, Herzvergrößerung, -insuffizienz und zum Hydrops, beim Spender (Donator) zu Anämie, Wachstumsretardierung und Oligohydramnion führen kann. Dabei besteht immer die Gefahr des intrauterinen Fruchttodes eines Feten.
- Bei monoamniotischen Zwillingen ist eine gegenseitige Nabelschnurverwicklung möglich.
- Manchmal findet man einen (frühzeitig) intrauterin abgestorbenen Zwilling erst bei der Geburt (Fetus papyraceus).

Betreuung in der Schwangerschaft

- Bis zur 28. SSW 14tägige, danach wöchentliche Kontrollen
- Großzügige Herausnahme aus dem Arbeitsprozess
- Eine prophylaktische Hospitalisierung zwischen der 26. und 32. SSW ist empfehlenswert (Liegekur).
- Die stationäre Aufnahme ist obligat bei belasteter Anamnese, Zervixinsuffizienz, vorzeitiger Wehentätigkeit, Spätgestose, Wachstumsrückstand eines Fetus.
- Vaginale Untersuchung bei jedem Beratungstermin (Zervixstatus, Infektionsdiagnostik)
- Sonographie einschließlich Doppler-Sonographie bis zur 30. SSW 14tägig, danach wöchentlich (Erfassung eines fetalen Wachstumsrückstandes und/oder eines feto-fetalen Transfusionssyndroms)
- CTG ab der 28. SSW wöchentlich
- Induktion der fetalen Lungenreife bei drohender Frühgeburt
- Ab der 37. SSW klinische Überwachung und Festlegen des Entbindungsmodus
- Betreuung höhergradiger Mehrlinge in einem Perinatalzentrum

Besonderheiten des Geburtsverlaufs

- Gehäuftes Vorkommen von Komplikationen wie Lage- und Einstellungsanomalien
- Vorzeitiger Blasensprung
- Nabelschnurvorfall
- Primäre und/oder sekundäre Wehenschwäche
- Verhaken der Kinder
- Gefahr der vorzeitigen Plazentalösung nach der Geburt von Zwilling I
- Verstärkte Lösungsblutung in der Plazentarperiode
- Atoniegefahr

Geburtsleitung

- Klinisch und sonographisch exakte Lage- und Einstellungsdiagnostik vor Geburtsbeginn
- Indizierte Geburtseinleitung in der 38. SSW
- Simultane CTG-Kontrolle beider Kinder
- Sectio-Bereitschaft
- Neonatologie-Bereitschaft: personelle und apparative Vorbereitungen abhängig von der Anzahl der Mehrlinge
- **Nach der Geburt von Zwilling I**: Nabelschnur markieren, Lagekontrolle von Zwilling II durch äußere und vaginale Untersuchung
  - **bei Längslage**: Oxytocin-Infusion, CTG-Überwachung, Blasensprengung, wenn der vgT in das Becken eingetreten ist, kein Zeitlimit bei unauffälligem CTG!
  - **bei Querlage**: äußere Wendung, ggf. kombinierte innere und äußere Wendung, Manualhilfe oder ganze Extraktion. Nur selten ist eine Sectio zur Geburt von Zwilling II indiziert.
- **Nach der Geburt von Zwilling II**: Oxytocin-Infusion zur Beschleunigung der Plazentalösung fortsetzen
- Postplazentar-Periode: Atonie-Prophylaxe, Uterus kontrollieren
- **Indikationen zur primären Schnittentbindung:**
  - Höhergradige Mehrlinge (> 2 Kinder)
  - Tragzeit ≤ 34. SSW
  - Zwilling I in BEL oder QL

- Wachstumsretardierung eines oder beider Kinder (> 500 g Gewichtsdifferenz)
- Mütterliche Begleiterkrankungen

4.9 Rh-Unverträglichkeit (Inkompatibilität)

Definition

Übertritt von irregulären (erworbenen) mütterlichen Antikörpern gegen das Rhesus-System (Anti-D-Immunglobulin) auf den Feten mit der Folge einer hämolytischen Erkrankung unterschiedlichen Schweregrades bei Rh(D)-positiven Feten

Ursachen

- Feto-maternale Transfusion des Rhesusantigens D (an Erythrozyten gekoppelt) durch Schwangerschaft und Geburt, Abort, Abruptio, Extrauteringravidität oder durch eine Fehltransfusion (Transfusion von inkompatiblem Blut) bei einer **rh(d)-negativen Mutter**
- Sensibilisierung der rh(d)-negativen Mutter gegen das Rhesusantigen D, Bildung von Antikörpern
- Die Einschwemmung von < 0,1 ml fetalen Rh(D)-positiven Erythrozyten reicht zur Antikörperbildung aus.
- Bei der nachfolgenden Schwangerschaft kommt es zum Übertritt der plazentagängigen Anti-D-Antikörper auf den Fetus.
- Entwicklung eines Morbus haemolyticus fetalis/neonatorum (Synonym: Erythroblastose) bei **Rh(D)-positiven Feten**
- Antikörperbildung auch gegen andere Rhesusantigene (C, E) sowie gegen die Antigene *Kell, Duffy, Kidd, Lewis* u.a. möglich

Erscheinungsformen und Schweregrade des Morbus haemolyticus neonatorum

- Anämie
- Schwerer Ikterus

- Hydrops von Fetus und Plazenta
- Hydramnion
- In schweren Fällen kommt es zum intrauterinen Fruchttod.

Diagnostik in der Schwangerschaft

- Bestimmung von Blutgruppe, Rh-Faktor und Antikörpersuchtest bei der Erstuntersuchung der Schwangeren (MuSchR)
- Spezifizierung und Titerbestimmung von Anti-D-Antikörpern und Antikörpern gegen andere Blutgruppeneigenschaften (*Kell, Duffy, Kidd, Lewis*)
- **Mutter rh(d)-negativ, kein Anti-D**: Wiederholung der Antikörperbestimmung in der 24.–27. SSW (MuSchR)
- **Mutter rh(d)-negativ, Anti-D positiv**: Titerbestimmung und 14tägige Kontrollen der Titerbewegung
- Bei ansteigenden oder hohen Anti-D-Titern ($\geq 1:32$): ab der 20.–22. SSW Untersuchung des Fruchtwassers (Amniozentese) auf Bilirubinoide
- Beurteilung der fetalen Gefährdung anhand der Höhe des Bilirubinoid-Gehalts, bezogen auf das Gestationsalter (*Liley*-Schema)
- Bei gesunden Feten oder leichter Hämolyse (*Liley*-Zone I): Wiederholung der Fruchtwasserentnahme in 2–4wöchigen Abständen
- Bei einem **mittelschweren Morbus haemolyticus fetalis (*Liley*-Zone II)**:
  Fruchtwasserentnahme in kürzeren Abständen, Kordozentese zur Bestimmung von Blutgruppe, Rh-Faktor und Hk-Wert des Feten, ggf. Entbindung anstreben
- Bei einem **schweren Morbus haemolyticus fetalis**: je nach Gestationsalter intrauterine Transfusionen über die Nabelschnur oder Schwangerschaftsbeendigung (indizierte Geburtseinleitung)
- Begleitend: Sonographie zum Nachweis von fetalem Aszites, Hydrothorax, Hydrops, Hydramnion, Plazentavergrößerung, Wachstumsretardierung; Doppler-Sonographie, CTG-Überwachung
- Betreuung und Entbindung in spezialisierten Zentren

4.10 Rh-Prophylaxe

Prinzip

Die Gabe von Anti-D-Immunglobulin an die Mutter kurz nach einer feto-maternalen Transfusion (z. B. bei einer Geburt) bewirkt einen Abbau (Inaktivierung) der Rh(D)-positiven fetalen Erythrozyten, so dass die mütterliche Antikörperbildung ausbleibt.

Indikationen

- Ausschließlich bei rh(d)-negativen Schwangeren/Müttern ohne Anti-D-Antikörper
- Präpartal in der 28.–30. SSW sowie nach transabdominaler Amniozentese, Chorionzottenbiopsie, Kordozentese, äußerer Wendung und Blutungen
- Postpartal bei einem Rh(D)-positiven Kind
- Nach Abort, Abruptio, Extrauteringravidität
- Die Indikationen sind in den MuSchR festgelegt.

Durchführung

- Injektion von 300 µg Anti-D-Immunglobulin (z. B. Partobulin®, Rhesogam®) i.m.
- Zeitlimit von 72 h nach Geburt, Abort, Abruptio, Beendigung einer Extrauteringravidität einhalten
- Durch die Bestimmung des freien Anti-D-Immunglobulin im Serum der Mutter innerhalb von 24 h nach der Injektion wird kontrolliert, ob die Dosis ausreicht.
- Ggf. Wiederholung der Prophylaxe

4.11 Hydramnion (Polyhydramnion)

Definition

Fruchtwassermenge > 1,5 l

4.11 Hydramnion (Polyhydramnion)

Ursachen

- Mütterlich: Diabetes mellitus, Lues, Nierenerkrankungen, Rh-Unverträglichkeit mit schwerem Morbus haemolyticus fetalis
- Kindlich: Fehlbildungen des ZNS (Anenzephalus, Meningozele, Myelomeningozele, Spina bifida) oder des Verdauungstraktes (Ösophagus-, Darmatresie)
- Plazentare Ursachen: z. B. bei Hämangiom der Plazenta
- Gehäuftes Auftreten bei Mehrlingen
- Die Ursache ist nicht immer feststellbar (idiopathisches Hydramnion).

Diagnostik

- Uterus größer als dem Gestationsalter entsprechend
- Abdomen prall, gespannt, Uterus druckempfindlich, derb
- Abnorme Beweglichkeit des Kindes, Lageanomalien, die Kindsteile sind schwierig oder nicht zu tasten.
- Sonographie

Klinischer Verlauf und Symptome

- Meist nach der 24. SSW auftretend
- **Chronisch**: allmähliche Zunahme der Fruchtwassermenge über Wochen
- **Akut**: Fruchtwasserzunahme innerhalb von wenigen Tagen, Entwicklung eines bedrohlichen Beschwerdebildes mit erheblichen Kompressionserscheinungen im Abdomen, Erbrechen, Subileus, Oligurie, Schmerzen, Kurzatmigkeit, Zyanose und Unruhe
- Vermehrte Striaebildung, Varikosis, Ödeme

Geburtshilfliche Komplikationen

- Lageanomalien
- Vorzeitige Wehentätigkeit
- Vorzeitiger Blasensprung
- Vorfall der Nabelschnur
- Vorzeitige Plazentalösung nach Abfließen des Fruchtwassers

- Wehenschwäche, protrahierter Geburtsverlauf
- Atonie

Therapie

- Eine ursächliche Behandlung ist nur selten möglich (z. B. bei Diabetes mellitus).
- Bei einem akuten Hydramnion erreicht man eine Volumenverminderung durch eine transabdominale Amniozentese. Dabei ist eine langsame Druckentlastung wichtig (Gefahr von vorzeitiger Wehentätigkeit und Plazentalösung).
- Bei kindlichen Fehlbildungen erfolgt eine individuelle Festlegung von Geburtstermin und -modus

4.12 Oligohydramnion

Definition

Fruchtwassermenge < 200 ml, im Extremfall kann das Fruchtwasser fehlen (Anhydramnie).

Ursachen

- Fehlbildungen der fetalen Nieren (Aplasie, polyzystische Nieren) und der ableitenden Harnwege (Verschluss)
- Plazentainsuffizienz
- Übertragung
- Vorzeitiger Blasensprung

Diagnostik

- Uterus kleiner als dem Gestationsalter entsprechend
- Wenig Kindsbewegungen
- Sonographie

Komplikationen

- Mangelnde Ausbildung der Lungen (Lungenhypoplasie)
- Fehlstellung der Extremitäten durch die intrauterine Zwangshaltung
- Fetale Wachstumsretardierung

Therapie

- Evtl. Auffüllen der Amnionhöhle mit physiologischer Kochsalzlösung
- Nach Fehlbildungen fahnden
- Prognose einschätzen und Geburtsleitung festlegen

4.13 Trophoblasttumoren
4.13.1 Blasenmole

Definition

Erkrankung der Chorionzotten mit blasigen traubenartigen Auftreibungen bis Bohnengröße. Der Fetus fehlt oder ist abgestorben. Bei einer partiellen Blasenmole ist ein Austragen der Schwangerschaft möglich.

Symptome

- Der Uterus ist größer als dem Gestationsalter entsprechend und sehr weich.
- Keine Vitalitätszeichen
- Hohe HCG-Spiegel
- Uterine Blutung, Abgang von „Bläschen"
- Wehenartige Schmerzen
- Häufig Hyperemesis
- Bildung von Ovarialzysten (Luteinzysten)

Therapie

- Spontanausstoßung auslösen, Uterusinhalt absaugen, Nachkürettage
- HCG-Spiegel über Wochen nachkontrollieren

Komplikationen

- Lebensbedrohliche Blutung
- Perforationsgefahr bei der Kürettage
- Unvollständige Uterusentleerung
- Entwicklung eines Chorionkarzinoms

4.13.2 Chorionepitheliom (Chorionkarzinom)

Definition

Neubildung von Trophoblastgewebe, das im Anschluss an eine Blasenmole, nach einem Abort, während oder nach einer normalen Schwangerschaft auftritt und als bösartige Geschwulst in die Umgebung einwächst und Metastasen bildet.

Symptome

- Unregelmäßige, anhaltende Blutung nach einer Blasenmole, einer Abortausräumung oder im Wochenbett
- Mangelhafte Uterusrückbildung, großer, weicher Uterus
- Hohe HCG-Spiegel
- Metastasierung in Lunge, Vagina und Vulva, auch in Leber und Gehirn mit entsprechender Symptomatik

Therapie

- Zytostatika (Chemotherapie)

4.14 Hyperemesis gravidarum

Definition

Häufiges, nicht stillbares Erbrechen im 1. Trimenon

Ursachen

- Endokrine Faktoren: hohe HCG-Spiegel (besonders bei Mehrlingen und Blasenmole)
- Psychische Faktoren: Ängste, Verunsicherung, Ablehnung der Schwangerschaft

Symptome

- Erbrechen (häufiger als 5mal pro Tag)
- Rasche Gewichtsabnahme
- Exsikkose durch Flüssigkeitsverlust, trockene Zunge, Durst
- Mundgeruch (Azeton)
- Temperaturanstieg
- Verschlechterung des Allgemeinzustandes: Ikterus, Oligurie, Schläfrigkeit, Bewusstseinsstörungen bis zum Koma möglich
- Pathologische Laborwerte: Elektrolytverschiebungen, Anstieg der Leberwerte, Nachweis von Ketonkörpern (Azeton), Hk-Anstieg

Therapie

- Klinikeinweisung
- Nahrungskarenz
- Infusionstherapie: Flüssigkeit, Aminosäuren, Kohlenhydrate, Elektrolyte
- Antiemetika
- Psychotherapie

4.15 Hypertensive Erkrankungen in der Schwangerschaft (Gestosen)

Definition

Blutdruckerhöhung in der Schwangerschaft mit oder ohne Proteinurie, in schweren Fällen mit Krämpfen, gefolgt von Bewusstlosigkeit (Eklampsie)
Synonyma: Spätgestose, EPH-Gestose (E = Ödeme, P = Proteinurie, H = Hypertonie), Schwangerschaftstoxikose u.a.

Häufigkeit

- Schwangerschaftshypertonie/Präeklampsie: bei 5–7% aller Schwangeren
- Eklampsie: 0,03–0,1%
- HELLP-Syndrom: ca. 0,3%

Begünstigende Faktoren

- Erstgebärende, junge Schwangere (meist Schwangerschaftshypertonie oder Präeklampsie)
- Ältere Schwangere (meist chronische Hypertonie, Pfropfgestose)
- Mehrlingsschwangerschaften, Blasenmole, Hydramnion (meist Schwangerschaftshypertonie, Präeklampsie)
- Vorbestehende Erkrankungen wie Hypertonie, Nierenleiden, Lebererkrankungen, Diabetes mellitus (meist Pfropfgestose)
- Adipositas
- Familiäre Disposition

Einteilungsprinzipien

- Hypertonie: wichtigster Befund, der bei allen Krankheitsformen nachweisbar ist
- Proteinurie: weiteres objektiv messbares Zeichen mit eigenem Krankheitswert, daher separate Klassifikation
- Krämpfe und HELLP-Syndrom sind Sonderformen.

- Ödeme bleiben in der modernen Einteilung unberücksichtigt
- Klassifikation und Definitionen (s. Tab. 4.2)

Symptome

- **Hypertonie (Leitsymptom)**: diastolischer Blutdruckwert ≥ 90 mm Hg noch nach vierstündiger Ruhe nachweisbar (frühere Definition: Blutdruck ≥ 140/90 mm Hg)
- **Proteinurie**: > 0,3 g/l im 24 h-Urin oder > 1 g/l im Mittelstrahl- oder Katheterurin
- **Ödeme**: sind nur von geringem Krankheitswert, da Ödeme bei 50–80% aller gesunden Schwangeren vorkommen. Bei einer Gewichtszunahme von > 500 g pro Woche stellen sie jedoch einen Risikohinweis dar.
- **Laborwerte**: Anstieg von Transaminasen, Bilirubin, Harnsäure, Hk-Wert, Abfall von Thrombozyten, Serumalbumin
- Bei **drohender Eklampsie** zusätzlich: zerebrale Symptome (Unruhe, Kopfschmerzen, Ohrensausen, Schwindel), Augensymptome (Flimmern, Doppeltsehen, Gesichtsfeldeinschränkung, Blindheit), gastrointestinale Symptome (Schmerzen im Oberbauch, Übelkeit, Erbrechen)
- Bei **Eklampsie**: maximaler Blutdruckanstieg, tonisch-klonische Krämpfe, Zyanose, Bewusstlosigkeit, Koma, Zungenbiss
- Bei **HELLP-Syndrom**: Schmerzen im rechten Oberbauch

Schweregrade

- **Leichte Form**: Blutdruck maximal 160/100 mm Hg, Proteinurie 0,3 – 1 g/l im 24 h-Urin, übrige Laborparameter im Normbereich
- **Schwere Form**: Die Symptome der leichten Form werden überschritten, ferner generalisierte Ödeme, Oligurie (Urinausscheidung < 400 ml in 24 h), Hämokonzentration (Hk > 40), zerebrale, Augen- und/oder intestinale Symptome, drohende Eklampsie, pathologische Laborwerte.
- **Eklampsie**
- **HELLP-Syndrom**

Tab. 4.2 Klassifikation hypertensiver Erkrankungen in der Schwangerschaft

Bezeichnung	Definition	Zeitliches Auftreten
Schwangerschaftshypertonie (Synonyma: Schwangerschaftshochdruck, Gestationshypertonie, schwangerschaftsinduzierte Hypertonie – SIH)	Hypertonie ohne Proteinurie	nach der 20. SSW, längstens 6 Wochen post partum andauernd
Präeklampsie	Hypertonie und Proteinurie	nach der 20. SSW, längstens bis 6 Wochen post partum andauernd
Sonderformen:		
Eklampsie	Präeklampsie mit tonisch-klonischen Krämpfen	Spätschwangerschaft, unter der Geburt, im Wochenbett
HELLP-Syndrom	Sonderform mit Hämolyse, erhöhten Leberenzymen und niedrigen Thrombozytenzahlen	Spätschwangerschaft
Chronische Hypertonie	Hypertonie schon vor Eintritt der Schwangerschaft	bei Feststellung der Gravidität, auf jeden Fall vor der 20. SSW, über die 6. Woche post partum hinaus fortbestehend
Pfropfgestose Pfropfhochdruck Pfropfpräeklampsie	Verschlechterung einer vorbestehenden Hypertonie mit zusätzlicher Proteinurie	vor der 20. SSW, über das Wochenbett hinausreichend
Sonstige hypertensive Komplikationen	chronische Nierenerkrankungen, Lupus erythematodes u.a. mit hinzutretender Hypertonie	während der gesamten Schwangerschaftsdauer, im Wochenbett und darüber hinaus

Folgen

- **Minderdurchblutung lebenswichtiger Organe** aufgrund eines gesteigerten peripheren Gefäßwiderstandes (Arteriolenspasmus), einer Hämokonzentration und der Entwicklung von Mikrothromben
- Zunächst gesteigerte Blutgerinnung (disseminierte intravasale Gerinnung, DIC) mit der Gefahr einer nachfolgenden Gerinnungsstörung durch Fibrinmangel (Verbrauchskoagulopathie)
- **Gehirn**: Ödem, Blutungen, Bildung von Fibrinthromben, lokale Gewebszerstörungen (Nekrosen), eklamptische Anfälle
- **Augenhintergrund**: Ödeme, Blutungen; klinisch: Doppeltsehen, Blindheit
- **Niere**: Proteinurie, Oligurie, Anurie
- **Leber**: Ikterus, HELLP-Syndrom, Blutungen unter die Leberkapsel, Nekrosen
- **Plazenta**: Fibrinablagerung, Infarktbildung, Plazentainsuffizienz, vorzeitige Lösung
- **Fetus**: Wachstumsretardierung, Frühgeburt, Hypoxie, intrauteriner Fruchttod, hohe perinatale Mortalität

Diagnostik

Der Umfang der Diagnostik hängt vom Schweregrad ab.
- Blutdruckmessung mehrmals täglich, 24 h-Blutdruckprofil
- Urinkontrolle (24 h-Urin): Eiweiß, Zucker, Sediment
- Ödeme, Körpergewicht, Gewichtszunahme kontrollieren
- Beurteilung des Augenhintergrundes
- Bilanzierung von Einfuhr und Ausfuhr
- Labor: Hb, Hk, Thrombozyten, Gesamteiweiß, Albumin, Blutzucker, Elektrolyte, Kreatinin, Harnsäure, Leberwerte (ALAT, ASAT), Gerinnungsstatus
- Fetaler Zustand: CTG mehrmals täglich (evtl. Stresstest), Sonographie wöchentlich (Wachstum, Fruchtwassermenge, Bewegungsmuster, Blutflussmessungen)

Therapie

- **Leichte Form**
  - Versuch einer ambulanten Behandlung
  - Körperliche Schonung, Ausschaltung von Stress
  - Arbeitsunfähigkeit, Ruhe, Bettruhe, eiweißreiche Kost
  - Orale Therapie mit Magnesium
  - Kontrolle zwei- bis dreimal wöchentlich
- **Schwere Form und/oder Risikofaktoren** (vorbestehende mütterliche Erkrankung, Mehrlinge, intrauterine Wachstumsretardierung, frühes Gestationsalter)
  - Immer stationäre Behandlung
  - Bettruhe in Seitenlage
  - Eiweißreiche Kost
  - Medikamentöse Blutdrucksenkung mit unterschiedlichen Angriffspunkten und unterschiedlich raschem Wirkungseintritt: Dihydralazin (s. Kap. 13.6), Urapidil, Nifedipin oder α-Methyldopa
  - Krampfprophylaxe (Sedierung): Magnesium (s. Kap. 13.8), Diazepam (s. Kap. 13.5)
  - Infusionstherapie zur Entwässerung des Gewebes, Verbesserung der Mikrozirkulation und Eiweißsubstitution (Osmo-onko-Therapie)
  - Bei Therapieresistenz und/oder fetaler Gefährdung indizierte Geburtseinleitung, ggf. nach Lungenreifeinduktion
- **Eklampsie**
  - Krampfanfall beseitigen, weitere Anfälle verhindern: Diazepam (s. Kap. 13.5), Magnesiumsulfat (s. Kap. 13.8)
  - Blutdrucksenkung: Dihydralazin (s. Kap. 13.6) ggf. Diazoxid
  - Diurese in Gang bringen bzw. aufrechterhalten durch 20% Humanalbumin und/oder Mannitol-Lösung (15%, 20%) i.v., evtl. Furosemid
  - Baldige Schwangerschafts-/Geburtsbeendigung: Sectio oder vaginale Entbindung mit Verkürzung der Austreibungsperiode; keine Sectio während des Anfalls. Das Leben der Mutter steht im Vordergrund!
  - Neonatologen informieren

> **Achtung**:
> Ein eklamptischer Anfall bedeutet eine akute Lebensgefahr durch Aspiration und Atemstillstand. Eine intensivmedizinische Behandlung und Überwachung ist immer erforderlich!

- **Allgemeine und pflegerische Maßnahmen bei einer Eklampsie**
  - Legen eines venösen Zugangs
  - Sitzwache
  - Äußere Reize vermeiden (dunkles Zimmer, keine Geräusche)
  - Nahrungskarenz
  - Kurzfristige Blutdruckkontrolle in 5–10 min Abstand
  - Zentralvenendruck kontrollieren
  - Pulskontrolle
  - Gummikeil bereitlegen
  - Atemwege frei halten, Beatmungsgerät bereitstellen
  - Atemfrequenz auszählen, sie sollte 14–16/min nicht unterschreiten.
  - Mundpflege, Absaugen
  - Infusion kontrollieren
  - Dauerkatheter
  - Bilanzierung von Ein- und Ausfuhr, Urinausscheidung nicht < 20–25 ml/h
  - Überwachung des Feten
  - Protokoll führen
- **HELLP-Syndrom**
  - Sonderform der Präeklampsie mit Hämolyse (H = hemolysis), erhöhten Leberenzymen (EL = elevated liver enzymes) und niedrigen Thrombozytenzahlen (LP = low platelet count)
  - **Leitsymptome**: Schmerzen im Oberbauch (rechts), Übelkeit mit und ohne Erbrechen, ggf. Kopfschmerzen und Sehstörungen
  - Sofortige Klinikeinweisung, ggf. Perinatalzentrum
  - Intensivüberwachung: klinisch, laborchemisch, medizintechnisch
  - Intensivtherapie, rasche Schwangerschaftsbeendigung
  - Konservativer (abwartender) Behandlungsversuch bei niedrigem Gestationsalter (< 32 SSW) zur Schwangerschaftsverlän-

gerung (mit Glukokortikosteroiden, Plasmavolumen-Expansion u.a.)
- **Komplikationen**: Gerinnungsstörung, allgemeine Blutungsneigung, vorzeitige Plazentalösung, Nierenversagen, Leberruptur, Schocklunge
- Hohe Rate operativer Entbindungen (Sectio)
- Hohe perinatale und mütterliche Mortalität!

4.16 Vena cava inferior-Syndrom

Definition

Bei Schwangeren in Rückenlage auftretende Schocksymptomatik und fetale Bradykardie durch Druck des Uterus auf die untere Hohlvene mit Behinderung des venösen Rückstroms zum Herzen
Synonyma: Vena cava-Kompressionssyndrom, Rückenlage-Schock-Syndrom, Hypotensivsyndrom

Vorkommen

- In der Spätschwangerschaft und unter der Geburt

Symptome

- **Mutter**: Blutdruckabfall, Pulsanstieg, Schweißausbruch, Blässe, Atemnot, Schwindel, Schwarzwerden vor den Augen, Bewusstseinsverlust
- **Kind**: Bradykardie, prolongierte Dezeleration („Badewannen"-CTG)

Therapie

- Linksseitenlagerung

Achtung:
Zur Vermeidung des Vena cava inferior-Syndroms während einer Sectio caesarea muss die Patientin in linker Seitenlage von 15° auf dem Operationstisch gelagert werden!

4.17 Schwangerschaft und internistische Erkrankungen (Auswahl)

Allgemeines

- Diagnose und Therapie der Erkrankung(en) sind ärztliche Aufgaben.
- Häufig ist eine interdisziplinäre Zusammenarbeit zwischen Geburtshelfer und Ärzten anderer Fachrichtungen notwendig.
- Die Erkrankung kann bereits vor der Schwangerschaft bestehen (präexistent) oder erst während der Gravidität auftreten.
- Nicht gestationsbedingte Erkrankungen können ihren Verlauf und ihre Prognose durch die Schwangerschaft ändern.
- Umgekehrt können Schwangerschaft und Geburtsverlauf durch die nicht gestationsbedingten Erkrankungen beeinflusst werden (z. B. Diabetes mellitus).
- Eine Schwangerschaft schränkt die diagnostischen (z. B. Röntgen) und therapeutischen Möglichkeiten ein (nicht alle Medikamente sind einsetzbar).
- Bei einer vitalen Bedrohung kann ein Schwangerschaftsabbruch indiziert sein (medizinische Indikation).
- Wichtige Erkrankungen sind im Mutterpass registriert.

4.17.1 Herzkrankheiten

- **Grundsatz**: Das schwangerschaftsbedingte zusätzliche Risiko hängt im wesentlichen von der Leistungsfähigkeit der herzkranken Patientin vor der Schwangerschaft ab und nicht von der Art der Herzkrankheit.
- **Häufigkeit**: 1–3 % der Schwangeren sind herzkrank.

Tab. 4.3 Körperliche Leistungsfähigkeit bei Herzerkrankungen und geburtshilfliches Risiko (Einteilungsschema nach der New York Heart Association – NYHA)

Schweregrad	Leistungsfähigkeit/Geburtshilfliches Risiko
I	Keine Einschränkung der körperlichen Leistungsfähigkeit Die Schwangerschaft bedeutet nur ein gering gesteigertes Risiko.
II	Leichte bis mäßige Leistungseinschränkung bei stärkerer körperlicher Aktivität Bei ausreichender Überwachung besteht nur ein gering gesteigertes Risiko für die Schwangere.
III	Deutliche Einschränkung der körperlichen Leistungsfähigkeit (Dekompensation) schon bei leichter körperlicher Aktivität Die Schwangerschaft stellt eine schwere Belastung dar, die Müttersterblichkeit ist erhöht.
IV	Einschränkungen der körperlichen Leistungsfähigkeit schon in Ruhe (Dekompensation) Von einer Schwangerschaft ist abzuraten, ein Schwangerschaftsabbruch (medizinische Indikation) dringend zu empfehlen.

Besonderheiten der Überwachung von Schwangerschaft und Geburt

- Enge Zusammenarbeit mit dem Internisten
- Medikamentöse Behandlung (herzwirksame Medikamente, Diuretika, Antikoagulantien, Antibiotika)
- Großzügige stationäre Überwachung
- **28.–34. SSW**: Klinikeinweisung, weil das Maximum der physiologischen Mehrbelastung von Herz und Kreislauf zur Dekompensation führen kann
- **2–3 Wochen vor dem Termin**: stationäre Aufnahme zur präpartalen Kontrolle und Liegekur, ggf. primäre Sectio
- **Eröffnungsperiode**: kardiologisches Intensivmonitoring, Schmerzreduktion (evtl. Periduralanästhesie), möglichst keine Wehenmittel, Minimierung der geburtsbedingten Kreislaufbelastung
- **Austreibungsperiode**: Forzeps zur Vermeidung des Mitpressens

- **Nachgeburtsperiode**: Vermeidung eines stärkeren Blutverlustes, aktive Leitung der NGP
- **Wochenbett**: Bettruhe; Gefahr der Dekompensation (Lungenödem) durch den vermehrten Rücktransport von venösem Blut aus dem uterinen Gefäßbett und den unteren Extremitäten sowie durch den Rückstrom des eingelagerten Körperwassers in das Gefäßsystem

4.17.2 Pyelonephritis gravidarum

Allgemeines

- Häufigkeit: ca. 2 % aller Schwangeren
- Überwiegend im 2. und 3. Trimenon auftretend
- Die Dilatation der Harnwege mit Verlangsamung des Urinabflusses (hormonell und mechanisch bedingt) begünstigt die Entstehung einer Pyelonephritis.
- Eine asymptomatische Bakteriurie (4–7 % aller Schwangeren) und Zystitis gehen der Erkrankung häufig voraus.
- Katheterbenutzung birgt das Risiko der Keimverschleppung.
- Vorbestehende Nierenerkrankungen erfordern engmaschige Kontrollen in der Schwangerschaft.

Symptome

- Plötzlich auftretende hohe Temperaturen (> 38 °C), evtl. mit Schüttelfrost
- Flankenschmerz, Schmerzen in der Nierengegend (rechts häufiger als links)
- Schlechter Allgemeinzustand
- Auch eine asymptomatische Bakteriurie oder eine chronische Verlaufsform ist möglich.

Diagnostik

- Klopfempfindliches Nierenlager
- Harnsediment, Urinkultur, Erreger- und Resistenzbestimmung

- Blutbild, Blutsenkung, Kreatinin im Serum
- Nierensonographie (Form und Größe der Nieren, Steine, Harnstau)
- Ein- und Ausfuhr kontrollieren

Folgen

- Vorzeitige Wehentätigkeit, Frühgeburt
- Pfropfgestose
- Pyonephrose, Urosepsis
- Hohe Rezidivrate
- Chronische Pyelonephritis, Schrumpfniere

Therapie

- Stationäre Einweisung
- Bettruhe
- Feuchtwarme Nierenwickel
- Reichlich trinken
- Antibiotika, möglichst nach Resistenzbestimmung

4.17.3 Leberkrankheiten (einschließlich schwangerschaftsspezifischer Erkrankungen)

Intrahepatische Cholestase (idiopathischer Schwangerschaftsikterus)

- Häufigkeit: 0,2%, im 3. Trimenon auftretend
- Ursache unklar
- **Symptome**: leichter Ikterus, Juckreiz, Müdigkeit
- Labor: mäßige Erhöhung von Transaminasen, Gallensäuren und Bilirubin, Erhöhung der γ-Glutamyltransferase und der alkalischen Phosphatase
- Perinatales Risiko: erhöhte Frühgeburtenrate, Wachstumsretardierung

4.17 Schwangerschaft und internistische Erkrankungen (Auswahl)

- Eine medikamentöse Behandlung ist möglich.
- Im Wochenbett kommt es zu einer spontanen Rückbildung.

Achtung: von Virushepatitis abgrenzen!

Gallenkolik

- Das Risiko einer teilweisen oder kompletten Verlegung der Gallenwege durch Steine (Cholelithiasis) ist infolge des Uteruswachstums erhöht.
- **Symptome**: krampfartige Schmerzen im rechten Ober- und Mittelbauch, die in die rechte Schulter und in den Rücken ausstrahlen, ggf. Übelkeit, Erbrechen, leichter Ikterus (bei einem kompletten Verschluss zunehmend), Temperaturerhöhung
- **Diagnostik**:
  - Anamnese: frühere Gallenkoliken, heller Stuhl und dunkler Urin
  - Klinik: lokaler Druck- und Klopfschmerz
  - Labor: Bilirubin, Enzyme, Elektrolyte, Blutbild, Gerinnnungs-, Urinstatus
  - Oberbauchsonographie
- **Therapie**: analgetisch, spasmolytisch, feucht-warme Wickel, Nahrungskarenz, nach der Schwangerschaft evtl. operative Entfernung der Gallenblase

Virushepatitis

Siehe Kap. 4.18.3

HELLP-Syndrom

Siehe Kap. 4.15

Akute Schwangerschaftsfettleber

- Seltene, schwere Komplikation
- Ursache unklar, vermutlich gibt es Beziehungen zur Präeklampsie.

- Hohe mütterliche und fetale Mortalität
- **Symptome**: Übelkeit, Erbrechen, Schmerzen im Oberbauch, Ikterus, später Nieren- und Leberversagen, Gerinnungsstörungen, Bewusstseinsstörungen bis zum Koma
- Labor: stark pathologische Leber- und Gerinnungswerte, schwere Beeinträchtigung der Leberfunktion
- **Therapie**: intensivmedizinisch, Schwangerschaftsbeendigung

4.17.4 Diabetes mellitus

Diabetes-Formen in der Schwangerschaft

- **Gestationsdiabetes**: Kohlenhydratstoffwechselstörung nur während der Schwangerschaft nachweisbar; mütterliche und kindliche Komplikationen ähnlich wie bei manifestem Diabetes
  Häufigkeit: 3–12% der Schwangeren
- **Manifester Diabetes**: Erkrankung bereits vor der Schwangerschaft bestehend, häufig Verschlechterung der diabetischen Stoffwechsellage während der Gravidität
  Häufigkeit: 0,3–0,5% der Schwangeren

Ausschluss einer Kohlenhydratstoffwechselstörung mit einem oralen Glukosetoleranztest bei

- Familiärer Diabetesbelastung
- Vorangegangener Schwangerschaft mit übergewichtigem Kind (> 4000 g)
- Zustand nach perinatal verstorbenem oder fehlgebildetem Kind
- Adipositas
- Glukosurie
- Präeklampsie
- Riesenkind (Makrosomie)
- Hydramnion

Mütterliche Komplikationen

- Verschlechterung der diabetischen Stoffwechsellage, Hypo- und Hyperglykämie möglich

4.17 Schwangerschaft und internistische Erkrankungen (Auswahl)

- Beschleunigung diabetischer Früh- und Spätkomplikationen (Augen, Nieren)
- Gehäuftes Auftreten von Harnwegsinfekten, Pyelonephritis
- Pfropfgestose (Präeklampsie)
- Neigung zu Pilzinfektionen von Vulva und Vagina

Kindliche Komplikationen

- Diabetische Embryopathie (erhöhte Fehlbildungsrate)
- Diabetische Fetopathie (Makrosomie, Geburtsgewicht > 4000 g, „Vollmondgesicht", verzögerte Organreifung)
- Erhöhte perinatale Mortalität (Plazentainsuffizienz, intrauteriner Fruchttod ab der 34. SSW)
- Frühgeburt
- Hydramnion
- Intranatal: Geburtsverletzungen (Schulterdystokie)
- Postnatal: Adaptationsstörungen, Hypoglykämie, Atemnotsyndrom, Hypokalzämie, Ikterus neonatorum, Azidoseneigung

Schwangerenbetreuung bei Diabetes mellitus (Prinzipien)

- Enge Zusammenarbeit mit dem Internisten
- Diätberatung, normoglykämische Diabeteseinstellung
- Genauigkeit von Blutzuckerselbstkontrollen überprüfen
- Eine optimale Diabetesbehandlung reduziert die Komplikationsrate, der Insulinbedarf steigt während der Schwangerschaft an.
- Früherkennung der mütterlichen und kindlichen Komplikationen
- Frühzeitige stationäre Aufnahme bei Komplikationen
- Stationäre Beobachtung in den letzten Wochen der Schwangerschaft
- Individuelle Festlegung von Entbindungstermin und Geburtsmodus (meist indizierte Geburtseinleitung, keine Terminüberschreitung)
- Intensivbetreuung des Neugeborenen durch den Neonatologen
- Die Änderung des Insulinbedarfs im Wochenbett erfordert eine Neueinstellung des Diabetes.
- Stillen ist im Allgemeinen erlaubt.

4.18 Infektionskrankheiten in der Schwangerschaft

Obligate Infektionsdiagnostik laut MuSchR

- Lues-Suchreaktion
- Bestimmung des Immunstatus bei Röteln
- HBsAg-Nachweis nach der 32. SSW (möglichst nahe am Termin)
- Zervixabstrich auf Chlamydien

Zusätzliche Diagnostik ist angezeigt bei

- Kontakt der Schwangeren mit erkrankten Personen
- Tierkontakt (Toxoplasmose, Listeriose)
- Unklaren Beschwerden wie Fieber, allgemeiner Abgeschlagenheit, Exanthem, Nierenbeschwerden, Durchfall, Lymphknotenschwellung
- Intrauteriner Wachstumsretardierung (Röteln, Zytomegalie, Toxoplasmose u.a.)
- Amnioninfektionssyndrom (Listeriose)
- Fehl-, Früh-, Totgeburten
- Kindern mit angeborenen (konnatalen) Erkrankungen und Fehlbildungen
- Auf freiwilliger Basis: HIV-Test

Beachte:
Der Nachweis einer Infektion der Mutter bedeutet nicht, dass auch der Fetus in jedem Fall infiziert ist.

Wichtigste pränatale/intranatale Infektionen – STORCH-Komplex

- **S** = Syphilis (Lues)
- **T** = Toxoplasmose
- **O** = Others (andere): Virushepatitis, Varizellen, Masern, Mumps, Ringelröteln (Parvovirus B19), B-Streptokokken, Chlamydien, Listeriose, HIV-Infektion (AIDS) u.a.

- **R** = Röteln
- **C** = Zytomegalie
- **H** = Herpes simplex

Untersuchungsmaterial

- Mütterliches Blut (Serum)
- Abstriche: Rachen, Zervix, Vagina und Lochien
- Stuhl, Urin der Mutter
- Fetalblut nach Kordozentese
- Fruchtwasser nach einer transabdominalen Amniozentese
- Post partum: kindliches Blut (Nabelschnur), Eihäute und Plazentagewebe

Diagnostische Methoden

- Erregernachweis (Zytomegalie, Herpes simplex, Listeriose, Chlamydien, Lues u.a.)
- Antigennachweis (HBsAg, Chlamydien)
- Antikörpernachweis qualitativ und quantitativ (Titer): direkter Nachweis von IgM- und IgG-Antikörpern, Nachweis mit Hilfe einer Antigen-Antikörper-Reaktion als Immunfluoreszenz-Test (IFT), Komplementbindungsreaktion (KBR), Hämagglutinations-Hemmungstest (HAH), Enzym-Test (RIA, ELISA) u.a.
- Titer-Verlaufskontrollen

4.18.1 Syphilis (Lues)

Infektionsübertragung

- Erreger: Treponema pallidum (Bakterium)
- Übertragung durch sexuellen Kontakt, Schleimhautkontakt
- Übertritt auf den Feten transplazentar oder unter der Geburt

Erkrankung der Mutter

- Verlauf der Infektion in Stadien

- Primäraffekt mit Geschwürsbildung an der Eintrittspforte und Schwellung regionaler Lymphknoten
- Sekundärstadium: Hautausschlag (syphilitisches Exanthem), Schleimhautdefekte, im Genitalbereich Condylomata lata (breite Warzen)
- Spät-, Tertiärstadium: unterschiedliche Verlaufsformen

Folgen für den Fetus/das Kind

- Spätabort, Tot- oder Frühgeburt
- **Angeborene Lues (Lues connata)**: syphilitischer Schnupfen, Blasenbildung (Pemphigus) an Handtellern und Fußsohlen, Hornhauterkrankung des Auges (Keratitis), Hydrops fetalis, Vergrößerung von Leber und Milz, Anämie, Sattelnase, Zahnfehlbildungen, Schwerhörigkeit

Diagnostik

- Serologischer Suchtest ist vorgeschrieben (MuSchR).
- Bei positivem Test: Bestätigung der Infektion durch weitere Untersuchungen

Therapie

- Antibiotika

4.18.2 Toxoplasmose

Infektionsübertragung

- Erreger: Toxoplasma gondii (einzelliger Parasit)
- Hohe Durchseuchungsrate in der Bevölkerung (ca. 50%)
- Übertragung durch infizierte Tiere (Katzen, andere Haustiere, Schlachttiere) oder durch den Genuss von rohem Fleisch
- Eine Gefahr für den Feten besteht nur bei einer primären Toxoplasmose-Erkrankung (Erstinfektion) der Mutter während der Gravidität (Parasitämie).

- Das Risiko einer fetalen Infektion steigt mit dem Schwangerschaftsalter an, das Schädigungsrisiko nimmt dagegen im Verlauf der Gravidität ab.
- Schwer wiegende kindliche Schäden treten demzufolge eher bei einer Infektion vor der 20. SSW auf.

Symptome bei der Mutter

- Uncharakteristische Erkältungssymptome (Fieber, Abgeschlagenheit, Durchfall)
- Lymphknotenschwellung

Folgen für das Kind

- Klassische Trias: Hydrozephalus, Chorioretinitis (Auge), intrazerebrale Verkalkungen (Gehirn)
- Leber-, Milzvergrößerung, Ikterus
- Myokarditis, Enzephalitis
- Fetale Wachstumsretardierung
- Intelligenzdefekt

Diagnostik

- Toxoplasmose-Antikörpersuchtest bei der Mutter
- Spezifischer IgM-Nachweis aus dem Nabelschnurblut (Kordozentese)
- Sonographische Feindiagnostik

Therapie

- Medikamentöse Therapie möglich
- Keine Indikation zur Abruptio

4.18.3 Hepatitis (Virushepatitis)

Formen und Infektionsübertragung

- **Hepatitis-B-Virus**:
  - Übertragung parenteral durch Blut und Körpersekrete
  - Die akute Hepatitis B ist in der Schwangerschaft relativ selten, aber 0,5 % der deutschen und 5 % der ausländischen Schwangeren in Deutschland sind HBsAg-positiv und damit mögliche Hepatitis-B-Virus-Dauerträger.
  - Die Infektion des Feten erfolgt meist erst sub partu.
- **Hepatitis-A-Virus** und **Hepatitis-C-Virus**:
  - Übertragung fäkal-oral
  - Ein Einfluss auf den Fetus ist nicht bekannt.

Erkrankung der Mutter (Hepatitis B)

- Akute und chronische Verlaufsform
- Allgemeines Krankheitsgefühl, Müdigkeit
- Muskel- und Gelenkschmerzen, leichtes Fieber
- Ikterus, Leberzirrhose

Folgen für den Fetus/das Kind

- Erhöhte Abort- und Frühgeburtenrate; Totgeburtenrate nur bei akuter Hepatitis während der Schwangerschaft erhöht
- Chronischer Trägerstatus (auch bei chronischer Infektion der Mutter)
- Chronischer Verlauf: chronische Hepatitis, Zirrhose, Leberkarzinom

Diagnostik (Screening)

- HBsAg-Nachweis nach der 32. SSW, möglichst nahe am Termin (MuSchR)
- Nachweis des HBe-Antigens und weiterer Marker

Besonderheiten bei Schwangeren mit positivem HBsAg

- Besondere Hygiene-Maßnahmen: Handschuhe, wegwerfbare Bekleidung tragen, Einwegmaterialien
- Kein internes CTG (Kopfschwartenelektrode), keine fetale Blutgasuntersuchung (Gefahr der Infektion über Verletzungsstellen)
- Mütterliches Blut, Plazenta und Nabelschnurblut als infektiös ansehen
- Das Neugeborene sollte unmittelbar nach der Geburt aktiv und passiv gegen Hepatitis B geimpft werden.
- Stillen: nach Immunisierung erlaubt

4.18.4 Chlamydieninfektion

Infektionsübertragung

- Erreger: Chlamydia trachomatis (Bakterium)
- Häufigkeit: ca. 10 %
- Übertragung: durch sexuellen Kontakt
- Die Zervix ist Eintrittspforte, Keimreservoir und Infektionsquelle für aszendierende Infektion des Kindes unter der Geburt.

Folgen für die Mutter

- Meist symptomloser Verlauf
- Beschwerden beim Wasserlassen, Zervizitis, Kontakt- und Zwischenblutungen
- Bei Nichtschwangeren: Endometritis, Salpingitis (Extrauteringravidität), tubare Sterilität
- Bei Schwangeren: vorzeitiger Blasensprung, Gefahr einer Frühgeburt, Chorioamnionitis
- Im Wochenbett: Endometritis

Folgen für das Neugeborene

- Infektion des Nasen-Rachenraumes und der Augenbindehäute (eitrige Konjunktivitis), Gefahr der Hornhautentzündung

- Pneumonie
- Selten: Gedeihstörungen, Mittelohrentzündung, Vulvovaginitis

Diagnostik

- Zervixabstrich bei Feststellung der Schwangerschaft vorgeschrieben (MuSchR)
- Erreger-, Antigennachweis

Therapie

- Antibiotika, Partnerbehandlung

4.18.5 Listeriose

Infektionsübertragung

- Erreger: Listeria monocytogenes (Stäbchenbakterium)
- Übertragung: Schmutz-, Schmierinfektion, infizierte Nahrungsmittel (Fleisch, Milch, Butter, Quark, Käse)
- Infektion des Feten über die Plazenta (transplazentar) oder unter der Geburt

Symptome bei der Mutter

- Fieberhaftes, grippeähnliches Krankheitsbild (Schüttelfrost, Kopf-, Gliederschmerzen)
- Durchfall
- Lymphknotenschwellung
- Harnwegsinfekt
- Amnioninfektionssyndrom

Folgen für den Fetus/das Kind

- Fieberhafter Abort, Tot- oder Frühgeburt
- Schwerkrankes Neugeborenes: Sepsis, papulöses Exanthem (entzündliche Knötchen) am ganzen Körper, Meningitis, Trinkschwäche, Erbrechen, Krämpfe

Diagnostik

- Erregernachweis in Blut, Harn, Fruchtwasser, Nabelschnurblut, Plazenta, Zervixabstrich oder Lochialsekret

Therapie

- Antibiotika

4.18.6 HIV-Infektion (AIDS)

Infektionsübertragung

- Erreger: Humanes Immunschwäche-Virus (human immunodeficiency virus, HIV); das HIV, von dem die Varianten HIV-1 und HIV-2 bekannt sind, gehört zu den Retroviren.
- Übertragung: sexuell (Sperma, Zervixsekret) und durch Kontakt mit infiziertem Blut (Injektionsbestecke, Transfusion)
- Lange Latenzzeit bis zum Ausbruch der Erkrankung
- Die fetale Infektion kann transplazentar (bis zu 30%) und während der Geburt über die Geburtswege erfolgen.
- Materno-fetale Transmission (Infektionsrisiko für das Kind): bei vaginaler Geburt ca. 20%, bei Sectio ca. 8%
- Auch beim Stillen ist eine Infektion des Neugeborenen möglich.

Folgen für die Mutter

- Erworbene Immunschwäche (**a**cquired **i**mmuno**d**eficiency **s**yndrome – AIDS)
- Lymphknotenschwellung, Fieberschübe, Gewichtsverlust, Durchfall, Schwäche
- Verminderte Infektabwehr gegen Parasiten, Bakterien, Pilze und Viren
- Gehäuftes Auftreten von Infektionen unterschiedlicher Lokalisation
- Auftreten von Geschwülsten (Kaposi-Sarkom, Lymphome)
- Eine Schwangerschaft verschlechtert die Prognose der Erkrankung.

Folgen für das Kind

- Neugeborene von HIV-positiven Müttern sind in 10–50 % der Fälle infiziert.
- Das Risiko für das Kind hängt vom Erkrankungsstadium der Mutter und vom Geburtsmodus ab.
- Geistige und körperliche Retardierung, Mikrozephalie, Leber und Milzvergrößerung
- Infektanfälligkeit, Lungenentzündung, Durchfälle, Malignome (Kaposi-Sarkom)

Therapie

- Nur begrenzt möglich
- Eine medikamentöse (antiretrovirale) Therapie führt zu längerer Symptomfreiheit und verlangsamt den Ablauf der Erkrankung.
- In der Schwangerschaft ist die medikamentöse Therapie nur eingeschränkt möglich wegen der physiologischen Immunsuppression und den unerwünschten Wirkungen der Medikamente auf den Fetus/das Kind (z. B. Fehlbildungsrisiko)

Vorgehen vor und während der Schwangerschaft

- HIV-positiven Frauen sollte von einer Schwangerschaft abgeraten werden.
- HIV-Antikörper-Suchtest: freiwillig im Rahmen der Schwangerenvorsorge nach einem Beratungsgespräch und mit dem Einverständnis der Schwangeren
- Bei einem positiven Befund: Schwangerschaftsabbruch diskutieren
- Interdisziplinäre Betreuung von HIV-positiven Schwangeren
- Medikamentöse (antiretrovirale) Prophylaxe der materno-fetalen Infektion ab der 32. SSW mit Zidovudin (Retrovir®)

Vorgehen unter der Geburt

- Amnioninfektionssyndrom, Frühgeburtlichkeit, vorzeitiger Bla-

sensprung und vaginale Geburt begünstigen die Infektion des Kindes.
- **Primäre Sectio in der 37. SSW unter perioperativer antiretroviraler Prophylaxe**
- Entwicklung des Kindes möglichst ohne Kontakt zu mütterlichem Blut und Gewebe (intakte Fruchtblase)
- Invasive pränatale Diagnostik vermeiden, keine Kopfschwartenelektrode, keine FBA
- **Vaginale Entbindung der HIV-infizierten Schwangeren**: separater Kreißsaal, umfangreiche Schutzmaßnahmen für Hebammen und Ärzte (doppelte Handschuhe, langer wasserdichter Kittel, Schürze, Armstulpen, Mundschutz, Brille bzw. Gesichtsschild)

Vorgehen im Wochenbett

- Primär abstillen
- Antiretrovirale Prophylaxe beim Neugeborenen
- Langzeitüberwachung der Kinder

4.18.7 Röteln

Infektionsübertragung

- Erreger: Rötelnvirus
- Durchseuchungsrate ca. 90 %
- Tröpfcheninfektion
- Eine transplazentare Infektion des Feten ist nur bei einer Erstinfektion während der Schwangerschaft möglich.

Symptome bei der Mutter

- Fleckiges Exanthem, allgemeines Krankheitsgefühl
- Lymphknotenschwellung (Nacken)

Folgen für den Fetus

- Hohe Schädigungsrate nach einer Infektion in den ersten 17 SSW
- Der Schweregrad der Erkrankung nimmt mit zunehmendem Gestationsalter ab.
- **Rötelnembryopathie**: Sehstörungen, Katarakt, Schwerhörigkeit bis Taubheit, Herzfehler (*Gregg*-Syndrom: Auge, Ohr, Herz), ferner Hirnschädigung, Mikrozephalus, Debilität, Wachstumsretardierung

Diagnostik

- Serologische Bestimmung des Immunstatus vorgeschrieben (MuSchR)
- Nachweis einer frischen Rötelninfektion: ansteigende Antikörpertiter, Nachweis des spezifischen Röteln-IgM

Prophylaxe und Therapie

- **Vor einer Schwangerschaft/im Wochenbett**: aktive Impfung von Mädchen/Frauen ohne durchgemachte Röteln-Erkrankung (seronegativ)
- **Während der Schwangerschaft**: passive Immunisierung von seronegativen Schwangeren sofort nach einem Kontakt mit Rötelnkranken
- **Infektion bis zur 14. SSW**: Abruptio-Indikation
- **Infektion zwischen der 15.–17. SSW**: relative Abruptio-Indikation, alternativ IgM-Antikörperbestimmung im fetalen Blut (Kordozentese)

4.18.8 Zytomegalie

Infektionsübertragung

- Erreger: Zytomegalievirus
- Übertragung: Schmutz-, Schmierinfektion, sexuelle Kontakte, Muttermilch

- Hoher Durchseuchungsgrad der Bevölkerung (> 50%)
- Nur bei Erstinfektion in der Schwangerschaft: Embryo- oder Fetopathie

Symptome bei der Mutter

- Uncharakteristisches Fieber
- Lymphknotenschwellung
- Lebenslange latente Infektion mit der Möglichkeit der Reaktivierung

Folgen für den Fetus

- Intrauteriner Fruchttod
- Geistige und körperliche Retardierung
- Mikrozephalie, Augen-, Hörschäden, Intelligenzdefekt
- Vergrößerung von Leber und Milz, Ikterus, Pneumonie

Diagnostik

- Antikörpernachweis bei der Mutter, Titeranstieg
- Virusnachweis aus dem Fruchtwasser
- Antikörpernachweis im fetalen Blut (Kordozentese)
- Post partum: Virusisolierung aus dem Nabelschnurblut sowie aus dem Urin oder Rachensekret des Kindes

Therapie

- Nicht bekannt

4.18.9 Herpes simplex

Infektionsübertragung

- Erreger: Herpes simplex-Virus (HSV) Typ 1 und Typ 2
- **HSV Typ 1** verursacht Herpes („Fieberbläschen") an Lippen, Mundschleimhaut oder Augenbindehaut sowie (seltener) eine neonatale Herpesinfektion.

- **HSV Typ 2** führt zu einer genitalen und neonatalen Herpesinfektion.
- Hoher Durchseuchungsgrad, Erwachsene haben zu 70 bis 80 % Antikörper gegen HSV Typ 1 und zu 20 bis 30 % gegen HSV Typ 2.
- Die Übertragung von HSV Typ 2 erfolgt durch sexuellen Kontakt.
- Die Infektion des Kindes geschieht während der Geburt durch den infizierten Geburtskanal, selten transplazentar.
- Eine aufsteigende Infektion des Kindes nach dem Blasensprung ist möglich.
- Weitere Ansteckungsquellen: andere infizierte Säuglinge, Pflegepersonal

Symptome bei der Mutter

- Primärinfektion: schmerzhafte Bläschen und Geschwürsbildung (bei HSV Typ 2 im Genitalbereich), Lymphknotenschwellung
- Fieber, Kopf- und Muskelschmerzen
- Danach lebenslange Latenzphase mit Rezidivrisiko

Folgen für das Neugeborene

- Hohes Erkrankungs- und Sterblichkeitsrisiko durch die Infektion während der Geburt
- Die Infektion (septische Herde) kann in nahezu allen Organen und Organsystemen lokalisiert sein.
- Schwere Defekte bei überlebenden Kindern möglich

Diagnostik

- Klinisches Bild
- Virus-, Antikörpernachweis

Prophylaxe und Therapie

- Primäre Schnittentbindung bei einer erkennbaren genitalen Herpesinfektion (Bläschen, Läsionen) der Mutter
- Nach dem Blasensprung: Sectio innerhalb von 4 Stunden

- Keine Kopfschwartenelektrode, keine FBA, weil eine Verletzung die Infektion des Kindes begünstigt.
- Bei mütterlichem Herpes labialis: Abdecken der Bläschen vor dem Kontakt mit dem Neugeborenen
- Behandlung mit Virostatika, Immunglobulinen
- Erkranktes Pflegepersonal: Kontakt zu Neugeborenen vermeiden

4.19 Schwangerschaftsabbruch (Abruptio)

Definition

Vorzeitige Beendigung (Abbruch) einer Schwangerschaft durch einen Arzt unter Beachtung der gesetzlichen Bestimmungen. Die Schwangere muss in den Abbruch einwilligen.

Gesetzliche Bestimmungen

- **Rechtswidrigkeit**:
  Ein Abbruch ist nicht rechtswidrig, wenn eine Indikation (medizinisch, kriminologisch) vorliegt. In allen anderen Fällen ist ein Schwangerschaftsabbruch rechtswidrig, aber nicht strafbar, wenn die Schwangere den Abbruch verlangt und nachweist, dass sie sich mindestens 3 Tage vor dem Eingriff beraten ließ.
- **Medizinische Indikation** (um eine Gefahr für das Leben oder die Gefahr einer schwerwiegenden Beeinträchtigung des körperlichen oder seelischen Gesundheitszustades abzuwenden, wenn die Gefahr nicht auf eine andere, für die Schwangere zumutbare Weise, abgewendet werden kann):
  - Schriftliche Feststellung der Indikation durch einen Arzt, der den Abbruch nicht selbst vornimmt
  - Der Abbruch ist in jedem Gestationsalter möglich, keine Pflichtberatung.
  - Die frühere embryopathische Indikation (schwere Schädigungen des Feten) wird durch die medizinische Indikation aufgefangen.

- **Kriminologische Indikation** (Schwangerschaft als Folge einer Vergewaltigung):
  - Der Abbruch ist bis zur 12. Woche nach der Empfängnis erlaubt.
  - Die Schwangere muss den Abbruch verlangen.
  - Die kriminologische Indikation muss von einem Arzt gestellt werden, der den Abbruch nicht selbst vornimmt.
- **Schwangerschaftsabbruch in sonstigen Fällen:**
  - Beratung (Bescheinigung!) durch eine anerkannte Beratungsstelle notwendig
  - Zwischen Beratung und Abbruch muss eine dreitägige Bedenkzeit eingehalten werden.
  - Der Abbruch ist nur bis zur 12. Woche nach der Empfängnis erlaubt.
  - Für den den Abbruch vornehmenden Arzt gelten besondere Verhaltensanforderungen.
- Der Eingriff kann ambulant oder stationär durchgeführt werden.
- Die Krankenkassen dürfen nur Leistungen für einen indizierten Schwangerschaftsabbruch erbringen.
- Schwangerschaftsabbrüche sind meldepflichtig beim Statistischen Bundesamt (Patientin bleibt anonym).
- Gesetzliche Grundlagen: §§ 218 und 219 des Strafgesetzbuches

Durchführung (Prinzip)

- Aufklärung über die Bedeutung des Eingriffs, die Folgen und Risiken
- Bei Spätabruptio (medizinische Indikation): ergebnisoffene Beratung (Teilnahme des Vaters erwünscht) und Einhaltung einer angemessenen Bedenkzeit zwischen Beratung und Schwangerschaftsabbruch
- Medikamentöser Abbruch: nur bis zum 49. Tag der Amenorrhö erlaubt, keine Anästhesie erforderlich, orale Gabe von Mifepriston (Mifegyne®). Die zusätzliche Anwendung eines Prostaglandins nach 36 bis 48 h steigert die Wirksamkeit und beschleunigt die Ausstoßung des Uterusinhaltes.
- Operativer Schwangerschaftsabbruch ≤ 12. Woche: medikamentöse Zervixdilatation (Priming) durch lokale Prostaglandingabe

bei Nullipara; Allgemein- oder Periduralanästhesie; Dilatation der Zervix mit *Hegar*-Stiften; Saugkürettage und/oder Kürettage mit stumpfer Kürette
- Schwangerschaftsabbruch > 12. Woche: Weheninduktion mit Prostaglandinen; Spontanausstoßung anstreben; Nachkürettage; ggf. Analgesie schon während der Wehen
- Kontraktionsmittel, Eisblase
- Rh-Prophylaxe bei rh-negativen Frauen

Komplikationen

- Psychischer Konflikt
- Frühkomplikationen: Zervixverletzung, Perforation, Blutung, unvollständige Ausräumung, Infektion
- Mögliche Folgeschäden: Sterilität, Zervixinsuffizienz, spätere Frühgeburten, fetale Wachstumsretardierung, Placenta praevia, ausbleibende Plazentalösung, unvollständige Plazenta
- Bei fortgeschrittener Schwangerschaft besteht die Möglichkeit, dass das Kind den Abbruch überlebt.

Aufgaben der Hebamme

- Hilfe bei der Konfliktbewältigung (vor und nach dem Eingriff), s. auch Kap. 1.12
- Beratung über die gesetzlichen Grundlagen des Schwangerschaftsabbruchs
- Aufklärung und Mitwirkung bei der Vermittlung medizinischer, psychosozialer und finanzieller Hilfsangebote
- Beistand bei einer Spätabruptio
- Risikofaktor Schwangerschaftsabbruch bei späteren Schwangerschaften und Geburten beachten!

5 Physiologie der Geburt – Geburtshilfe

Vorgeburtsperiode	S. 164
Blasensprung	S. 164
Wehen	S. 166
Geburtsmechanik (bei vorderer HHL)	S. 168
Geburtsdauer	S. 169
Geburtsverlauf	S. 169
Überwachung, Betreuung, Geburtserleichterung	S. 171
Geburt im Wasser	S. 179
Außerklinische Geburt	S. 180
Geburtseinleitung	S. 183

5.1 Vorgeburtsperiode

Charakteristische Symptome

- Senkung des Fundus uteri
- Kopfeintritt (bei I. Para)
- Vorwehen
- Zervixreifung
- „Zeichnen"
- Druck auf Blase und Darm
- Allgemeine Unruhe
- Erbrechen, Durchfall, Appetitlosigkeit, diskrete Gewichtsabnahme
- Nachlassen der Kindsbewegungen

5.2 Blasensprung

Nachweis

- **Klinische Sicherung**: Ablaufen von Fruchtwasser, keine Vorblase tastbar.
- **Klinik nicht eindeutig**: Lackmusprobe, Bromthymoltest, AMNI-CHECK®, Farnkrauttest, Nachweis von fetalen Zellen und Lanugohaaren im Vaginalsekret, sonographische Kontrolle der Fruchtwassermenge (s. auch Kap. 6.2)

Sofortmaßnahmen

- Kindliche Herztöne kontrollieren
- Fruchtwassermenge, -farbe und -geruch beurteilen (s. Tab. 5.1)
- Erhebung des geburtshilflichen Befundes durch äußere und innere Untersuchung
- Transport in die Klinik organisieren (liegend bei vgT über BE!)

Arten des Blasensprungs

Siehe Tab. 5.2

Tab. 5.1 Fruchtwasserbefunde

Fruchtwasserbefund	(Verdachts-)Diagnose
klar oder milchig, mit oder ohne Vernix caseosa-Flocken, geruchlos Menge: 0,2–1,5 l	physiologisch
nur einmaliger Flüssigkeitsabgang	falscher Blasensprung
Fruchtwasserabgang tröpfchenweise (Palpation: Vorblase tastbar)	hoher Blasensprung
Menge: > 1,5 l < 0,2 l	Hydramnion Oligohydramnion

Farbe: grün bis erbsbreiartig
      gelblich
      bräunlich, fleischwasserfarben
      blutig
	fetale Hypoxie, Übertragung
	Morbus haemolyticus fetalis
	totes Kind
	
	vorzeitige Plazentalösung, Insertio velamentosa-Blutung

Geruch: fötide	Amnioninfektionssyndrom

Tab. 5.2 Arten des Blasensprungs

Blasensprung	Zeitpunkt
vorzeitiger	vor Wehenbeginn
frühzeitiger	während der Eröffnungsperiode
rechtzeitiger	bei vollständigem MM
verspäteter	während der Austreibungsperiode
„Glückshaube"	Geburt des Kindes mit erhaltener Fruchtblase
hoher	Die Blase springt oberhalb des inneren MM, wobei der untere Eipol erhalten bleibt.
doppelter (zweizeitiger)	Nach einem hohen Blasensprung kommt es zum Einreißen des unteren Eipols.
falscher	Entleerung einer Flüssigkeitsansammlung zwischen Amnion und Chorion oder Chorion und Dezidua

Komplikationen

- Nabelschnurvorfall
- Insertio velamentosa-Blutung
- Aufsteigende Infektion

Hinweis: Nach dem Blasensprung befindet sich die Schwangere unter der Geburt.

5.3 Wehen

Nachweis

- Palpation
- Tokographie (s. Kap. 1.9)

Charakterisierung

- Frequenz (antepartal Anzahl/30 min, intrapartal Anzahl/10 min)
- Intensität (in mm Hg)
- Rhythmik (zeitliche Aufeinanderfolge, koordiniert, diskoordiniert)
- Dauer (in s)
- Dauer der Wehenpause (in min)
- Basaltonus (in mm Hg)

Wehenarten

Siehe Tab. 5.3

Wirkungen auf den Uterus

- Kontraktion des Myometriums
- Retraktion (Zurückziehen) der Muskulatur in Fundusrichtung
- Distraktion (Dehnung, Erweiterung) der Zervix

Tab. 5.3 Wehenarten

Typ	Zeitpunkt des Auftretens	Frequenz/Rhythmik	Intensität	Wirkung
Schwangerschaftswehen	gesamte Schwangerschaft	4–10/Tag	bis 20 mm Hg	Förderung der uteroplazentaren Durchblutung
Alvarez-Wellen	ab 2. Schwangerschaftshälfte	5–10/10 min sporadisch salvenartig	< 5 mm Hg	Wachstumsreiz für das Myometrium
Braxton-Hicks-Kontraktionen	ab 20.–28. SSW	Intervalle von mehreren Stunden, unregelmäßig	10–30 mm Hg	Förderung von Uterusdurchblutung, Einfluss auf die Kindslage, Verhinderung einer orthostatischen Dysregulation
Vorwehen, Senkwehen	3–4 Wochen vor dem Geburtstermin	2–6/30 min, diskoordiniert	bis 30 mm Hg, ungleichmäßig	Zervixreifung, Tiefertreten des Kindes
Eröffnungswehen	Geburtsbeginn	3–10/30 min, regelmäßig	bis 60 mm Hg (Dauer 30–60 s)	Muttermunderöffnung
Austreibungs-, Presswehen	Muttermund vollständig eröffnet	bis 6/10 min, koordiniert	60 bis > 100 mm Hg (Dauer bis 90 s) > 200 mm Hg	Austreibung des Kindes bei Presswehen mit Beteiligung der Bauchpresse
Nachgeburtswehen	Plazentar- und Postplazentarperiode	Dauerkontraktion	Dauerkontraktion	Lösung, Ausstoßen der Plazenta, Blutstillung
Nachwehen	im frühen Wochenbett während des Stillens	Dauerkontraktion und spontane, rhythmische, schmerzhafte Kontraktionen, schmerzhafte „Reizwehen"		Rückbildung des Uterus, Lochialfluss

Wirkungen auf den Feten

- Halten der Frucht in Längslage
- Intermittierende Beeinträchtigung des plazentaren Gasaustausches (Folge: phasenweiser Sauerstoffmangel) infolge einer Kompression der Uteroplazentargefäße durch das Myometrium, abhängig von der Weheninensität
- Erhöhung des Kopfdruckes
- Austreibung des Kindes

5.4 Geburtsmechanik (bei vorderer Hinterhauptslage)

- Eintritt des Kopfes in das (mütterliche) kleine Becken mit quer verlaufender Pfeilnaht (Rücken steht seitlich)
- Passage der Beckenhöhle durch schraubenförmiges Tiefertreten des Kindes (Progressionsbewegung und innere Rotation) unter gleichzeitiger Flexion des Kopfes. Die Pfeilnaht dreht sich dabei über einen schrägen Durchmesser in Beckenmitte in den geraden Durchmesser auf Beckenboden.
- Steht der Kopf auf dem Beckenboden, befindet sich der Rücken vorn und die Schultern treten mit quer verlaufender Schulterbreite in das kleine Becken ein.
- Geburt des Kopfes durch Deflexion unter weiterem Tiefertreten des Kindes
- Nach der Rückdrehung (äußere Rotation) gelangt der Rücken wieder auf die Seite, so dass die Schulterbreite auf Beckenboden gerade verläuft. Es erfolgt zuerst die Geburt der vorderen, dann der hinteren Schulter.
- Zwanglose Geburt des Rumpfes

5.5 Geburtsdauer

Empfohlene Zeitbegrenzung

- **Eröffnungsperiode**: Erstgebärende 15 h
  Mehrgebärende 10 h
- **Austreibungsperiode**: Erstgebärende 120 min
  Mehrgebärende 60 min
  davon aktive Pressperiode: Erstgebärende max. 30 min
  (ca. 12 Presswehen)
  Mehrgebärende max. 20 min
  (ca. 8 Presswehen)
- **Nachgeburtsperiode**: 30 min
- **Postplazentarperiode**: 120 min

Einflüsse

- Physische und psychische Einstellung der Kreißenden
- Parität
- Beckenmaße
- Beschaffenheit der Weichteile
- Dehnbarkeit der Zervix
- Größe, Lage, Haltung und Einstellung des Kindes
- Wehenqualität
- Zeitpunkt des Blasensprungs
- Gebärposition
- Medikamentöse Beeinflussung durch Wehenförderung und/oder -hemmung

5.6 Geburtsverlauf

Eröffnungsperiode

- Beginn: Einsetzen regelmäßiger, zervixwirksamer Wehen
- Ende: vollständig eröffneter Muttermund
- **Verlauf**: Die Muttermunderöffnung erfolgt nicht linear, sondern erst langsam (Latenzphase), dann beschleunigt (Aktiv-

phase), wobei die Wehenintensität zunimmt.
Wehenintensität und Muttermundseröffnung beeinflussen sich gegenseitig.

Austreibungsperiode

- Beginn: vollständige Eröffnung des Muttermundes
- Ende: Geburt des Kindes
- **Verlauf**: maximale Erweiterung des Weichteilrohres, maximale Aufdehnung von Vulva und Damm beim Ein- und Durchschneiden des kindlichen Kopfes. Als letzte Phase der Austreibungsperiode ist die Pressperiode abgrenzbar: höchste Wehenintensität und Bauchpresse führen dabei zu intrauterinen Druckwerten von > 200 mm Hg.

Achtung:
Die Austreibungsperiode ist die gefährlichste Phase für das Kind (Hypoxiegefahr)!

Nachgeburtsperiode

- Beginn: nach der Geburt des Kindes
- Ende: vollständige Ausstoßung von Plazenta und Eihäuten
- **Verlauf**: Die Verkleinerung des Uterus und damit die Verkleinerung der Plazentahaftfläche durch die Nachgeburtswehen führt zu einer fortschreitenden Ablösung der Plazenta. Dieser Vorgang wird durch die Ausbildung eines retroplazentaren Hämatoms unterstützt.
- **Arten der Plazentalösung**
  - Zentral (Modus *Schultze*): Die Plazentamitte erscheint zuerst in der Vulva, die Lösungsblutung ist gering; Häufigkeit 80%.
  - Lateral (Modus *Duncan*): Zuerst erfolgt die Geburt des unteren Plazentarandes, die Lösungsblutung ist deutlich.
- **Blutverlust**: Bis 500 ml sind physiologisch.
- **Blutstillung**: durch Gefäßkompression (Nachgeburtswehen, Nachwehen) und Thrombusbildung in den Uteroplazentargefäßen

Postplazentarperiode

- Beginn: nach der Geburt der Plazenta
- Dauer: mindestens 2 h
- **Verlauf**: Adaptation der Frischentbundenen (Uterustonus, Gerinnung, Kreislauf, Atmung) an den Zustand post partum, Blutstillung, Versorgung der Geburtsverletzungen
- Schon in der Nachgeburtsperiode beginnend: Hautkontakt zum Kind zur Förderung der Mutter-Kind-Beziehung (Bonding); erstes Anlegen zur Unterstützung der Plazentalösung/Blutstillung und zur Förderung des Stillens

Achtung:
Nachgeburtsperiode und Postplazentarperiode sind die gefährlichsten Phasen für die Mutter (Verblutungsgefahr)!

5.7 Überwachung und Betreuung, Geburtserleichterung

Geburtshilflicher Aufnahmebefund

- Kindliche Herztöne, Aufnahme-CTG
- Wehenqualität
- Rektale/vaginale Untersuchung
- Fruchtwassermenge, -farbe, -geruch
- *Leopold*sche Handgriffe
- Leibesumfang
- Beckenmaße, *Michaelis*sche Raute
- Sonographie
- Amnioskopie (zunehmend überholt)

Allgemeinmedizinischer Befund

- Größe, Gewicht, Allgemeinzustand
- Blutdruck, Puls, Temperatur
- Varizen, Ödeme
- Auskultation von Herz und Lunge

Anamnese

- Anamnese bis zum Beginn der jetzigen Schwangerschaft (s. Kap. 1.3)
- Letzte Regel, Konzeptions-, voraussichtlicher Geburtstermin
- Wehenbeginn
- Blasensprung
- Mutterpass einsehen
- Blutgruppe, Rh-Faktor, Antikörper-Nachweis
- Schwangerschaftsverlauf (Risikofaktoren beachten)

Pflegerische Maßnahmen

- Ggf. Rasur der Schamhaare im Vulvabereich
- Abspülen des äußeren Genitale vor der vaginalen Untersuchung (z.B. Kamillosan®-Lösung), ggf. Desinfektion (z.B. Octenisept®)
- Einlauf, wenn notwendig (z.B. Practo-Clyss®), bei Geburtseinleitung obligat
- Vollbad oder (bei Blasensprung) Duschbad

Betreuung in der Eröffnungsperiode

- Psychosomatische Geburtsleitung: Anwesenheit einer Vertrauensperson, Berücksichtigung individueller Wünsche, Information und Aufklärung
- Überwachungsmaßnahmen wie in Tab. 5.4 angegeben
- Flüssigkeitszufuhr nach Bedarf: z.B. Mineralwasser, Tee mit Traubenzucker oder Infusion
- Nahrungskarenz wegen möglicher Narkose (Kreißende haben selten Hunger)
- Auf eine regelmäßige Blasenentleerung achten (etwa alle 2 Stunden)

Geburtserleichterung durch

- Einfühlsame Betreuung
- Bewegungsfreiheit: z.B. Umhergehen, Beckenwiegen, Bauchtanz, Vierfüßlerstand

Tab. 5.4 Überwachung in der Eröffnungsphase

Parameter	Kontrollhäufigkeit bei physiologischen Befunden
Fetale Herzfrequenz	Auskultation im Abstand von 15 min (Minimum, heute nicht mehr ausreichend!), 30 min CTG-Registrierung im Abstand von 30 min, fortlaufende CTG-Registrierung (Standard)
Wehentätigkeit	stündlich, mindestens 10minütige Palpation bzw. fortlaufende CTG-Registrierung
Blutdruck, Puls	2stündlich (bei Kreißender mit Risikofaktoren häufiger)
Temperatur	4stündlich bis Blasensprung, danach 2stündlich
Muttermundsweite Zervixbeschaffenheit Fruchtwasser Einstellung und Höhenstand des vgT	1–2stündlich, mindestens bei Aufnahme, Blasensprung und vollständigem MM

- Einsatz von Hilfsmitteln: Pezzi-Ball, Pezzi-Ei, Freischwinger, Gebärhocker, -stuhl, Matte, Seil, Sprossenwand, ROMA-Geburtsrad u.a.
- Atemtechnik, Entspannung, Massagen (s. auch Kap. 3), Vollbad
- Individualisierte Schmerzerleichterung, keine überflüssigen Medikamente

Schmerzlinderung und Beruhigung

- Homöopathie
- Akupunktur
- Spasmolytika (z. B. Buscopan®, s. Kap. 13.4)
- Tranquilizer (z. B. Diazepam, s. Kap. 13.5)
- Analgetika (z. B. Pethidin, s. Kap. 13.11)

Schmerzausschaltung

- **Damminfiltration**:
  - Örtliche Betäubung von Vulva-, Vaginal- und/oder Dammbereich

- Indikationen: Episiotomie, Wundversorgung von Geburtsverletzungen; keine Auswirkung auf den Wehenschmerz
- Prinzip: Blockade feinster Nervenbahnen und -verzweigungen
- **Pudendusanästhesie**:
  - Schmerzlinderung im unteren Teil der Vagina, im Vulva- und Dammbereich
  - Indikationen: Schmerzreduktion in der AP, bei vaginal-operativen Entbindungen (Forzeps); keine Beeinflussung des Wehenschmerzes
  - Prinzip: Blockade des Nervus pudendus links und rechts mit einem Lokalanästhetikum, Injektion von vaginal
- **Periduralanästhesie** (PDA, Synonym: Epiduralanästhesie):
  - Segmentale (die untere Körperhälfte betreffende) sensorische Blockade (Schmerzausschaltung) und Sympathikusblockade (z. B. Blutdrucksenkung) bei erhaltener Motorik (Periduralanalgesie) oder mit kompletter motorischer Blockade (Lähmung; Periduralanästhesie)
  - Indikationen: starker Wehenschmerz (sehr effektive Schmerzlinderung), Dystokie, Schwangerschaftshypertonie/Präeklampsie (Blutdrucksenkung), uteroplazentare Mangeldurchblutung, Anästhesie bei Sectio (sofortiger Mutter-Kind-Kontakt möglich) u.a.
  - Kontraindikationen: Blutungen, Blutgerinnungsstörungen, Hypotonie, HELLP-Syndrom u.a.
  - Prinzip: rückenmarksnahe Blockade der Erregungsleitung durch Injektion eines Lokalanästhetikums in Kombination mit einem Opioid in den Hohlraum vor der Rückenmarkshaut (Dura); einmalige (single shot), intermittierende oder kontinuierliche (Infusionspumpe) Anwendung möglich
- **Spinalanästhesie**:
  - In der unteren Körperhälfte wirksame Anästhesieform mit ausgeprägter sensorischer und motorischer Blockade
  - Indikation: dringende Sectio (schneller Wirkungseintritt)
  - Prinzip: Injektion eines Lokalanästhetikums in Kombination mit einem Opioid direkt in den Subarachnoidalraum (innerhalb der Dura)

- **Allgemeinanästhesie** (Narkose):
  - Vollständige Ausschaltung von Bewusstsein, Schmerzempfinden und willkürlicher (graduell auch der reflektorischen) Muskeltätigkeit (Relaxation); Intubation und Beatmung erforderlich
  - Indikation: dringlichste Sectio
  - Prinzip: Funktionshemmung des ZNS verbunden mit Ausschaltung der willkürlichen Muskeltätigkeit
  - In der Geburtshilfe wird die Allgemeinnarkose zunehmend durch die Periduralanästhesie verdrängt.

Betreuung in der Austreibungsperiode

- Kontrolle der fetalen Herzfrequenz in jeder Wehenpause (Minimum), optimal ist eine kontinuierliche CTG-Registrierung (Standard)
- Lagerung der Kreißenden (Gebärposition einnehmen, s. Tab. 5.5)
- Anleitung zum Pressen oder „Schieben" (s. Kap. 3.5)
- **Voraussetzungen für die aktive Austreibungsperiode:**
  - Muttermund vollständig
  - Kopf auf Beckenboden
  - Pfeilnaht im geraden Durchmesser
  - Fruchtblase gesprungen
- Hinweis: Die Harnblase sollte leer sein!
- Dammschutz, Entwicklung des Kindes
- Förderung des sofortigen Kontaktes zwischen Mutter und Kind
- Abnabeln und Erstversorgung

Maßnahmen zur Verkürzung der Austreibungsperiode

- Oxytocin-Gabe
- Episiotomie
- Hinterdammgriff

Erstversorgung des Neugeborenen

Siehe Kap. 10.2

Tab. 5.5 Körperhaltung unter der Geburt

Körperhaltung	Vorteile	Nachteile
konventionell „horizontal" (liegend, während der AP auf dem Rücken)	Sicht und Zugang zum Genitale gut vaginale Operationen sofort möglich ununterbrochene CTG-Ableitung leicht möglich größerer Komfort für Hebamme/Arzt	kaum Bewegungsfreiheit Geburtsarbeit gegen die Schwerkraft verlängerte Geburtsdauer (nicht eindeutig bewiesen) verlängerte Pressperiode verminderte sensomotorische Koordination Vena cava inferior-Syndrom möglich
alternativ „vertikal" (laufend, während der AP stehend, sitzend, hockend, kniend)	häufiger Bewegungswechsel möglich Schwerkraft wird ausgenutzt kürzere Geburtsdauer (nicht eindeutig bewiesen) bessere Koordination von Wahrnehmung und aktiver Mitarbeit	Zugang zum Genitale eingeschränkt operativer Eingriff erst nach Lagerung möglich kontinuierliche CTG-Ableitung erschwert unbequemer für Hebamme/Arzt

Leitung der Nachgeburtsperiode

- Klassisch-konservativ oder aktiv-medikamentös (s. Tab. 5.6)
- Kombination beider Methoden üblich
- Eine **medikamentöse Prophylaxe** wird empfohlen bei:
  - Zustand nach Abrasio, Abruptio, Sectio, Atonie
  - Multipara, schnell aufeinanderfolgenden Geburten
  - Überdehnung des Uterus (großes Kind, Gemini, Hydramnion)
  - Langer Geburtsdauer, Wehenschwäche
- **Plazentalösung kontrollieren:**
  - Kantungszeichen nach *Schröder*
  - Nabelschnurzeichen nach *Küstner*
  - Nabelschnurzeichen nach *Ahlfeld*
  - Telegraphenzeichen nach *Strassmann*
  - Plazentazeichen (Afterbürde)
  - (Lösungsblutung)
- **Blutverlust** messen bzw. schätzen

Beurteilung von Plazenta und Eihäuten

- **Mütterliche Seite**
    - Dezidua: glatter Überzug oder Defekte
    - Gewebe: Fett-, Kalkinfarkte, Fibrinablagerung, altes/frisches Hämatom
    - Evtl. Nebenplazenten
- **Kindliche Seite**
    - Eihäute: vollständig oder fehlend
    - Gefäßverteilung: mit/ohne Unterbrechungen
    - Nabelschnuransatz: zentral, lateral, marginal, Insertio velamentosa
    - Nabelschnurgefäße: Anzahl
- Gewicht der Plazenta
- Länge der Nabelschnur, Knoten

Tab. 5.6 Leitung der Nachgeburtsperiode

klassisch-konservativ	aktiv-medikamentös
• Sandsack hinter den Fundus uteri „Hände weg vom Uterus!"	• Sofort nach der Geburt des Kindes 3 IE Oxytocin oder 0,2 mg Methylergometrin langsam i.v. (Achtung: Zwillingsschwangerschaft ausschließen!)
• Kontrolle der Lösungszeichen	
• Exprimieren der gelösten Plazenta durch Bauchpresse und/oder *Baer*schen Handgriff	• Entfernung der Plazenta durch leichten Zug an der Nabelschnur unter gleichzeitiger Anwendung des Handgriffs nach *Brandt-Andrews* (sog. cord traction)

Achtung:
Pathologischer Verlauf der Nachgeburtsperiode (Kap. 6.14), wenn
- Plazenta nach 30 min nicht gelöst
- Blutverlust > 500 ml
- Plazenta unvollständig

Maßnahmen in der Postplazentarperiode

- Damm inspizieren
- Riss oder Episiotomie versorgen (s. Kap. 7.10)
- Erstes Anlegen des Kindes
- Lagerung nach *Fritsch*
- Fundusstand und Uteruskontraktion prüfen (physiologisch: Fundus uteri N-2 bis N)
- Blutverlust kontrollieren
- Blutdruck, Puls, Temperatur messen
- Allgemeinbefinden beobachten

Dokumentation

- Datum und Uhrzeit von Klinikeintritt, Aufnahme im Kreißsaal und Aufnahmeuntersuchung
- Angaben zu Wehenbeginn und Blasensprung
- Angaben zum Geburtstermin (errechneter Termin und Gestationsalter) bei Kreißsaalaufnahme
- Partogramm, Geburtsbericht: fortlaufende Eintragung sämtlicher Befunde und Maßnahmen (einschließlich Indikation), Gabe von Arzneimitteln protokollieren
  Das Partogramm muss von Hebamme und Arzt unterschrieben werden.
- Überwachungsbögen (z. B. Anästhesie), Laborbefunde
- CTG-Streifen: Name, Datum, genaue Uhrzeit, CTG-Diagnose und Unterschrift
- Geburtsanzeige (für das Standesamt)
- Mutterpass vervollständigen
- Kinderuntersuchungsheft („gelbes Heft")
- Perinatalbogen (Qualitätskontrolle)
- In der Klinik: Kurvenblätter, Arztbrief usw.
- Hebammentagebuch (bei Hausgeburten)

5.8 Geburt im Wasser

Definition

Die Kreißende bleibt während der Eröffnungs-, spätestens ab Beginn der Austreibungsperiode bis zum Ende der Geburt im Wasser.
Synonyma: Wassergeburt, Unterwassergeburt

Voraussetzungen

- Wunsch der Gebärenden
- Unauffälliger Schwangerschaftsverlauf und Geburtsbeginn
- Anwesenheit des Partners bzw. einer zweiten Person (Hilfe beim eventuellen Umlagern „an Land", kontinuierliche Betreuung)
- Technische Voraussetzungen:
  - Induktions-CTG oder Telemetrie (drahtlose Übertragung von FHF und Wehendruck auf einen Empfänger), Registriergerät außerhalb des Nassbereiches
  - Geräumige Badewanne (möglichst Gebärbadewanne mit wasserdichter Tür und eingearbeiteten Induktionsschleifen zur CTG-Registrierung), von mindestens drei Seiten zugänglich
  - Wannen mit Whirlpool o.ä. ungeeignet (Hygiene!)

Vorteile

- Für das Kind: sanfter Übergang vom körperwarmen Fruchtwasser an die kühlere Luft
- Für die Mutter: Entspannung, Schmerzerleichterung, positives Geburtserlebnis

Kontraindikationen

- Frühgeburt
- Lageanomalie
- Mehrlinge
- Bekannte mütterliche Infektion (z.B. Hepatitis, HIV)
- Amnioninfektionssyndrom

- Periduralanästhesie und Einsatz von zentral wirksamen Medikamenten

Praktische Hinweise

- Wassertemperatur zwischen 32 °C und 37 °C
- Kontinuierliche externe CTG-Überwachung (Empfehlung)
- Dammschutz vom seitlichen Beckenrand aus
- Die Hebamme sollte zum eigenen Schutz lange Handschuhe (bis zum Ellenbogen bzw. bis zur Schulter) tragen.
- Besondere hygienische Maßnahmen:
  - Beim Füllen der Wanne Überlauf verschließen (mögliches Keimreservoir)
  - Gründliche Desinfektion nach Verlassen der Badewanne
  - Ablauf mit Desinfektionsmittelkonzentrat füllen
  - Duschköpfe belüften

Achtung:
Die Kreißende darf nicht direkt an ein CTG-Gerät angeschlossen werden (Gefahr eines tödlichen Stromschlags)! Bei drohender kindlicher Hypoxie (pathologische CTG-Veränderungen) muss eine Wassergeburt abgebrochen werden!

5.9 Außerklinische Geburt

Geplante außerklinische Geburt

- Bewusste Entscheidung der Schwangeren (und ihrer Familie) für eine Geburt außerhalb der Klinik
- Möglichkeiten: Entbindungsheim, Geburtshaus, ambulante Praxisgeburt, Hausgeburt
- Medizinische Sicherheit, Interventionsmöglichkeiten und apparative Technik nehmen in der Reihenfolge Klinik – Geburtshaus – Hausgeburt ab.
- Umgekehrt sind die familiäre Atmosphäre und die Vertrautheit mit dem Geburtsort bei der Hausgeburt am höchsten.

- Das Risiko unvorhersehbarer Komplikationen, die eine Verlegung von Mutter und/oder Kind in eine Klinik notwendig machen, beträgt ca. 20%.

Motivation und Erwartungen an die außerklinische Geburtshilfe

- Mehr Ruhe als in der Klinik
- Besseres persönliches Verhältnis zur Hebamme, individuellere Betreuung mit mehr Rücksichtnahme auf die eigenen Gefühle
- Mehr Selbstbestimmung bei der Geburt
- Positiver Einfluss der gewohnten Umgebung auf die Geburt
- Stärkere Einbeziehung der Familie in das Geburtsgeschehen
- Verzicht auf „Apparatemedizin" und medizinisches Eingreifen

Vorbedingungen

- Risikofreie Schwangerschaft (vgl. MuSchR), erwarteter unkomplizierter Geburtsverlauf
- Aufklärung der Schwangeren über die Möglichkeiten und Grenzen der außerklinischen Geburtshilfe
- Aufklärung über die jederzeit mögliche Revision der Entscheidung zur außerklinischen Geburt
- Zusammenarbeit mit Frauen- und Kinderarzt sowie mit Kliniken für geburtshilfliche und neonatale Akutversorgung
- Notfallplan und organisatorisches Konzept für eine nicht notfallmäßige Verlegung bei Komplikationen bereithalten
- Teilnahme an Programmen zur Qualitätssicherung in der Geburtshilfe: Einhaltung von Standards, Beteiligung an der Perinatalerhebung für außerklinische Geburtshilfe (PAG) des BDH, regelmäßige Fortbildung u.a.

Verzicht auf außerklinische Geburtshilfe vor/bei Geburtsbeginn

- Risikoschwangerschaft (laut MuSchR)
- Geburtsbeginn vor vollendeter 38. SSW
- Terminüberschreitung um > 10 Tage
- Mehrlinge, BEL, QL

- Grünes Fruchtwasser
- Suspekte/pathologische FHF
- Hypotonie, Fieber
- Blutung
- Vorliegen der Nabelschnur bzw. Nabelschnur-Vorfall
- Regelwidrige Plazentalokalisation

Verlegung bei Risiken im Verlauf der Geburt

- Vorzeitiger Blasensprung > 12 Stunden zurückliegend
- Nabelschnurvorfall
- Protrahierter Geburtsverlauf, Geburtsstillstand, (drohende) Uterusruptur
- Grünes Fruchtwasser ohne absehbares Ende der Geburt
- Suspekte/pathologische FHF in der EP
- Einstellungs- und Haltungsanomalien
- Hypotonie, Hypertonie, (drohende) Eklampsie
- Fieber
- Auffällige Blutung

Verlegung im Anschluss an die Geburt

- Plazentaretention, unvollständige Plazenta
- Verstärkte Blutung in der NGP, Atonie
- Schwere Geburtsverletzung
- Neugeborenes mit Anpassungsstörung, krankes Kind

Maßnahmen vor/bei Verlegung

- Aufklärung der Mutter/Eltern über den Verlegungsgrund, deutliche Abgrenzung des Kompetenzbereiches von Hebamme und Arzt
- Arzt (Frauenarzt oder Allgemeinmediziner mit geburtshilflicher Erfahrung) hinzuziehen
- Transport in die Klinik organisieren (Notfallplan), ggf. telefonische Ankündigung (z. B. bei Notfallsectio)
- Begleitung der Schwangeren/Kreißenden, Übergabe an die Klinikhebamme/den Klinikarzt

- Weitere Geburtsbegleitung in der Klinik wünschenswert (vertragliche Regelung erforderlich)

Ungeplante außerklinische Geburt

- Die Schwangere wird von der Geburt überrascht.
- Häufig rascher Geburtsverlauf, Frühgeburt
- Das Risiko geburtshilflicher Komplikationen ist erhöht.
- Achtung: Das Neugeborene ist oft unterkühlt!

5.10 Geburtseinleitung

5.10.1 Programmierte (terminierte) Geburt

Definition

Geburtseinleitung am Termin bei Schädellage, reifem Kind und reifer Zervix

Vorteile

- Individuelle Planung von Geburtstermin und Wehenbeginn
- Meist kurze Geburtsdauer
- Die Geburt erfolgt (tagsüber) unter günstigen personellen Voraussetzungen.

Nachteile und Risiken

- Fehlerhafte Einschätzung von Zervixreife und Reife des Kindes (Gefahr der Frühgeburt!)
- Überdosierung von Wehenmitteln

Praktisches Vorgehen

- Aufklärung über alle Maßnahmen, Nutzen-Risiko-Analyse
- Erhebung des aktuellen geburtshilflichen Befundes
- Aufnahme-CTG

- Vorbereitung zur Geburt (pflegerische Maßnahmen)
- Digitale Zervixdehnung, Eipolablösung
- Oxytocininfusion bis eine effektive Wehenqualität erreicht ist (s. Kap. 13.10)
- Amniotomie
- CTG- und klinische Überwachung

> **Achtung:**
> Das Einverständnis der Schwangeren muss vorliegen!

5.10.2 Indizierte Geburtseinleitung

Definition

Beendigung einer Risikoschwangerschaft aus mütterlicher und/oder kindlicher Indikation, unabhängig von Gestationsalter und Zervixbefund. Eine vaginale Entbindung wird angestrebt.

Indikationen

- **Kindliche**: intrauterine Wachstumsretardierung, Plazentainsuffizienz, Übertragung, suspekte CTG-Befunde, Mehrlinge, Morbus haemolyticus fetalis, Fehlbildungen, vorzeitiger Blasensprung
- **Mütterliche**: Schwangerschaftshypertonie, Präklampsie; Diabetes mellitus u.a. nicht gestationsbedingte Erkrankungen; auch späte Erstgebärende, Status nach Sterilitätsbehandlung, Status nach belasteter Anamnese (totes Kind)
- Häufig liegen gleichzeitig mütterliche und kindliche Indikationen vor.

Kontraindikationen

- Zephalo-pelvines Missverhältnis
- Alle Situationen, die keine vaginale Geburt zulassen (z. B. Querlage, Placenta praevia u.a.)

Praktisches Vorgehen

- Aufklärung der Schwangeren über vorliegende Indikationen und vorgesehene Maßnahmen, Einverständnis einholen
- Ggf. Lungenreifeinduktion (Kap. 13.2 und 13.3)
- Ggf. Portio-Priming (Kap. 13.12)
- Neonatologen informieren, Sectio-Bereitschaft herstellen
- Das weitere Vorgehen entspricht dem einer programmierten Geburt.
- Kontinuierliche CTG-Überwachung
- Klinische Überwachung unter Berücksichtigung der Indikation zur Geburtseinleitung

Nachteile

- Häufig Frühgeburtlichkeit
- Hohe Rate operativer Entbindungen
- Erhöhte perinatale Morbidität und Mortalität

6 Pathologie der Geburt

Amnioninfektionssyndrom	S. 193
Anomalien der Lage, Haltung, Stellung, Einstellung	S. 194
Fetale Hypoxie	S. 216
Fruchtwasserembolie	S. 240
Gerinnungsstörungen (Koagulopathien)	S. 238
Intrauteriner Fruchttod, Totgeburt	S. 221
Leitsymptome und Differenzialdiagnosen	S. 188
Missverhältnis	S. 209
Nabelschnurkomplikationen	S. 216
Pathologie der Wehentätigkeit	S. 212
Placenta praevia	S. 223
Störungen in der Nachgeburtsperiode	S. 231
Uterusruptur	S. 229
Vorliegen/Vorfall eines Armes	S. 211
Vorzeitige Plazentalösung	S. 227
Vorzeitiger Blasensprung	S. 191

6.1 Leitsymptome und Differenzialdiagnosen

Blutungen

- „Zeichnen"
- Placenta praevia einschließlich tiefer Sitz der Plazenta
- Vorzeitige Plazentalösung
- Randsinusblutung („Plazentarandblutung")
- Insertio velamentosa-Blutung
- Unvollständige Plazenta
- Rissverletzung (Zervix, Vagina, Damm)
- Atonie
- Uterusruptur
- Blutgerinnungsstörung
- Nicht gestationsbedingte Ursachen:
  - Zervixpolyp
  - Varizenblutung (Vagina, Vulva)
  - Zervixkarzinom

Schmerzen

- Wehen, uterine Hyperaktivität, „Wehensturm"
- Drohende Uterusruptur
- Vorzeitige Plazentalösung
- Schwangerschaftshypertonie, schwere Präklampsie (Kopfschmerzen)
- Drohende Eklampsie (Kopfschmerzen, Magenschmerzen)
- HELLP-Syndrom (Schmerzen im Oberbauch)
- Post partum: Uterusinversion
- Nicht gestationsbedingte Ursachen:
  - Appendizitis
  - (Zysto-)Pyelonephritis
  - Nieren-, Harnleiterkolik
  - Gallenkolik
  - Peritonitis
  - Ileus
  - Trauma

Fieber

- Amnioninfektionssyndrom
- Septischer Abort
- Extragenitale Ursachen:
  - (Zysto-)Pyelonephritis
  - Angina tonsillaris (Rachenring)
  - Bronchitis
  - Pneumonie
  - Infektionskrankheiten u.a.

Kollaps, Schock

- Hämorrhagischer Schock durch hohen Blutverlust bei Placenta praevia, vorzeitiger Plazentalösung, Uterusruptur, Atonie, Rissblutung, Blutgerinnungsstörung
- Septischer Schock durch Bakterientoxine bei septischem Abort, Amnioninfektionssyndrom, anderen schweren Infektionen
- Anaphylaktischer Schock (akute allergische Allgemeinreaktion) durch Medikamente, Fremdeiweiße
- Vena cava inferior-Syndrom (relativer Volumenmangel)
- Fruchtwasserembolie
- Peritonealer Schock durch Reizung des Bauchfells bei Blutungen in den Bauchraum, Uterusruptur, -inversion
- Akute Schmerzzustände
- Hypoglykämischer Schock

Bewusstseinstrübung, Koma, Krämpfe

- Eklampsie
- Epilepsie
- Meningitis
- Hirntumor, intrakranielle Blutung
- Urämie
- Hyperglykämie (Coma diabeticum)
- Tetanus
- Schock
- Medikamente, Drogen

Geburtsstillstand

- Anomalien der Wehentätigkeit (primäre/sekundäre Wehenschwäche, Koordinationstörungen)
- Erschöpfung der Kreißenden, Energiemangel, Fieber unter der Geburt
- Volle Harnblase
- Überdehnung des Uterus (großes Kind, Mehrlinge, Hydramnion, Hydrozephalus)
- Anomalien der Lage (Querlage, Schräglage), der Haltung (Deflexionslagen), der Stellung (hintere Hinterhauptslage) und der Einstellung (tiefer Querstand, hoher Geradstand, Scheitelbeineinstellung, Beckenendlage)
- Anomalien des knöchernen Beckens (alle Formen des engen Beckens, vorspringendes Steißbein, Status nach Beckenfrakturen)
- Weichteilanomalien (rigide Weichteile, Status nach Zervixkonisation, straffer Damm, Tumor als Geburtshindernis)
- Fehlbildungen des Uterus
- Fetale Fehlbildungen

Fetale Hypoxie

- **Mütterliche Ursachen** („präplazentar")
  - Erkrankungen der Mutter (schwere Anämie, Herzkrankheiten, Diabetes mellitus)
  - Schwere Schwangerschaftshypertonie/Präeklampsie, Eklampsie
  - Vena cava inferior-Syndrom
  - Hypotonie, Schock
  - Hyperaktive und/oder hypertone Wehen
  - Protrahierter Geburtsverlauf
  - Uterusruptur
- **Fetale Ursachen** („postplazentar")
  - Nabelschnurkompression (Umschlingung, Knoten, Vorfall)
  - Morbus haemolyticus fetalis
  - Insertio velamentosa-Blutung
  - Feto-fetale Transfusion

- **Plazentare Ursachen**
  - Plazentainsuffizienz
  - Vorzeitige Plazentalösung

6.2 Vorzeitiger Blasensprung

Definition

Abgang von Fruchtwasser vor Wehenbeginn

Häufigkeit

- 10–20 % aller Geburten

Ursachen und begünstigende Faktoren

- Infektionen des unteren Genitaltraktes (Kolpitis, Zervizitis), des unteren Eipols, Amnioninfektionssyndrom
- Zervixinsuffizienz
- Lage-, Einstellungsanomalien (QL, BEL)
- Kindsbewegungen
- Mehrlinge
- Hydramnion
- Gewalteinwirkung von außen (Trauma)

Nachweis

- Abgang von reichlich klarer oder trüber Flüssigkeit mit oder ohne Vernix caseosa-Flocken
- Rektale/vaginale Untersuchung: keine Vorblase tastbar
- Spekulum-Einstellung: Abgang von Flüssigkeit aus der Zervix, Flüssigkeitspool im hinteren Scheidengewölbe
- Änderung des Scheiden-pH: Blaufärbung von rotem Lackmuspapier oder Bromthymol-Lösung
- Nachweis von Fruchtwasserproteinen in der Vagina: AMNI-CHECK®

- Mikroskopische Untersuchung des Vaginalsekrets (Nilblaufärbung): Nachweis von fetalen Zellen und Lanugohaaren sowie Farnkrautphänomen (getrocknetes Fruchtwasser ergibt auf einem Objektträger ein farnkrautähnliches Muster)
- Sonographie: Oligo-, Anhydramnie
- Fibronectin-Nachweis (nicht spezifisch für den Blasensprung)
- **Differenzialdiagnose**: Urinabgang, Fluor

Weitere Diagnostik und Verlaufskontrollen

- Kindliche Herztöne kontrollieren, CTG (täglich)
- Klinische Untersuchung: geburtshilflicher Befund, Zervixstatus
- Wehentätigkeit ausschließen bzw. objektivieren
- Bakteriologische Untersuchung des Scheideninhalts: Erreger-, Resistenzbestimmung
- Temperaturmessung (4–6stündlich)
- Labor: CRP, Leukozyten (zweimal täglich), Blutbild, Thrombozyten

Komplikationen

- Amnioninfektionssyndrom
- Nabelschnurvorfall
- Vorzeitige Wehentätigkeit, Frühgeburt
- Lageanomalie, Haltungsanomalie
- Zwangshaltung der fetalen Extremitäten und Lungenhypoplasie bei lange andauerndem Fruchtwasserverlust

Therapie

- Klinikeinweisung
- **Vor der 22. SSW**: strenge Bettruhe
- **Zwischen 22/1 bis 33/0 SSW**: strenge Bettruhe, Lungenreifeinduktion, ggf. Tokolyse, prophylaktische Antibiotikagabe (Resistogramm berücksichtigen)
- **Zwischen 33/1 bis 35/0 SSW**: strenge Bettruhe, bei Wehenbeginn Entbindung anstreben

- **Ab 35/1 SSW**: Geburtseinleitung 12 h nach dem Blasensprung
- Schwangerschaftsbeendigung bei manifester Infektion oder ansteigenden Entzündungsparametern (CRP, Leukozyten, Temperatur, Puls, fetale Tachykardie)

> **Beachte**:
> Eine intrauterine Infektion ist für die Prognose eines Frühgeborenen ungünstiger als die Unreife! Die Vorteile einer rechtzeitigen Schwangerschaftsbeendigung überwiegen den Nutzen der medikamentösen Lungenreifeinduktion!

6.3 Amnioninfektionssyndrom

Definition

Infektion von Fruchtwasser, Eihäuten, Plazenta und Fetus vor oder während der Geburt
Synonyma: Fruchtwasserinfektion, Chorioamnionitis, Fieber unter der Geburt

Ursachen

- Aufsteigende Infektion nach dem Blasensprung
- Bei stehender Blase: extraamniale Infektion über die Eihäute oder hämatogene Infektion über die Plazenta
- Amniozentese
- **Begünstigend wirken**: vorzeitiger Blasensprung, protrahierter Geburtsverlauf, internes CTG, häufige vaginale Untersuchungen, ungünstiges Keimspektrum der Vagina

Symptome und Diagnostik

- Temperaturanstieg, Pulsbeschleunigung
- Fetale Tachykardie
- Übelriechendes, evtl. erbsbreiartiges Fruchtwasser
- Druckschmerzhafter Uterus

- Uteruskontraktionen
- Labor: Leukozytose, CRP-Anstieg, Gerinnung kontrollieren
- Bakteriologie des Scheideninhalts: Erreger-, Resistenzbestimmung
- Blutkultur

Komplikationen

- **Mutter**: vorzeitige Wehentätigkeit, Frühgeburt, Endomyometritis, Sepsis, septischer Schock, Blutgerinnungsstörung, Sekundärheilung von Scheiden-Damm-Verletzungen
- **Kind**: Unreife (Frühgeburt), beeinträchtigte Vitalität (Depression), Adaptationsstörungen, Hyperthermie, Zyanose, Pneumonie, Meningitis, Sepsis, Apnoe-Anfälle, Krämpfe

Therapie

- Baldige Schwangerschaftsbeendigung (je nach Vorbedingungen Geburtseinleitung und Spontangeburt oder Sectio)
- Vermeidung eines protrahierten Geburtsverlaufes
- Antibiotika

6.4 Anomalien der Lage, Haltung, Stellung und Einstellung

Haltungsanomalien

Definition: Abweichungen von der normalen (Beuge-)Haltung des Kopfes
- Deflexionslagen (Vorderhauptslage, Stirnlage, Gesichtslage), die als (meist) dorso-posteriore „Lagen" auch eine Anomalie der Stellung aufweisen
- *Roederer*sche Kopfhaltung (auch als *Roederer*sche Einstellung bezeichnet)

Einstellungsanomalien

Definition: Abweichungen von der normalen Beziehung des vorangehenden Kindsteils zum Geburtskanal
- Tiefer Querstand
- Hoher Geradstand
- Vordere Scheitelbeineinstellung (verstärkte *Naegele*sche Obliquität)
- Hintere Scheitelbeineinstellung (verstärkte *Litzmann*sche Obliquität)
- Beckenendlagen (Anomalien der Poleinstellung)

Stellungsanomalien

Definition: Abweichungen von der normalen Stellung des kindlichen Rückens
- Hintere Hinterhauptslage (gleichzeitig Einstellungsanomalie)
- Schulterdystokie

Lageanomalien

Definition: Abweichungen von der Längslage des Kindes
- Querlage
- Schräglage

Allgemeine Grundsätze

- Anomalien der Lage, Haltung, Stellung und Einstellung sind häufig mit einem erhöhten Risiko für Mutter und Kind verbunden.
- Der erste Schritt zur Diagnose ist der ungewöhnliche, von der „Routine" abweichende Untersuchungsbefund.
- Anamnese, äußere Untersuchung einschließlich Beckenmessung und eine sorgfältige vaginale Palpation führen fast immer zur Diagnose.
- Bei Regelwidrigkeiten muss ein Arzt über die vorliegende Anomalie informiert werden (Dokumentation).
- Die Sonographie kann den Befund objektivieren und ergänzen.

- QL und BEL: Diagnosestellung möglichst vor Geburtsbeginn (Frage der Hospitalisation), rechtzeitige Aufklärung der Schwangeren über Risiken, Entbindungsmodus und alternative Behandlungsmöglichkeiten, Einwilligung einholen, Dokumentation
- Deflexionslagen, hoher Geradstand, Scheitelbeineinstellung: Diagnosestellung möglichst frühzeitig während der Eröffnungsperiode
- Bei gegebener Indikation operative Entbindung vorbereiten

Geburtsunmögliche Lage-, Einstellungs- und Haltungsanomalien:
- Quer-, Schräglage
- Hoher Geradstand
- Hintere Scheitelbeineinstellung
- Naso-posteriore (dorso-anteriore) Stirnlage
- Mento-posteriore (dorso-anteriore) Gesichtslage

6.4.1 Regelwidrige Haltung und Einstellung des Kopfes

Allgemeine Grundsätze

- Nicht alle Regelwidrigkeiten der Kopfhaltung und -einstellung erfordern ein aktives Eingreifen.
- Die abwartende (konservative) Behandlung besteht in der Seitenlagerung und der vorsichtigen Gabe von Oxytocin.
- Häufig kommt es zu einem protrahierten Geburtsverlauf mit der Gefahr der mütterlichen und kindlichen Infektion, der fetalen Hypoxie und Hirnblutung.
- Eine großzügige Episiotomie reduziert die starke Anspannung des Dammes in Längs- und Querrichtung.
- Die Entscheidung zur operativen Geburtsbeendigung bei gebärunfähigen Lagen oder anderen zusätzlichen Komplikationen sollte so früh wie möglich getroffen werden.

Ursachen

- Häufig ungeklärt

6.4 Anomalien der Lage, Haltung, Stellung und Einstellung

Tab. 6.1 Hintere Hinterhauptslage und Deflexionslagen – Befund, Geburtsmechanik, Behandlungsprinzip

Diagnose	Leitstelle	Stemmpunkt	Kopfaustritt	Größter Kopfumfang beim Durchtritt	Leitsymptom Befund	Behandlung	Differenzialdiagnose
Hintere Hinterhauptslage (hi HHL)	kleine Fontanelle, Scheitelgegend	große Fontanelle bis Stirnhaargrenze	erst Beugung, dann Streckung	C. suboccipito-bregmatica (32 cm)	Geburtsstillstand in BM oder BA; kleine Fontanelle hinten tastbar	Seitenlagerung auf die Seite des Hinterhauptes, evtl. Wehenmittel, ausgiebige Episiotomie	VoHL
Vorderhauptslage (VoHL)	große Fontanelle	Stirnhaargrenze bis Nasenwurzel	erst Beugung, dann Streckung	C. fronto-occipitalis (34 cm)	protrahierter Geburtsverlauf; große Fontanelle tastbar	Seitenlagerung auf die Seite des Hinterhauptes, evtl. Wehenmittel	hi HHL
Stirnlage (SL)	Stirn	Oberkiefer oder Jochbein	erst Beugung, dann Streckung	C. maxilloparietalis, C. zygomatico-parietalis (35–36 cm)	protrahierter Geburtsverlauf; Augenbrauen, Nasenwurzel, große Fontanelle tastbar, äußere Untersuchung: siehe GL	Lage des kindlichen Rückens beachten, **Naso-anteriore SL:** Sectio empfohlen, Spontangeburt nur in 30–40% der Fälle zu erwarten **Naso-posteriore** (= dorso-anteriore) **SL**: Sectio caesarea	Stirnhaltung bei im BE stehenden Kopf als Übergangshaltung zur GL
Gesichtslage (GL)	Kinn	Zungenbein	reine Beugung	C. hyoparietalis, C. tracheoparietalis (34 cm)	protrahierter Geburtsverlauf; Kinn, Mund, Nase, Augenbrauen tastbar, äußere Untersuchung: Hinterhaupt auffallend hervorstehend, palpabler Einschnitt zwischen Kopf und Rücken, Herztöne auf der Seite der kleinen Teile	**Mento-anteriore GL:** Seitenlagerung auf die Seite des Kinns, Spontangeburt häufig problemlos **Mento-posteriore** (= dorso-anteriore) **GL**: Sectio caesarea	Steißlage

Tab. 6.2 Einstellungsanomalien des Kopfes – Befund und Behandlungsprinzip

Diagnose	Leitsymptome	Befund	Behandlung
Tiefer Querstand	Geburtsstillstand auf Beckenboden, „Verharren" im tiefen Querstand	Kopf auf BB, Pfeilnaht quer, also kleine Fontanelle rechts oder links tastbar (rechter bzw. linker tiefer Querstand)	Seitenlagerung auf die Seite der kleinen Fontanelle, abwarten, evtl. Oxytocin; evtl. Forzeps/Vakuumextraktion
Hoher Geradstand	Diskrepanz zwischen fortschreitender MM-Eröffnung einerseits und fehlendem Eintreten des Kopfes andererseits	Kopf auf dem BE, Pfeilnaht im geraden Durchmesser, kleine Fontanelle vorn (= vorderer hoher Geradstand) oder hinten am Promontorium (= hinterer hoher Geradstand) tastbar; äußere Untersuchung: Kopf überragt die Symphyse	Sectio caesarea
Vordere Scheitelbeineinstellung (verstärkte *Naegelesche* Obliquität)	verlängerte Eröffnungsperiode	Kopf auf/im BE, Pfeilnaht querverlaufend und dem Kreuzbein genähert (asynklitisch) tastbar, Konfiguration der Scheitelbeine (Stufenbildung), Kopfgeschwulst auf dem vorn liegenden Scheitelbein	Seitenlagerung, Geburtsfortschritt abwarten, evtl. Oxytocin
Hintere Scheitelbeineinstellung (verstärkte *Litzmannsche* Obliquität)	überstehender Kopf, verlängerte Eröffnungsperiode bzw. Geburtsstillstand in der EP	Kopf auf BE, Pfeilnaht querverlaufend und der Symphyse genähert (asynklitisch) tastbar, vorderes Scheitelbein an der Symphyse anstoßend; äußere Untersuchung: Kopf überragt die Symphyse	Sectio caesarea
Roederersche Einstellung	verlängerte Eröffnungsperiode, lange Geburtsdauer	(hochgradige) Beugehaltung des Kopfes schon im BE, kleine Fontanelle steht in allen Ebenen des Geburtskanals in Beckenführungslinie	Seitenlagerung auf die Seite des kindlichen Rückens, evtl. Oxytocin

- Beckendeformitäten, enges Becken
- Besonders schlaffe oder besonders straffe Weichteile
- Uterusfehlbildungen, Myome
- Tiefer Plazentasitz
- Wehenschwäche
- Frühgeburt, kleines Kind
- Anomalien der kindlichen Kopfform
- Kindliche Fehlbildungen oder Erkrankungen (z. B. Struma)
- Vorliegen kleiner Teile (Hand, Arm)
- Totes Kind

Befund, Geburtsmechanik und Behandlungsprinzipien

Siehe Tab. 6.1 und 6.2

6.4.2 Schulterdystokie

Definition

- Geburtsstillstand nach der Geburt des Kopfes infolge einer Einstellungsanomalie der Schulterbreite/Stellungsanomalie des Rückens
- **Hoher Schultergeradstand**: Stehenbleiben der Schultern im geraden Durchmesser über dem Beckeneingang hinter bzw. oberhalb der Symphyse nach der Geburt des Kopfes – **Notfallsituation!**
- **Tiefer Schulterquerstand**: Stehenbleiben der Schulterbreite im queren Durchmesser auf Beckenboden nach der Geburt des Kopfes

Häufigkeit

- Ca. 0,6 % aller Geburten
- Ca. 10 % bei einem Geburtsgewicht > 4500 g

Ursachen und begünstigende Faktoren

- Zustand nach Schulterdystokie

- Großes Kind (> 4000 g); die Häufigkeit nimmt mit dem Geburtsgewicht zu.
- Diabetes mellitus (fetale Makrosomie, „Riesenkind")
- Adipöse Schwangere, exzessive Gewichtszunahme
- Verlängerte Austreibungsperiode, Geburtsstillstand in Beckenmitte
- Vaginal-operative Entbindungen aus Beckenmitte

Diagnose

- Die äußere Drehung des Kopfes nach der Geburt ist behindert.
- Der geborene Kopf scheint sich in den Vulva-Damm-Bereich zurückzuziehen.
- Die vordere Schulter läßt sich nicht entwickeln, „hängt" oberhalb der Symphyse (hoher Schultergeradstand).

Therapie bei hohem Schultergeradstand

- Nicht Kristellern, nicht am Kopf ziehen!
- Große Episiotomie anlegen bzw. Episiotomie erweitern
- Druck von außen auf die oberhalb der Symphyse stehende Schulter
- Ggf. Tokolyse und/oder Anästhesie
- *McRoberts*-**Manöver**: Geraden Beckendurchmesser verändern (erweitern). Dazu wiederholt beide Beine der liegenden Kreißenden in gestrecktem Zustand nach dorsal führen und anschließend forciert im Hüftgelenk beugen (in Kombination mit suprasymphysärem Druck) oder Hockposition einnehmen lassen
- Äußere Überdrehung des Kopfes: Drehung der vorn stehenden Schulter nach seitlich durch Überdrehung des kindlichen Kopfes mit flach an den Kopf gelegten Händen (bei 1. Lage Drehung des Hinterhauptes nach rechts, bei 2. Lage Drehung des Hinterhauptes in Uhrzeigerrichtung)
- *Woods*-**Manöver**: Die der Bauchseite des Kindes entsprechende Hand (2 Finger) vaginal einführen und die hintere Schulter nach

6.4 Anomalien der Lage, Haltung, Stellung und Einstellung

seitlich drücken (bei 1. Lage nach links, bei 2. Lage in Uhrzeigerrichtung)
- Den hinten liegenden Arm des Kindes über die Brust nach außen bringen (Ziel: Verminderung der Schulterbreite), ggf. Entwicklung des vorderen Armes
- Die dem kindlichen Rücken entsprechende Hand vaginal einführen und durch Druck auf die vordere Schulter die Schulterbreite in den queren Durchmesser bringen

> **Hinweis:**
> Eine exakte Dokumentation über Geburtsablauf, Kindslage, Reihenfolge der Maßnahmen, Uhrzeiten und beteiligte Geburtshelfer ist notwendig!

Therapie bei tiefem Schulterquerstand

- Episiotomie anlegen bzw. erweitern
- Mit zwei Fingern von vaginal die kindliche Schulterbreite in den geraden Durchmesser drücken

Komplikationen

- Fetale Hypoxie
- Kindliche Verletzungen: Klavikula-, Oberarmfraktur, Plexus brachialis-Lähmung, bleibende Nervenschädigungen
- Mutter: Rissverletzungen, Dammriss III.°

Prophylaxe

- Sectio bei großem Kind

6.4.3 Beckenendlage

Definition

Einstellungsanomalie, bei der das kaudale Körperende des Kindes führt (Anomalie der Poleinstellung)

Häufigkeit

- 3–5% aller Geburten
- Mehr als die Hälfte aller Beckenendlagen findet man bei Erstgebärenden.

Formen und geburtsmechanische Besonderheiten

- Einteilungsschema s. Tab. 6.3

Tab. 6.3 Einteilung der Beckenendlagen

Bezeichnung	Befund	Führender Teil	Umfang des vorangehenden Teils
Reine Steißlage (extended legs)	Beine an der Bauchseite hochgeschlagen	Steiß	27 cm
Vollkommene Steiß-Fußlage	Beine neben dem Steiß angehockt	Steiß und Füße	32 cm
Unvollkommene Steiß-Fuß-Lage	ein Bein hochgeschlagen, ein Bein angehockt	Steiß und ein Fuß	30 cm
Vollkommene Fußlage	beide Beine gestreckt	beide Füße	24 cm
Unvollkommene Fußlage	ein Bein gestreckt, ein Bein hochgeschlagen	ein Fuß	< 24 cm
Vollkommene Knielage	Beine im Hüftgelenk gestreckt, in den Knien gebeugt	beide Knie	25 cm
Unvollkommene Knielage	ein Bein hochgeschlagen, ein Bein in der Hüfte gestreckt, im Knie gebeugt	ein Knie	< 25 cm

6.4 Anomalien der Lage, Haltung, Stellung und Einstellung

- Geburtsmechanisch **günstigste Form** der BEL bei vaginaler Geburt: vollkommene Steiß-Fuß-Lage (Umfang 32 cm!)
- Geburtsmechanisch **ungünstige Form** der BEL bei vaginaler Geburt: reine Steißlage
- Geburtsmechanisch **ungünstigste Form** der BEL: Fußlagen (geringer Umfang des vorangehenden Teils)

Ursachen

- Häufig unbekannt
- Frühgeburt (physiologische Selbstwendung noch nicht eingetreten)
- Abweichungen von der normalen Gestalt der Frucht: Hydrozephalus, Anenzephalus, abnorme Kopfform, Tumor am kaudalen Körperende
- Abweichungen von der normalen Gestalt des Uterus: Fehlbildungen, Myome, Placenta praevia, schlaffer Uterus (Mehrgebärende)
- Abnorm gesteigerte oder eingeschränkte Beweglichkeit des Kindes: Hydramnion, Oligohydramnie, Mehrlinge, großes Kind
- Enges Becken: fehlender Auffangmechanismus für den kindlichen Kopf

Diagnostik

- Anamnese: KBW häufig schmerzhaft, im Unterbauch lokalisiert
- **Äußere Untersuchung**: vorangehender Teil weich, klein, ballotiert nicht („Kopfgefühl" fehlt); Ballotement im Fundus nachweisbar („Gegenprobe")
- **Innere Untersuchung**: Steiß, Füße (Fuß) oder Knie tastbar
    - Kennzeichen des Steißes: weicher Kindsteil mit Crista sacralis media
    - Kennzeichen des Fußes: Fersenzeichen (winkliger Übergang vom Unterschenkel zum Fuß), Zehenzeichen (Zehen sind gleichmäßig und kürzer als Finger), Fehlen des Daumenzeichens (große Zehe nicht abspreizbar)
    - Kennzeichen des Knies: Kniescheibe beweglich, Unterschenkel läßt sich bis zum Fuß verfolgen.

- Auskultation: Herztöne in Nabelhöhe oder darüber zu hören
- Sonographie: Bestätigung der klinischen Diagnose, Plazentalokalisation; bei Geburtsbeginn nochmals Gewichtsschätzung und Haltung der Beine kontrollieren
- **Differenzialdiagnose**: Gesichtslage, Querlage (Schulter), Hydrozephalus

Maßnahmen vor Geburtsbeginn

- Äußere Wendung erwägen
- Aufklärung der Schwangeren über Risiken des vaginalen und abdominalen Geburtswegs (Entscheidungshilfe geben)
- Ausschluss zusätzlicher Risiken vor der Entscheidung zur vaginalen Geburt
- Dokumentation von Aufklärung und Einwilligung
- Stationäre Aufnahme bei äußerer Wendung, geplanter Sectio und/oder Zusatzrisiken

Unterstützung der spontanen Wendung

- Beckenhochlagerung, „Indische Brücke"
- Moxibustion
- Akupunktur

Äußere („prophylaktische") Wendung

- **Voraussetzungen**: Gestationsalter 38. SSW (optimal), stehende Fruchtblase, kein Missverhältnis, kein Oligohydramnion, keine Uterusfehlbildung, keine Vorderwandplazenta, keine Placenta praevia, Sectio-Bereitschaft
- **Durchführung**: venösen Zugang legen, CTG-Kontrolle vor und nach der Wendung, Beckenhochlagerung, i.v.-Tokolyse, Wendung des Feten über „Rolle vorwärts" oder „Rolle rückwärts"; s. auch Kap. 7.11.1
- Bei rh-negativer Mutter: Immunprophylaxe
- **Komplikationen**: vorzeitige Plazentalösung, Nabelschnurumschlingung, feto-maternale Transfusion
- Die äußere Wendung ist in ca. 50–60 % der Fälle erfolgreich.

Geburtsmechanismus (bei reiner Steißlage)

- **Eintritt des Steißes in den Beckeneingang**:
  Der Rücken steht vorn seitlich (rechts oder links, Hüftbreite leicht schräg); in dieser Stellung Vorrücken des Steißes bis auf den Beckenboden.
- **Überwindung des Knies des Geburtskanals, Geburt des Steißes**:
  Die Hüftbreite dreht sich auf BB in den geraden Durchmesser (Steiß stellt sich „auf die Kante"), der Rücken steht seitlich. Lateralflexion des kindlichen Rumpfes („über die Kante abbiegen"). Die vordere Hüfte wird zum Hypomochlion, die vordere Gesäßbacke erscheint in der Vulva und bleibt stehen, bis die hintere Gesäßbacke über den Damm geboren ist. Dann wird der Steiß weiter vorgeschoben. Er zeigt entsprechend der Beckenführungslinie steil nach vorn.
- **Geburt des Rumpfes**:
  Nach dem Herausgleiten der Beine erfolgt eine Drehung des kindlichen Rückens nach vorn. In dieser Stellung wird der Rumpf um die Symphyse herum entsprechend der Beckenführungslinie geboren. Gleichzeitiger Eintritt der Schultern in den BE (mit querverlaufender Schulterbreite).
- **Geburt der Schultern**:
  Der Rücken des Kindes dreht sich während der Beckenpassage der Schultern wieder zur Seite, so dass die Schulterbreite in den geraden Durchmesser kommt. Zuerst Geburt der vorderen, dann der hinteren Schulter. Beim Sichtbarwerden des Unterrandes des vorderen Schulterblattes tritt der Kopf in das kleine Becken ein (mit querverlaufender Pfeilnaht).
- **Geburt des Kopfes**:
  Das Hinterhaupt dreht sich beim Durchtritt durch das Becken von der Seite nach vorn (Pfeilnaht kommt vom queren in den geraden Durchmesser), gleichzeitig gelangt der bereits geborene, seitlich stehende Rücken wieder nach vorn. Unter Beugehaltung des Kopfes (kleinster Kopfumfang) werden nacheinander Kinn, Mund, Nase, Stirn, Vorder- und Hinterhaupt über den Damm geboren.

Komplikationen

- Vorzeitiger Blasensprung
- Nabelschnurvorfall
- Wehenschwäche, protrahierter Geburtsverlauf, mangelhafte Dehnung der mütterlichen Weichteile
- Hypoxie infolge einer Nabelschnurkompression durch den Kopf bei geborenem Rumpf
- Hypoxie durch vorzeitige Plazentalösung nach der Geburt des Rumpfes
- Hochschlagen der Arme
- Geburtstraumatische Schäden (Hirnblutung, Armplexuslähmung) durch Weichteilschwierigkeiten und Manualhilfe
- Die perinatale Mortalität ist bei Geburten aus einer Beckenendlage erhöht.

Geburtsleitung bei einer vaginalen Geburt

- Anästhesie-, Neonatologie- und Sectio-Bereitschaft
- CTG-Überwachung
- Venösen Zugang legen
- Blutentnahmen zur Vorbereitung auf die Periduralanästhesie und mögliche Sectio
- **Wirksame Analgesie** (Periduralanästhesie, s. Kap. 5.7): entspannt den Beckenboden, erleichtert eine evtl. notwendige Armlösung, ermöglicht eine dringliche Sectio
- Fenoterol (s. Kap. 13.7) zur Notfallsectio bereithalten
- Oxytocin-Infusion zur Unterstützung der Austreibungsperiode
- Anwesenheit des Neonatologen und des Anästhesisten in der AP
- Steinschnittlage
- Große Episiotomie
- Hilfsperson für *Kristeller*schen Handgriff notwendig
- Forzeps (am nachfolgenden Kopf) und breiten hinteren Spiegel (*De Lee*scher Spiegelhandgriff) bereitlegen
- Abwartendes Verhalten bis zur Geburt des Steißes
- **Assistierte Spontangeburt**:
Zurückhalten des Steißes, bis das Kind möglichst in einer Presswehe spontan geboren werden kann. Anschließend Halten des

Kindes nach Art des *Bracht*schen Handgriffs und Gleitenlassen in Beckenführungslinie ohne zu kristellern
- **Wenn eine assistierte Spontangeburt nicht möglich ist:**
Entwicklung nach *Bracht* (s. Kap. 7.7), Druck auf den Fundus („Kristellern")
- **Wenn der *Bracht*sche Handgriff nicht gelingt:**
Armlösung nach *Müller, Lövset* oder (besonders bei hochgeschlagenen Armen) klassische Armlösung, Kopfentwicklung nach *Veit-Smellie* (s. Kap. 7.7)
- Großzügige Indikation zur sekundären Sectio (auch noch bei vollständigem MM)

Indikationen zur primären Sectio

- Missverhältnis, enges Becken, Beckenanomalien
- Großes Kind
- Reine Steißlage, Fuß- oder Knielage
- Frühgeburt ≤ 34. SSW
- Fetale Wachstumsretardierung
- Fetale Fehlbildungen (z. B. Steißteratom, Omphalozele, Gastroschisis, Myelomeningocele u.a.)
- Zusatzrisiken (späte Erstgebärende, Plazentainsuffizienz, schwere Schwangerschaftshypertonie, Präeklampsie, suspektes/pathologisches antenatales CTG, Status nach Sterilitätsbehandlung)
- Erkrankungen der Mutter wie Diabetes mellitus, schwerer Herzfehler u.a.
- Wunsch der Mutter

Indikationen zur sekundären Sectio

- Vorzeitiger Blasensprung bei niedrigem Zervix-Score
- Nabelschnurvorfall
- Protrahierter Geburtsverlauf
- Suspektes/pathologisches CTG, Azidose

6.4.4 Querlage

Definition

Kindslage, bei der die Längsachse des Kindes die der Mutter rechtwinklig oder spitzwinklig (Schräglage) schneidet

Häufigkeit

- 0,5–1 % aller Geburten

Einteilung

- **Nach der Lage des Kopfes**:
  Kopf links = I. Querlage, Kopf rechts = II. Querlage
- **Nach der Stellung des Rückens**:
  dorso-anteriore QL (Rücken vorn), dorso-posteriore QL (Rücken hinten), dorso-superiore QL (Rücken funduswärts), dorso-inferiore QL (Rücken beckenwärts)

Ursachen

- Abnorm große Bewegungsmöglichkeit des Kindes: Mehr-, Vielgebärende (schlaffe Uteruswand, schlaffe Bauchdecken), Hydramnion, kleines Kind, Frühgeburt, totes Kind
- Behinderung der Einstellung in Längslage: enges Becken, Placenta praevia, Gemini, Anomalien des Uterus (Fehlbildungen, Myome)

Diagnostik

- Inspektion: querovaler Leib
- Palpation: Fundus tiefstehend, kindlicher Kopf seitlich (rechts oder links) tastbar, kein vorangehender Teil über dem BE
- Auskultation: Herztöne in der Umgebung des Nabels hörbar
- Innere Untersuchung: kleines Becken leer
- Sonographie

Komplikationen

- Gebärunfähige Lage
- Chronische Plazentainsuffizienz, gestörte Hämodynamik
- Vorzeitiger Blasensprung, Infektion
- Nabelschnurvorfall
- Armvorfall
- **Verschleppte Querlage**: vollständiger MM, gesprungene Blase, stark überdehntes unteres Uterinsegment, federnd eingekeilte Schulter, „Wehensturm", drohende Uterusruptur, schlechter Allgemeinzustand der Kreißenden, intrauteriner Fruchttod
- Uterusruptur

Therapie

- Vermeidung von körperlichen Belastungen, Beckenhochlagerung
- Klinikeinweisung ab der 38. SSW
- CTG-Überwachung, Doppler-Sonographie
- Äußere Wendung, ggf. indizierte Geburtseinleitung
- **Sectio caesarea** bei erfolgloser Wendung, suspektem/pathologischem CTG, Blasensprung, Nabelschnurvorfall, Armvorfall, zusätzlichen Komplikationen (Placenta praevia, enges Becken, Uterusfehlbildung, Status nach Sectio u.a.)

6.5 Missverhältnis

Definition

Bei einem Missverhältnis ist das mütterliche Becken entweder zu eng oder/und das Kind zu groß, so dass die Geburt dadurch regelwidrig verläuft oder der vaginale Geburtsweg unmöglich ist.
Synonyma: zephalo-pelvine Disproportion, Kopf-Becken-Missverhältnis.

Ursachen

- Allgemein verengtes Becken

- Plattes bzw. platt-rachitisches Becken
- Quer verengtes Becken
- Schräg verengtes, asymmetrisches Becken
- Trichterbecken
- Assimilations- oder langes Becken
- Zustand nach Beckenfraktur
- Großes Kind
- Hydrozephalus, andere fetale Fehlbildungen
- Auch ein mütterlicher oder fetaler Tumor kann ein Geburtshindernis sein (Myom, Ovarialtumor, Steißteratom).

Diagnostik

- **Anamnese**: Erkrankungen von Knochen und Hüftgelenk, Lähmungen der unteren Extremitäten, Beckenfrakturen, Verlauf vorangegangener Geburten
- **Beckenmessung**: ungleichmäßiger Abstand der gemessenen Distanzen, Conjugata vera < 11 cm
- **Beurteilung der *Michaelis*schen Raute**: Spindelform (quer oder allgemein verengtes Becken) oder Drachenform (platt-rachitisches Becken)
- **Palpation**:
  - 4. *Leopold*scher Handgriff (der kindliche Kopf hat keine Beziehung zum mütterlichen Becken), Zusatzhandgriff (Kopf überstehend oder auf Symphysenhöhe)
  - Innere Beckenaustastung: Abstand der Spinae ischiadicae, Form von Kreuz- und Steißbein
  - Beurteilung des Schambogenwinkels: spitzwinklig (allgemein verengtes Becken), stumpfwinklig (plattrachitisch)
- **Funktionelle Beckenbeurteilung**: kombinierte innere und äußere Untersuchung nach Blasensprung und unter Wehen
- **Sonographie**: fetale Biometrie (großes Kind, Hydrozephalus)
- **Röntgenologische Beckenmessung**: unter der Geburt nur noch selten indiziert, Klärung von Beckenveränderungen möglichst vor oder nach einer Schwangerschaft
- **Magnetresonanztomographie** (Kernspintomographie): bildgebendes Verfahren ohne Belastung durch Röntgenstrahlen, auch

zur Beurteilung des Beckens während der Schwangerschaft geeignet

Hinweiszeichen und Komplikationen

- Sie sind abhängig von der Ursache und vom Schweregrad der Deformität.
- Vorzeitiger Blasensprung
- Nabelschnurvorfall
- Armvorfall
- Wehenschwäche
- Protrahierter Geburtsverlauf
- Aufsteigende Infektion
- Ödem der (vorderen) Muttermundslippe, Drucknekrose
- Urinverhaltung durch Kompression des Blasenhalses
- Erhöhter Kopfdruck, Konfiguration der Scheitelbeine, Hirnblutung
- Regelwidrigkeiten der Lage (QL), der Haltung (SL, GL, *Roederer*sche Kopfhaltung), der Einstellung (hoher Geradstand, Scheitelbeineinstellung, BEL)
- (drohende) Uterusruptur

Therapie

- Primäre oder sekundäre Sectio caesarea
- Konservativer Behandlungsversuch (bei geringgradiger Beckenverengung): Lagerungswechsel, Seitenlagerung, ggf. Oxytocin
- Bei ausgeprägtem Hydrozephalus: Punktion und Versuch einer vaginalen Geburt

6.6 Vorliegen/Vorfall eines Armes

Definition

Arm oder Hand liegen vor oder neben dem vorangehenden Kindsteil, vor dem Blasensprung (Vorliegen) oder nach gesprungener Blase (Vorfall).

Ursachen

- Hochstehender Kopf
- Hydramnion
- Enges Becken bei Schädellage
- Lage-, Haltungsanomalien

Komplikationen

- Kopfeintritt, -durchtritt nicht möglich (Geburtshindernis)
- Geburtsstillstand
- Uterusruptur

Therapie

- Bei **Vorliegen eines Armes**: Beckenhochlagerung und Seitenlagerung auf die dem vorliegenden Arm entgegengesetzte Seite
- **Armvorfall bei Schädellage**: Repositionsversuch in Knie-Ellenbogen-Lage bei möglichst vollständigem MM, wenn der Kopfeintritt oder -durchtritt behindert ist
- Sectio caesarea bei Geburtsstillstand und/oder nicht gelungener Reposition
- Häufig Spontangeburt möglich, der Arm reponiert sich selbst.

6.7 Pathologie der Wehentätigkeit

Definition

Abweichungen von der normalen Frequenz, Dauer, Stärke und Koordination uteriner Kontraktionen im Sinne einer Verminderung (Wehenschwäche), Steigerung (Hyperaktivität) oder Fehlsteuerung (Diskoordination) mit Gefährdung der Mutter und/oder des Kindes
Synonyma: Dystokie (Geburts-/Wehenstörung) durch Anomalien der Uteruskontraktion, uterine Dystokie, Wehendystokie

Einteilung

- **Hypokinetische Wehenstörung**: Wehenschwäche von Geburtsbeginn an (primär) oder/und im Verlauf der Geburt auftretend (sekundär)
- **Hyperkinetische Wehenstörung**: hyperaktive Form (uterine Hyperaktivität) und/oder hypertone Form (uterine Hypertonie), Wehensturm (Tetanus uteri), Dauerkontraktion
- **Koordinationsstörungen**: Fehlsteuerung des Wehenablaufs, eine exakte Differenzialdiagnose ist nur durch interne (direkte) Tokometrie möglich.
- Zervixdystokie (keine eigentliche Wehenstörung): organische Veränderungen der Zervix, die zu Wehenstörungen/Geburtsverzögerung führen können.

Ursachen und Diagnostik

Siehe Tab. 6.4

Komplikationen

- Protrahierter Geburtsverlauf, Geburtsstillstand
- Aufsteigende Infektion
- Ermüdung, Erschöpfung der Kreißenden
- Fetale Hypoxie
- Uterusruptur (bei hyperkinetischen Wehenstörungen)

Therapiegrundsätze

- Genaue Differenzierung der Wehenstörung vornehmen, Ursache feststellen
- Stadium und Dauer der Geburt, Zustand der Fruchtblase (stehend, gesprungen) beachten
- Wirksame **nichtmedikamentöse Behandlungsmethoden** (besonders bei Wehenschwäche) sind: Entleerung von Blase und Darm (ggf. Katheterisieren bzw. Einlauf), warmes Vollbad, Änderung der Gebärposition, psychosomatische Anleitung, Ruhe, Schlaf, Eröffnung der Fruchtblase.

Tab. 6.4 Ursachen, Befund und Therapiemöglichkeiten bei Wehenstörungen

Art der Störung	Tokometrie und Klinik			Ursachen	Therapiemöglichkeiten
	Frequenz	Amplitude	Basaltonus		
Wehenschwäche (primär, sekundär)	< 3/10 min	< 30 mm Hg	8–12 mm Hg	anlagebedingt hypoplastisches Myometrium Überdehnung des Uterus (großes Kind, Mehrlinge, Hydramnion, Hydrozephalus) Regelwidrigkeiten der Lage, Haltung, Stellung, Einstellung Geburtshindernis (Missverhältnis, Tumor im kleinen Becken) mangelhafter Druck des vorangehenden Teils auf die Zervix (stehende Fruchtblase, BEL, Anenzephalus) Ermüdung (Verlust von Elektrolyten, Energieträgern)	abhängig von Ursache, zeitlichem Auftreten und aktuellem Befund: mehrstündige Ruhepause (ggf. medikamentöse Sedierung) Infusion (Flüssigkeit, Elektrolyte, Glukose als Energieträger) Blasensprengung Änderung der Gebärposition Oxytocin, Prostaglandine geburtsbeendende Operation
	Klinischer Befund: Wehen zu schwach, zu kurz, zu selten				
Hyperaktive Wehen	> 5/10 min	> 50 mm Hg	8–12 mm Hg	Überdosierung von Oxytocin Geburtshindernis Regelwidrigkeiten der Lage, Haltung, Stellung, Einstellung	Oxytocin absetzen Tokolyse psychosomatische Anleitung evtl. Blasensprengung Periduralanästhesie
	Klinischer Befund: Wehen zu kräftig, zu häufig, Extremfall: Wehensturm				
Hypertone Wehen	normal	niedrig	> 15 mm Hg	Überdosierung von Oxytoxin Überdehnung des Uterus vorzeitige Plazentalösung vegetative Fehlsteuerung bei ängstlichen Kreißenden	bei vorzeitiger Plazentalösung geburtsbeendende Operation
	Klinischer Befund: Uterus in der Wehenpause „gespannt"				

Tab. 6.4 (Fortsetzung)

Art der Störung	Tokometrie und Klinik: Frequenz, Amplitude, Basaltonus	Ursachen	Therapiemöglichkeiten
Koordinationsstörungen	wechselnde Frequenz und Amplitude, ineinander übergehende „gedoppelte" Wehen mit einer größeren und einer kleineren Amplitude (sog. Mutter-Kind-Wehen, „Kamelwehen") Klinischer Befund: trotz „guter" Wehen kein Geburtsfortschritt, schmerzhafte Wehen, Engstellung des MM während der Wehe	keine fundale Dominanz fehlende und/oder unzureichende Koordination der Kontraktionen	Tokolyse Oxytocin Blasensprengung
Zervixdystokie	Tokometrie: unterschiedliches Bild Klinischer Befund: Trotz guter Wehen tastet sich der Muttermund wie ein derber Ring oder grübchenförmig.	Narben nach Konisation, Zervixriss, Cerclage Adhäsionen nach Entzündungen oder Verletzungen rigide Zervix	digitale Dehnung des MM, ggf. Einschnitte

- Eine **medikamentöse Wehenförderung** (Oxytocin, Prostaglandine) oder Wehenhemmung (Tokolyse) sollte nur beim Vorliegen einer Indikation erfolgen (s. Kap. 13.7, 13.10. und 13.12).
- **Keine Wehenmittel** gibt man bei hyperaktiver/hypertoner Wehentätigkeit, beim Vorliegen eines Geburtshindernisses und bei einem pathologischen CTG. Kontraindikationen zur Anwendung von Oxytocin (s. Kap. 13.10)
- Auch Spasmolytika und Analgetika beeinflussen die Wehenqualität und den Geburtsfortschritt wirksam (z. B. Nubain®, s. auch Kap. 13.4 und 13.11).
- Eine Periduralanalgesie beseitigt Dystokien und fördert die Kooperation der Mutter, indem der Circulus vitiosus Angst → Schmerz → Verkrampfung durchbrochen wird.
- Die Therapiemöglichkeiten bei den einzelnen Formen sind in Tab. 6.4 zusammengestellt.

6.8 Nabelschnurkomplikationen

- Nicht alle Nabelschnurkomplikationen gefährden den Fetus.
- Die Komplikationsdichte nimmt mit dem Geburtsfortschritt zu.
- Nabelschnurvorfall und Insertio velamentosa-Blutung treten erst nach dem Blasensprung auf.
- Inspektion und Längenmessung der Nabelschnur gehören zur Überwachung der Nachgeburtsperiode.
- Besonderheiten müssen dokumentiert werden.
- Fetale Gefährdung, Symptome und Maßnahmen bei Nabelschnurkomplikationen (s. Tab. 6.5)

6.9 Fetale Hypoxie

Definition

Fetale Notsituation vor oder unter der Geburt durch eine akute Störung des materno-fetalen Gasaustausches, meistens in Kombination mit einem mütterlichen Gefahrenzustand (primär, sekundär)

Tab. 6.5 Fetale Gefährdung, Symptome und Maßnahmen bei Nabelschnurkomplikationen

Komplikation	Definition Befund	Symptome	Fetale Gefährdung durch	Maßnahmen
NS zu kurz	< 30 cm Länge	Geburtsstillstand variable Dezelerationen Bradykardie	vorzeitige Plazentalösung NS-Abriss Hypoxie (prä-, intrapartal)	Geburtsbeendigung
NS zu lang (NS-Umschlingung)	> 100 cm Länge	variable Dezelerationen Bradykardie	Umschlingung (relativ zu kurze Nabelschnur), Kompression, Strangulation, Knoten, Vorfall; Hypoxie (prä-, intrapartal)	Seitenlagerung, Akuttokolyse Geburtsbeendigung
Knoten	echter Knoten	variable Dezelerationen, Bradykardie	Hypoxie (prä-, intrapartal)	rasche Geburtsbeendigung
Falscher Knoten	umschriebenes Knäuel eines Gefäßes mit Verdickung der *Wharton*schen Sulze	keine	keine	keine
Vorliegen der NS	Blase steht, NS liegt zwischen unterem Eipol und vorangehendem Kindsteil	keine	Vorfall (erst nach Blasensprung) Kompression, Hypoxie	Beckenhochlagerung, Repositionsversuch, Amniotomie in Sectiobereitschaft, langsames Ablassen des Fruchtwassers; bei nicht gelungener Reposition: Sectio

Tab. 6.5 (Fortsetzung)

Komplikation	Definition Befund	Symptome	Fetale Gefährdung durch	Maßnahmen
Vorfall (Prolaps)	Blase gesprungen, NS in der Vagina oder vor der Vulva	variable Dezelerationen plötzliche Bradykardie nach Blasensprung oder -sprengung	Kompression Hypoxie	Beckenhochlagerung, Akuttokolyse, manuelles Hochschieben des vgT von vaginal zur Entlastung **Schädellage:** bei unvollständigem MM Notfallsectio, bei vollständigem MM vaginale (ggf. operative) Geburt möglich **BEL und QL:** Sectio caesarea
Insertio velamentosa, frei verlaufendes Gefäß	NS-Ansatz und Gefäßverlauf in den Eihäuten	Blutung bei Gefäßverletzung nach Blasensprung oder -sprengung	Hypoxie Verblutung	bei Gefäßverletzung sofortige Geburtsbeendigung (Notfallsectio), postnatal: Transfusion
Fehlen einer Arterie (Aplasie)	nur eine Arterie vorhanden (sonographisch antenatal nachweisbar)	keine	keine	nach weiteren fetalen Fehlbildungen fahnden

Ursachen und Differenzialdiagnose

Mütterliche (präplazentare), plazentare und fetale (postplazentare) Ursachen (s. Kap. 6.1)

Diagnostik und Gefährdungszeichen

- Nachlassende Kindsbewegungen („Zähle bis 10")
- **CTG**: suspektes/pathologisches FHF-Muster, besonders Bradykardie, Tachykardie, späte Dezelerationen, schwere variable Dezelerationen, silenter Kurvenverlauf, sinusoidale Verrundungen, verminderte/fehlende Akzelerationen bei Kindsbewegungen
- **Doppler-Sonographie**: suspektes/pathologisches Flussmuster
- Biophysikalisches Profil (s. Kap. 4.5.2)
- Amnioskopie bzw. Blasensprung: grünes Fruchtwasser
- **Fetale Blutgasuntersuchung**: Präazidose oder Azidose
- **Fetale Pulsoxymetrie**: SpO_2-Werte < 30%
- Ursachen ermitteln

Therapie

- Abhängig von der Ursache
- **Konservativ**: Seitenlagerung, Beckenhochlagerung
- **Medikamentös**: Akuttokolyse (intrauterine Reanimation) mit Fenoterol (s. Kap. 13.7)
- **Operativ** je nach Vorbedingungen:
  Sectio caesarea (Notfallsectio), Forzeps, Vakuumextraktion, Spekulumentbindung (*Bauereisen*), halbe Extraktion (Manualhilfe), ganze Extraktion
- Komplikationen bei der Behandlung fetaler Notsituationen (s. Tab. 6.6)

Aufgaben der Hebamme

- Frühzeitige Erkennung der fetalen Notsituation
- Pflicht zur rechtzeitigen Benachrichtigung des Arztes

Tab. 6.6 Mögliche Komplikationen bei der Behandlung fetaler Notsituationen

	Notfallsectio	**Vaginale Notoperationen**	**Akuttokolyse**
Mütterliche Komplikationen	Narkoserisiko erhöht mangelhafte Asepsis mangelhafte operationstechnische Sorgfalt hoher Blutverlust	Zervix-, Scheiden-, Dammverletzungen	Herzrhythmusstörungen Blutdruckabfall Lungenödem
Kindliche Komplikationen	Verletzungen intrakranielle Blutung Hypoxie Atemnotsyndrom (nasse Lunge) Neugeborenendepression	intrakranielle Blutung Schädel-Hirn-Trauma Retinablutung Geburtsverletzungen (Fazialis-, Armplexuslähmung)	Zeitverzug bei falscher Indikationsstellung

- Durchführung konservativer Therapiemaßnahmen
- Vorbereitung und Assistenz bei medikamentösen und operativen Therapiemaßnahmen
- Verabreichung von Medikamenten nur auf ausdrückliche Anordnung des Arztes bzw. unter seiner Überwachung
- Selbständige Entscheidungen nur zur Abwendung unmittelbar drohender Gefahren und wenn kein Arzt zu erreichen ist
- Dokumentation aller Befunde und Maßnahmen (Benachrichtigung des Arztes, Anordnungen und deren Durchführung mit Uhrzeiten, Name des Untersuchers und des Durchführenden, Kennzeichnung der CTG-Streifen, Vermerk über parallel laufende Geburten)
- Evtl. Duplikat von allen Aufzeichnungen anfertigen

6.10 Intrauteriner Fruchttod, Totgeburt

Definition

Vorgeburtliches Absterben eines Feten mit ≥ 500 g Geburtsgewicht

Ursachen

- Hypoxie: Plazentainsuffizienz (akut, chronisch), vorzeitige Plazentalösung, Nabelschnurkomplikation, Morbus haemolyticus fetalis, Uterusruptur
- Gestationsbedingte (Gestose) und nicht gestationsbedingte mütterliche Erkrankungen (Diabetes mellitus)
- Intrauterine Infektion
- Fetale Fehlbildungen

Verlauf

- Intrauterine Autolyse (Mazeration): Ablösung der Haut, Hämolyse, Lockerung der Knochenverbindungen, Verflüssigung der inneren Organe
- Fleischwasserähnliche Verfärbung des Fruchtwassers
- Eine Mazeration erlaubt nur grob Rückschlüsse auf den Zeitpunkt des Fruchttodes.
    - Mazeration 1. Grades: grau-weiße bis grünliche Verfärbung und Blasenbildung der Haut – Fruchttod innerhalb der letzten Stunden
    - Mazeration 2. Grades: Haut abgeledert, Unterhaut braunrot, Knochenverbindungen gelockert – Fruchttod > 1–2 Tage zurückliegend
    - Mazeration 3. Grades: Verflüssigung innerer Organe, Körperhöhlen bilden schlaffe fluktuierende Säcke – Fruchttod liegt länger zurück
- Der spontane Wehenbeginn kann sich um Tage bis Wochen verzögern oder ganz ausbleiben.
- Bei länger zurückliegendem Fruchttod: Blutgerinnungsstörung bei der Mutter möglich (Dead-fetus-Syndrom)!

Symptome

- Fehlende Kindsbewegungen
- Abnahme von Fundusstand und Leibesumfang
- Keine kindlichen Herztöne, keine FHF im CTG
- Sonographie: keine Vitalitätszeichen
- Labor: pathologische Gerinnungsparameter

Beachte:
Registrierung der mütterlichen HF nicht irrtümlich als FHF ansehen!

Therapie

- Portiopriming, indizierte Geburtseinleitung
- Bei der medikamentösen Geburtserleichterung sowie bei notwendigen geburtshilflichen Operationen muss keine Rücksicht auf das Kind genommen werden.
- Rh-Prophylaxe bei rh-negativen Frauen
- Abstillen

Psycho-soziale Betreuung der Mutter bzw. der Eltern

- Trost und Hilfe anbieten, ohne die eigene Hilflosigkeit zu verbergen
- Die Gebärende sollte nicht allein gelassen werden, jedoch muss man erspüren, wann Fürsorglichkeit als aufdringlich empfunden wird.
- Beistand rund um die Uhr ermöglichen (eine Hebamme im „Hintergrund-Dienst")
- Der Partner sollte bei der Geburt anwesend sein.
- Ggf. Psychologen(-in) in die Betreuung einbeziehen
- Todesursache mit einfachen Worten erläutern
- Abschiednahme vom Totgeborenen ermöglichen
- Die Entbundene sollte nicht in der Nähe der Säuglingsstation bzw. mit anderen Wöchnerinnen untergebracht werden; evtl. Extra-Raum mit uneingeschränkter Besuchs- und bei Bedarf auch Übernachtungsmöglichkeit für Angehörige einrichten.

- Erinnerungsstücke anfertigen: Namensbändchen, Hand- und Fußabdruck, ggf. Foto(s) u.a.
- Trauerarbeit unterstützen, Gespräche anbieten
- Kontaktadressen von Selbsthilfegruppen weitergeben, Bücher/Broschüren empfehlen
- Obduktion (Fetus, Plazenta, Eihäute) empfehlen, aber nicht erzwingen
- Über die Möglichkeiten der Bestattung (Erd-, Feuerbestattung, stille Beisetzung) informieren
- Wunsch nach frühestmöglicher Entlassung respektieren
- Nachsorge ermöglichen

Es gibt kein universelles Verhaltensmuster! Jede Frau/Familie verarbeitet den Tod eines Ungeborenen anders, so dass eine individuelle Betreuung erforderlich ist!

6.11 Placenta praevia

Definition

Implantation der Plazenta im unteren Uterinsegment, so dass der innere Muttermund ganz oder teilweise von ihr bedeckt ist

Häufigkeit

- 0,5 % aller Geburten

Einteilung

- **Placenta praevia totalis**: innerer MM vollständig von der Plazenta bedeckt
- **Placenta praevia partialis**: innerer MM nur teilweise von der Plazenta bedeckt
- **Placenta praevia marginalis**: unterer Plazentarand erreicht den inneren MM
- **Tiefer Sitz**: Plazenta reicht nicht bis an den inneren MM heran

Ursachen, begünstigende Faktoren

- Schädigungen des Endometrium durch vorangegangene operative Eingriffe: Abrasio, Abruptio, Nachkürettage, manuelle Plazentalösung, Sectio caesarea
- Schädigungen durch Erkrankungen des Endometrium: Endometritis puerperalis, Endometritis post abortum, Status nach Placenta praevia, nach Blasenmole
- Mehr-, Vielgebärende, rasch aufeinander folgende Schwangerschaften

Symptome

Leitsymptom: schmerzlose, rezidivierende uterine Blutung im letzten Schwangerschaftsdrittel („Warn-, Ansageblutung")
- Die Blutung beginnt vor dem Blasensprung.
- Die Blutungsstärke nimmt mit Wehenbeginn zu.
- Die Kreislaufsituation von Mutter und Kind entspricht dem sichtbaren Blutverlust.

Diagnostik

- Allgemeinzustand, Puls, Blutdruck
- Äußere Untersuchung: Uterus weich, meist wehenlos, häufig hochstehender Kopf, BEL oder QL
- MM-Einstellung: Ausschluss anderer Blutungsursachen, manchmal ist Plazentagewebe sichtbar.
- Vaginale/rektale Palpation nur in Sectio-Bereitschaft
- Kind: FHF anfangs unauffällig, pathologisches CTG erst bei zunehmendem Blutverlust und zunehmender Ablösung der Plazenta
- Sonographie: Die Plazentalokalisation ist meist im Mutterpass registriert, ggf. aktuelle Untersuchung veranlassen.
- Der sonographische Nachweis einer Placenta praevia im 2. Trimenon sollte nicht überbewertet werden, da eine Befundänderung zum Termin hin möglich ist.

Differenzialdiagnosen

- Zu Blutungen in der Schwangerschaft (s. Kap. 4.1)
- Zu Blutungen unter der Geburt (s. Kap. 6.1)
- Zu vorzeitiger Plazentalösung und Uterusruptur (s. Tab. 6.7)

Tab. 6.7 Differenzialdiagnose von Placenta praevia, vorzeitiger Lösung und Uterusruptur

	Placenta praevia	**Vorzeitige Plazentalösung**	**Uterusruptur**
Vaginale Blutung	leicht bis stark, rezidivierend	fehlend bis mäßig stark, kontinuierlich	fehlend bis mäßig stark
Uterustonus	normal, evtl. Wehen	„bretthart"	kontrahiert (bei ausgestoßenem Fetus)
Druckempfindlichkeit von Uterus und Abdomen	normal	druckschmerzhaft	Abwehrspannung
Allgemeinzustand der Mutter	vom Ausmaß des vaginalen Blutverlustes abhängig	schlecht, ohne Beziehung zum vaginalen Blutverlust	schlecht, Schocksymptomatik
Fetale Herzfrequenz	anfangs unbeeinträchtigt, später Hypoxiezeichen	Hypoxiezeichen, intrauteriner Fruchttod	schwere Hypoxie, meist Fruchttod
Kindslage	vorangehender Teil hochstehend, BEL oder QL	unauffällig	Kindsteile unter den Bauchdecken tastbar

Komplikationen

- Schwere Blutung, hämorrhagischer Schock
- Infektion, Sepsis
- Luftembolie
- Fetale Hypoxie, fetale Anämie

- Atonie in der Nachgeburtsperiode
- Kindliche Mortalität bis 10 %
- Mütterliche Mortalität < 1 %

Maßnahmen bei einer Blutung in der Spätschwangerschaft und unter der Geburt

- Immer Klinikeinweisung
- Venösen Zugang legen
- Infusion, Volumenersatz vorbereiten (z. B. HAES-steril® 6 %, Ringer-Lactat-Lösung)
- Blutgruppenbestimmung (Blutgruppe im Mutterpass)
- Kreuzprobe; Erythrozytenkonzentrate, gerinnungsaktives Plasma bereitstellen lassen
- Blutungsstärke objektivieren (Vorlagen sammeln)
- Kreislaufkontrolle: Puls, Blutdruck, Allgemeinzustand
- Ein- und Ausfuhr kontrollieren
- CTG-Kontrollen
- Vaginaler Blutausstrich zur Kontrolle des fetalen Blutverlustes (HbF- Zellen)
- Aktuelle Sonographie
- Laborparameter: Hb, Hk, Thrombozyten, Fibrinogen, Gerinnungsstatus, Elektrolyte, Kreatinin
- Sectio-Bereitschaft herstellen

Therapie

- **Placenta praevia totalis** oder **partialis**: stationäre Aufnahme ab der 30. SSW, primäre Sectio in Terminnähe
- **Placenta praevia marginalis** oder **tiefer Sitz**: vaginale Geburt in Terminnähe anstreben, Blasensprengung in Sectio-Bereitschaft, Oxytocin-Infusion (Kompression der Blutung durch tiefer tretenden Kopf)
- **Leichte Blutung**: Bettruhe, Tokolyse, Transfusion, Induktion der fetalen Lungenreife
- **Starke Blutung**: Sectio caesarea

6.12 Vorzeitige Plazentalösung

Definition

Teilweise oder vollständige Ablösung der normal sitzenden Plazenta vor der Geburt des Kindes
Synonyma: Abruptio placentae, Ablatio placentae

Häufigkeit

- 0,4 % bis 0,8 % aller Geburten

Ursachen, begünstigende Faktoren

- Meist nicht bekannt
- Schwangerschaftshypertonie, Präeklampsie
- Vorzeitige Plazentalösung bei früheren Geburten (Rezidivrate um 5 %)
- Rasche Volumenverminderung des Uterus (Geburt des 1. Zwillings, Blasensprung bei Hydramnion)
- Mechanische Faktoren (Bauchtrauma, äußere Wendung, zu kurze Nabelschnur)

Symptome

- **Leitsymptom**: plötzlich auftretende, heftige, stechende Schmerzen im Unterbauch
- An Stärke zunehmender Dauerschmerz
- Gespannter, druckempfindlicher Uterus
- Angstgefühl, Schwindel, Atemnot, Schocksymptomatik
- Vaginale Blutung (in 75 % der Fälle)
- Diskrepanz zwischen (geringem) vaginalem Blutverlust und schwer beeinträchtigtem Allgemeinzustand
- Die Symptome hängen vom Ausmaß und von der Lokalisation der Plazentalösung ab.
- Symptomloser Verlauf und nur postpartaler Zufallbefund bei Ablösung von < $1/3$ der Plazentahaftfläche

Diagnostik

- Allgemeinzustand: Gesichtsfarbe, Blutdruck, Puls, Schocksymptomatik
- Äußere Untersuchung: „brettharter", gespannter, druckempfindlicher Uterus („Holzuterus")
- MM-Einstellung: uterine Blutung (vaginale Palpation nur nach Ausschluss einer Placenta praevia)
- Blutiges Fruchtwasser
- CTG: Hypoxiezeichen, intrauteriner Fruchttod
- Sonographie: Nachweis eines retroplazentaren Hämatoms
- Labor: Hb, Hk, Thrombozyten, Fibrinogen, Gerinnungsstatus, Elektrolyte, Kreatinin

Differenzialdiagnosen

- Zu Blutungen in der Spätschwangerschaft (s. Kap. 4.1)
- Zu Blutungen unter der Geburt (s. Kap. 6.1)
- Zu Placenta praevia und Uterusruptur (s. Tab. 6.7)

Gefahren

- Fetale Hypoxie, intrauteriner Fruchttod
- Hämorrhagischer Schock, Verblutung von Mutter und Kind
- Gerinnungsstörung
- Nierenversagen
- Fruchtwasserembolie
- Bei ausgedehnten Blutungen in das Myometrium (*Couvelaire*-Syndrom, Apoplexia uteri) ist ggf. eine Hysterektomie erforderlich.
- Erhöhte kindliche und mütterliche Mortalität

Therapie

- Maßnahmen bei einer Blutung in der Spätschwangerschaft und unter der Geburt (s. Kap. 6.11)
- Immer Klinikeinweisung

- Venösen Zugang legen
- Kreislaufstabilisierung: Volumenersatz, ggf. Bluttransfusion
- Intensivüberwachung: Blutdruck, Puls, CTG, Einfuhr, Ausfuhr und Blutverlust kontrollieren
- Bei **schwerer vorzeitiger Lösung** (Gefährdung der Mutter steht im Vordergrund): sofortige Sectio unabhängig vom Zustand des Kindes
- Bei **mittelschwerem Krankheitsbild** rasche Schwangerschafts-/Geburtsbeendigung anstreben: Sectio bei lebendem Kind mit Überlebenschancen, vaginale Entbindung bei totem Kind oder fehlenden Überlebenschancen für das Kind (ggf. Blasensprengung, Oxytocin-Infusion)
- Bei **leichter vorzeitiger Lösung**: Überwachung des Kindes, Tokolyse, evtl. Induktion der fetalen Lungenreife, vaginale Entbindung anstreben

6.13 Uterusruptur

Definition

Rissverletzung des schwangeren Uterus mit unterschiedlicher Lokalisation und unterschiedlicher Ausdehnung

Ursachen

Überdehnung der Uteruswand (Überdehnungsruptur) durch:
- Geburtsunmögliche Lage, Haltung oder Einstellung
- Missverhältnis
- Geburtshindernis (Tumor im kleinen Becken)
- Hydrozephalus
- Hyperaktive/hypertone Wehen, Wehensturm, Überdosierung von Wehenmitteln
- **Schädigung der Uteruswand** (Narbenruptur) nach:
  - Sectio caesarea
  - Myomentfernung
  - Operativer Behandlung einer Uterusfehlbildung
  - Keilexzision eines Eileiters

- **Trauma, geburtshilfliche Eingriffe**:
  - Unfälle
  - Wendungsoperation
  - Forzeps

Symptome

Drohende Uterusruptur:
- Zunahme der Wehentätigkeit bis zum Wehensturm (Tetanus uteri)
- Geburtsstillstand
- (Druck-)Schmerzhaftigkeit und Überdehnung des unteren Uterinsegmentes, *Bandl*sche Furche tastbar
- Unruhe, Todesangst der Kreißenden
- **Eingetretene Ruptur**:
  - Schlagartiges Aufhören der Wehen
  - Rupturschmerz
  - Unruhe, Blässe, Atemnot (Lufthunger)
  - Hämorrhagischer Schock durch Blutung nach innen
  - Kindsteile dicht unter den Bauchdecken tastbar
  - Kindliche Herztöne und Bewegungen nicht mehr nachweisbar
  - Abwehrspannung des Abdomens
  - Vaginale Blutung
- **Stille Ruptur**: symptomarme Narbenruptur

Achtung:
Jede unklare Schocksymptomatik unter oder nach der Geburt ist verdächtig auf eine (stille) Uterusruptur! Eine Analgesie kann die Ruptur verschleiern!

Diagnostik

- Anamnese, Geburtsverlauf, Wehenqualität, Schmerzsymptomatik beachten
- Schocksymptomatik (Blässe, Unruhe, Atemnot, Blutdruckabfall)
- **Äußere Untersuchung**: druckschmerzhaftes unteres Uterinsegment, Abwehrspannung des Abdomens, bei eingetretener Ruptur Kindsteile direkt unter den Bauchdecken tastbar

- **Vaginale Untersuchung**
  - bei **drohender Ruptur**: vorangehender Teil dem BE federnd aufgepresst, große Geburtsgeschwulst, MM wulstig
  - bei **eingetretener Ruptur**: vorangehender Teil jetzt gut beweglich, nach oben abgewichen
- Vaginale Geburt bei vorangegangener Sectio: manuelle Nachtastung nach der Geburt der Plazenta oder sonographische Beurteilung der Narbe

Differenzialdiagnosen

- Zu Blutungen in der Spätschwangerschaft (s. Kap. 4.1)
- Zu Blutungen unter der Geburt (s. Kap. 6.1)
- Zu Placenta praevia und vorzeitiger Plazentalösung (s. Tab. 6.7)

Therapie

- Venösen Zugang legen
- Bei **drohender Ruptur**: Tokolyse, Sectio
- Bei **eingetretener Ruptur**: sofortige Laparotomie (auch bei totem Kind), ggf. Hysterektomie
- Schockbehandlung: Volumenersatz (z. B. HAES-steril® 6%, Ringer-Lactat-Lösung)
- Bluttransfusion

6.14 Störungen in der Nachgeburtsperiode

Allgemeines

- **Leitsymptom** ist die Blutung (Blutverlust > 500 ml).
- Nicht nur der absolute Blutverlust, sondern auch die Intensität der Blutung führen zu einem lebensbedrohlichen Zustand.
- Die Blutung kann auch nach innen (Uteruskavum, Vagina, Parametrien) erfolgen.
- Eine rechtzeitige Diagnose und ein rascher Therapiebeginn bestimmen entscheidend die Prognose!

- Die häufigsten Ursachen sind die Uterusatonie und Rissblutungen.
- **Erste diagnostische Maßnahmen**: Griff zum Uterus(-Fundus), Ausschluss einer unvollständigen Plazenta, Ausschluss einer Rissverletzung (Spekulumeinstellung)
- **Erste therapeutische Maßnahmen**: venösen Zugang schaffen, Infusion anlegen (z. B. HAES-steril® 6%), Eisblase
- Medikamentöse Therapie: Oxytocin, Methylergometrin, Prostaglandine (Anwendung und Dosierung s. Kap. 13.9, 13.10 und 13.12)
- Frühzeitig Blut bereitstellen lassen: Erythrozytenkonzentrate, fresh frozen plasma, Vollblut

Krankheitsbilder

- Ausbleibende Plazentalösung (totale Retention der Plazenta)
- Unvollständige Plazenta (partielle Retention der Plazenta)
- Rissverletzungen
- Uterusatonie
- Gerinnungsstörung
- Differenzialdiagnosen (s. Tab. 6.8)
- Eine Kombination einzelner Krankheitsbilder ist möglich.

Tab. 6.8 Differentialdiagnose von Blutungen in der Nachgeburtsperiode

Differenzialdiagnostische Kriterien	Atonie	Rissverletzung	Gerinnungsstörung
Auftreten der Blutung	einige Minuten nach der Geburt des Kindes	sofort	später
Blutfluss	schwallartig	kontinuierlich	kontinuierlich
Uterustonus	weich	kontrahiert	kontrahiert
Wirkung von Wehenmitteln, Uterusmassage	langsam tonisierend	sofort kontrahierend	kontrahierend
Gerinnbarkeit des Blutes	normal	normal	Blut gerinnt nicht

> **Achtung**:
> Es besteht die Gefahr, den Blutverlust (vor allem bei der Atonie) zu unterschätzen!

6.14.1 Lösungsstörungen der Plazenta

Definition

Keine Ausstoßung der Plazenta innerhalb von 30 min nach der Geburt des Kindes oder Zurückbleiben eines Plazentarestes mit oder ohne Blutung (partielle bzw. totale Retention der Plazenta)

Ursachen

- Volle Harnblase
- **Placenta adhaerens**: verzögerte Lösung durch Wehenschwäche (z. B. nach protrahiertem Geburtsverlauf, nach Uterusüberdehnung bei Mehrlingsgeburt u.a.) oder durch eine ungünstige Angriffsfläche der Nachgeburtswehen (Tubeneckenplazenta)
- **Placenta accreta** (selten): Plazenta mit der Uteruswand verwachsen aufgrund einer Schädigung des Endometrium (nach Sectio, Kürettagen, Endometritis u.a.)
- **Unvollständige Plazenta**: Abriss einzelner Kotyledonen, Nebenplazenta

Komplikationen beim Zurückbleiben eines Plazentarestes

- Blutung, Atonie
- Plazentarpolyp
- Infektion
- Chorionepitheliom

Therapie bei einer unvollständigen Plazenta

- Nachtastung (manuell)
- Nachkürettage

Therapie bei einer ausbleibenden Plazentalösung

- Entleerung der Harnblase
- Eisblase
- Kontraktionsmittel i.v. (s. Kap. 13.9 und 13.10)
- *Credé*scher Handgriff ohne bzw. in Narkose
- Manuelle Plazentalösung
- Nachkürettage

6.14.2 Mütterliche Geburtsverletzungen

Definition und Einteilung

- **Dammriss I. Grades**: Riss der Scheiden-Damm-Haut und der Unterhaut ohne Verletzung der Muskulatur meist in der Mitte der hinteren Kommissur
- **Dammriss II. Grades**: Riss der Dammmuskulatur (M. bulbocavernosus, M. transversus perinei superficialis) bis maximal an den M. sphincter ani externus heran
- **Dammriss III. Grades**: Riss des gesamten Dammes einschließlich des M. sphincter ani ohne und mit Verletzung der Rektumvorderwand (dann auch als Dammriss IV. Grades bezeichnet)
- **Scheidenriss**: Verletzung der Scheidenhaut mit und ohne Dammriss
- **Zervixriss**: größere Rissverletzung der Zervix meist bei 3 oder 9 Uhr, überwiegend nach vaginal-operativen Entbindungen; starke Blutungen möglich (A. uterina!)
- **Klitorisriss**: starke Blutungen bei Einrissen der Schwellkörper
- **Labien**: Risse und Abschürfungen
- **Episiotomie**: glatter Entspannungsschnitt zur Erweiterung des Scheideneingangs (median, lateral oder medio-lateral)
- **Hämatome** an Damm, Vulva, paravaginal, parazervikal, retroperitoneal: nach Verletzungen oder unter intakter Oberfläche, nach ungenügender Blutstillung

Ursachen

- Überdehnung durch großen Kopfumfang

- Überdehnung durch zu rasches Tiefertreten des vorangehenden oder nachfolgenden Teils
- Unzureichender Dammschutz
- Vaginal-operative Entbindungen
- **Episiotomie**: straffe Weichteile, ungünstige Durchtrittsebene des Kopfes, Verkürzung der Austreibungsperiode, Frühgeburt

Diagnostik

- Inspektion
- Spekulum-Einstellung bei verstärkter Blutung, obligat nach vaginal-operativen Entbindungen
- Hämatome: zunehmende Schmerzen, Druck auf Blase bzw. Rektum, Kollapsneigung
- Differenzialdiagnose zu Blutungen in der Nachgeburtsperiode (s. Tab. 6.8)

Nahtversorgung

Siehe Kap. 7.10

Nachbehandlung

Siehe Kap. 8.1

6.14.3 Uterusatonie

Definition

Blutung aus dem nicht kontrahierten Uterus nach der Ausstoßung der Plazenta

Ursachen

- Plazentarest oder Nebenplazenta im Uteruskavum
- Protrahierter Geburtsverlauf, Wehenschwäche
- Überdehnung des Uterus (Mehrlinge, Hydramnion, großes Kind)
- Zu schnell entleerter Uterus (operative Entbindungen)

- Vielgebärende, rasche Geburtenfolge
- Vorausgegangene Sectio caesarea
- Medikamentös: falsche Dosierung von Wehenmitteln, Spasmolytika oder Anästhetika
- Status nach Atonie
- Uterusmyome

Achtung:
Nur ein leerer Uterus kann sich kontrahieren!

Diagnostik

- Blutung, Uterus nicht kontrahiert, „butterweich", evtl. Konsistenzwechsel
- Hochsteigen des Fundus infolge der Blutansammlung im Uteruskavum
- Diskrepanz zwischen der Stärke der Blutung nach außen und dem klinischen Bild (hämorrhagischer Schock bei Blutung in das Kavum)
- Der Blutverlust darf nicht unterschätzt werden!
- Differenzialdiagnose zu Blutungen in der Nachgeburtsperiode (s. Tab. 6.8)

Therapie

- Uterus ausdrücken (*Credé*scher Handgriff), Wehe anreiben
- Venösen Zugang schaffen, Infusion anlegen
- Kontraktionsmittel i.v. (s. Kap. 13.9 und 13.10)
- Harnblase entleeren
- Eisblase
- Halten des Uterus: *Credé*scher Handgriff
- „Reizkürettage"
- Prostaglandine i.v. oder lokal (s. Kap. 13.12)
- Bimanuelle Uteruskompression: *Hamilton*scher Handgriff
- Aortenkompression
- Schockbehandlung (Volumenersatz, evtl. Bluttransfusion, Sauerstoffgabe)
- Intensivmedizinische Überwachung über 6–12 h

6.14.4 Inversio uteri

Definition

Inkomplette oder komplette Um(Aus-)stülpung des Uterus (Kavum prolabiert nach außen) in die Scheide oder bis vor den Scheideneingang

Ursachen

- Atonie, Überdehnung des Uterus
- Zug an der Nabelschnur („cord traction") bei adhärenter Plazenta und atonischem Uterus
- Starker Druck auf den Fundus uteri

Symptome, Diagnostik

- Schmerzen
- Peritonealer Schock
- Blutungen
- Bimanueller Tastbefund, Spekulum-Einstellung
- Uterus oberhalb der Symphyse nicht zu tasten

Therapie

- Tokolyse
- Analgesie, Schockprophylaxe
- Vaginale Reposition
- Kontraktionsmittel nach Reposition
- Ein zervikaler Schnürring kann die Reposition erschweren, Versuch der Durchtrennung
- Ggf. Hysterektomie

6.15 Gerinnungsstörungen (Koagulopathien)

Definition

Blutung infolge einer Störung der Gerinnung mit ausbleibender, zu kurz anhaltender oder mangelhafter Thrombusbildung; lebensbedrohliches Krankheitsbild

Ursachen

- **Verlustkoagulopathie**: Verlust von Fibrinogen, Thrombozyten und anderen Gerinnungsfaktoren durch starken Blutverlust (> 1,2 l)
- **Verbrauchskoagulopathie**: Verlust von Fibrinogen, Thrombozyten und anderen Gerinnungsfaktoren
  - durch gesteigerten Verbrauch, entweder lokal (z. B. im retroplazentaren Hämatom bei vorzeitiger Plazentalösung) oder systemisch durch eine gesteigerte Bildung von Mikrothromben im gesamten Organismus (disseminierte intravasale Gerinnung, DIC) bei Präeklampsie, Eklampsie, beim Endotoxinschock
  - durch die Einschwemmung gerinnungsaktivierender Substanzen (bei Fruchtwasserembolie, intrauterinem Fruchttod)
- **Hyperfibrinolyse**: Auflösung bereits gebildeter Fibringerinnsel (Thromben) durch eine gesteigerte fibrinolytische Aktivität (z. B. bei ausgedehntem Gewebstrauma oder als Gegenregulation bei DIC)
- Alle drei Ursachen können ineinander übergehen bzw. nebeneinander vorkommen.

Krankheitsbilder mit möglichen Gerinnungsstörungen

- Schock durch massiven Blutverlust (hämorrhagischer Schock): bei Atonie, vorzeitiger Plazentalösung, Uterusruptur
- Septischer Schock: bei septischem Abort, Amnioninfektionssyndrom
- Präeklampsie/Eklampsie, HELLP-Syndrom
- Fruchtwasserembolie

6.15 Gerinnungsstörungen (Koagulopathien)

- Intrauteriner Fruchttod (Dead-fetus-Syndrom, frühestens 8 Tage nach dem Absterben der Frucht)
- Traumatisierung des Uterus

Symptome und Diagnostik

- An Gerinnungsstörung denken, vor allem bei gegebener Grunderkrankung
- Blutung bei kontrahiertem Uterus, vollständiger Plazenta und nach Ausschluss einer Rissverletzung
- Anhaltende Blutungen aus oberflächlichen Hautwunden (Stichkanäle)
- Hämatombildung an Druckstellen
- Austretendes Blut gerinnt nicht, Blutgerinnsel lösen sich wieder auf
- Kollaps, Schock
- Organversagen (Niere, Leber, Schocklunge)
- Laboruntersuchungen: Clot observation-Test (Beobachtung der Blutgerinnung im Reagenzglas), Bestimmung von Fibrinogen und Fibrinspaltprodukten, Thrombozytenzählung, Kontrolle weiterer Faktoren des Gerinnungssystems (s. Kap. 14.1)
- Differenzialdiagnose zu Blutungen in der Nachgeburtsperiode (s. Tab. 6.8)

Therapie

- Intensivmedizinische Überwachung und Behandlung
- Behandlung der Grunderkrankung, Beseitigung der Ursache
- Schocktherapie
- Substitution von Gerinnungsfaktoren (fresh frozen plasma, Fibrinogen, Thrombozytenkonzentrate)
- Transfusionen (evtl. Frischblut)

6.16 Fruchtwasserembolie

Definition

Eindringen von Fruchtwasser und Fruchtwasserbestandteilen (Vernix caseosa, Epithelzellen, Lanugohaare, Mekonium) in den mütterlichen Kreislauf über die Venen des Uterus (unteres Uterinsegment, Plazentahaftstelle); lebensbedrohliches Krankheitsbild
Synonyma: Amnioninfusionssyndrom, Fruchtwasserinfusion

Vorkommen

- Bei jeder Geburt möglich
- Starke Wehentätigkeit, Überdosierung von Wehenmitteln, nach dem Blasensprung
- Verletzung mütterlicher Gefäße bei Sectio, Uterusruptur, vorzeitiger Plazentalösung, Zervixriss, manueller Plazentalösung

Symptome

- Unruhe, Angst, Beklemmungsgefühl
- Atemnot, Kurzatmigkeit („Lufthunger")
- Zyanose, Lungenödem
- Kleiner, flacher, frequenter Puls, Blutdruckabfall, Schock
- Bewusstseinsverlust
- Blutgerinnungsstörung

Therapie

- Intensivmedizinische Überwachung und Behandlung
- Venösen Zugang legen, zentraler Venenkatheter
- Sedierung, Schmerzbehandlung
- Intubation, Beatmung
- Schockbehandlung, Azidosekorrektur
- Behandlung der Gerinnungsstörung

7 Geburtshilfliche Operationen

Episiotomie	S. 244
Forzeps-Entbindung	S. 247
Ganze Extraktion	S. 269
Manuelle Plazentalösung	S. 261
Muttermund-Einstellung	S. 242
Nachkürettage	S. 262
Nahtversorgung von mütterlichen Geburtsverletzungen	S. 263
Sectio caesarea	S. 251
Spekulum-Entbindung	S. 243
Vaginale Entwicklung aus BEL	S. 256
Vakuumextraktion	S. 249
Wendung	S. 266

7.1 Muttermund-Einstellung

Indikationen

- Entnahme zytologischer Abstriche (Portio/Zervix) zur Früherkennung eines Zervixkarzinoms
- Entnahme bakteriologischer Abstriche zur Erreger- und Resistenzbestimmung (B-Streptokokken, Chlamydien, Mykoplasmen, Trichomonaden, Pilze u.a.) bei drohender Frühgeburt, Kolpitis, ansteigendem Scheiden-pH-Wert, Endometritis puerperalis
- Blutungen in der Schwangerschaft und postpartal
- Cerclage
- Amnioskopie
- Nachweis eines Blasensprungs
- Fetale Blutgasuntersuchung
- Unklarer Tastbefund
- Spekulum-Entbindung nach *Bauereisen*
- Zerstückelnde Operation
- Instrumentelle Austastung des Uterus (Nachkürettage)
- Rissverletzung von Zervix und/oder Scheide

Instrumentarium

- 1 breites hinteres Spekulum
- 1 vorderes Spekulum
- 1 Kornzange
- 2 gefensterte Organ-(MM-)Fasszangen (z.B. nach *Foerster*)
- Mehrere Tupfer

Vorbereitung

- Aufklärung der Patientin über Indikation und technischen Ablauf
- Steinschnittlage (gynäkologischer Untersuchungsstuhl, Beinhalter, Querbett)
- Operateur: hygienische/chirurgische Desinfektion von Händen und Unterarmen; sterile Handschuhe

- Desinfektion der Vulva (z. B. Octenisept®)
- Ausreichende Beleuchtung
- Assistenz zum Halten der Spekula

7.2 Spekulum-Entbindung

Indikationen

- Frühgeburt
- Weichteilwiderstand auf Beckenboden/Beckenausgang
- Vaginale Geburtsbeendigung bei fehlender Sectio-Möglichkeit (Spekulum-Entbindung nach *Bauereisen*)

Vorbedingungen

- Muttermund vollständig
- Blase gesprungen
- Schädellage, tiefstehender Kopf (BM bis BB)
- Gute Wehentätigkeit

Vorbereitung

- Aufklärung der Schwangeren, Einverständnis einholen
- Neonatologen informieren, Erstversorgungsplatz richten
- Harnblase entleeren (Katheterisierung)
- Steinschnittlage (Beinhalter, Querbett)
- Ausreichende Beleuchtung
- Operateur: chirurgische Desinfektion von Händen und Unterarmen; sterile Handschuhe
- Desinfektion der Vulva (z. B. Octenisept®)
- Analgesie (Damminfiltration, ggf. Periduralanästhesie)
- Episiotomie

Durchführung

- Einführen eines breiten und flachen hinteren Spekulums
- (Press-)Wehe abwarten

- Wehensynchroner Zug nach hinten (kreuzbeinwärts), Wegdrücken des Dammes (Abflachung der Beckenführungslinie)
- Ggf. *Kristeller*scher Handgriff
- Postpartal: Nahtversorgung

Spekulum-Entbindung nach *Bauereisen*

- **Ziel**: rasche vaginale Geburtsbeendigung bei noch nicht vollständig eröffnetem Muttermund und fehlender Sectio-Möglichkeit
- **Indikationen**: pathologisches CTG, fetale Azidose bei unvollständigem Muttermund
- **Vorbedingungen**: Schädellage, Kopf mit größtem Umfang mindestens im Beckeneingang, gute Wehentätigkeit, möglichst Mehrgebärende
- **Durchführung**:
  - Einsetzen eines langen, flachen, breiten hinteren Spekulums zwischen Kopf und Zervixhinterwand, danach eines langen vorderen Spekulums zwischen Kopf und Zervixvorderwand
  - Wehensynchroner Zug an beiden Spekula, „Aufziehen" des MM unter gleichzeitigem Mitpressen und Druck auf den Fundus uteri (Kristellern)
  - Ggf. Episiotomie
  - Postpartal: MM-Einstellung obligat, ggf. Nahtversorgung

7.3 Episiotomie

Indikationen

- **Mütterliche**:
  - Erkrankung mit Notwendigkeit zur Verkürzung der AP bzw. bei Pressverbot (z.B. schwere Herzerkrankung, Präklampsie/Eklampsie, Lungenerkrankung, Aneurysma, Augenerkrankung)
  - Vaginal-operative Geburtsbeendigung (Raumerweiterung)
  - Weichteilschwierigkeiten (straffer, hoher, narbiger Damm)
  - Zustand nach DR III°/IV°

- **Kindliche**:
  - Frühgeburt
  - Makrosomie
  - Pathologisches CTG, Azidose in der Austreibungsperiode
  - Einstellungsanomalien (BEL, tiefer Querstand, hintere Hinterhauptslage) besonders bei Erstgebärenden
  - Deflektionslagen (größeres Durchtrittsplanum)
  - Schulterdystokie

Instrumentarium

- Episiotomieschere
- Ggf. Skalpell

Vorbereitung

- Einverständnis der Kreißenden einholen
- Rasur der Schamhaare (im Schnittbereich)
- Desinfektion des Dammes (z. B. Octenisept®)
- Ggf. Lokalanästhesie (bei ungenügender Auswalzung)

Arten

- Medianer, mediolateraler, lateraler Scheiden-Damm-Schnitt (s. Tab. 7.1)
- „Funktionelle" Episiotomie: Anpassung der Ausdehnung des Schnittes an Indikation und individuelle Gegebenheiten
- Sonderform: Scheiden-Damm-Beckenboden-Schnitt (*Schuchardt*-Schnitt), sehr ausgedehnte Form einer lateralen Episiotomie mit zusätzlicher Durchtrennung von Teilen des M. levator ani

Nahtversorgung

Siehe Kap. 7.10

Tab. 7.1 Vergleich der Episiotomiearten

Schnittführung	median (Mitte der hinteren Kommissur in Richtung Anus)	mediolateral (Mitte der hinteren Kommissur in einem 45°-Winkel zur Seite)	lateral (rechts oder links seitlich von der Mittellinie der hinteren Kommissur in Richtung Sitzbeinhöcker)
Durchtrennte Muskeln	M. bulbocavernosus	M. bulbocavernosus M. transversus perinei superficialis (ggf. Teile des M. levator ani)	M. bulbocavernosus M. transversus perinei superficialis (ggf. Teile des M. levator ani)
Vorteile	geringer Blutverlust kaum Hämatome unkomplizierte Naht und Heilung gutes kosmetisches Ergebnis kaum Funktionseinschränkungen oder Beschwerden	größerer Raumgewinn seitlich erweiterungsfähig seltener Weiterreißen zum DR III°/IV°	maximale Raumerweiterung
Nachteile	begrenzte Erweiterungsmöglichkeit Weiterreißen zum DR III°/IV° möglich	stärkere Blutung häufiger Hämatome komplizierte Naht und Heilung funktionelle Einschränkung möglich Beschwerden häufiger	höherer Blutverlust schwierigere Nahtversorgung häufiger Heilungsstörungen (asymmetrische Belastung) Schmerzen schlechteres anatomisches, kosmetisches und funktionelles Ergebnis

Komplikationen

- Weiterreißen zum DR III°/IV°
- Blutungen, Hämatome
- Infektion
- Wundheilungsstörungen (Sekundärheilung)
- Siehe auch Tab. 7.1

> **Achtung:**
> Keine routinemäßige oder prophylaktische Durchführung einer Episiotomie!
> Jeder Dammschnitt bedarf einer Indikation! Weitere mütterliche Geburtsverletzungen werden durch einen Scheiden-Damm-Schnitt nicht immer verhindert.

7.4 Forzeps-Entbindung

Indikationen

- Fetale Notsituation (terminale Bradykardie, Azidose)
- Geburtsstillstand, sekundäre Wehenschwäche in der Austreibungsperiode
- Erschöpfung der Mutter
- Mütterliche Erkrankung, die ein Mitpressen verbietet (schwere Präeklampsie/Eklampsie, Herz-, Lungenerkrankungen, Aneurysma, Gefahr der Netzhautablösung)
- Kopfschutz des Kindes bei Frühgeburt (*Shute*-Zange)
- Zange am nachfolgenden Kopf bei BEL
- **Ziele**: Verkürzung der Austreibungsperiode, ggf. Vermeidung des Mitpressens

Zangenmodelle (Auswahl)

- *Naegele*-Zange (mit Kopf- und Beckenkrümmung)
- *Kjelland*-Zange (Löffel ohne Beckenkrümmung, Gleitschloss)
- Parallelzangen: *Shute*-Zange, Bamberger Divergenzzange

Vorbedingungen

- Das Kind muss leben.
- Der Kopf muss zangengerecht stehen (BA, BB, ausnahmsweise BM).
- Der Kopf darf nicht zu groß und nicht zu klein sein.
- Vollständiger Muttermund
- Der Beckenausgang darf nicht zu eng sein.
- Gesprungene Fruchtblase

Vorbereitung

- Aufklärung der Schwangeren, Einverständnis einholen
- Ggf. Oxytocin-Infusion
- Neonatologen informieren, Erstversorgungsplatz richten
- Harnblase entleeren (Katheterisierung)
- Steinschnittlage (Beinhalter, Querbett)
- Instrumentarium einschließlich Spekulum-Einstellung vorbereiten
- Absaugung des Neugeborenen am Bett vorbereiten (Mekonium-Aspiration)
- Ausreichende Beleuchtung
- Operateur: chirurgische Desinfektion von Händen und Unterarmen; Schürze, steriler Kittel, sterile Handschuhe
- Desinfektion des äußeren Genitales (z. B. Octenisept®)
- Vaginale Untersuchung (MM-Weite, Höhenstand des kindlichen Kopfes, Pfeilnaht)
- Analgesie (Infiltration des Dammes, ggf. Pudendusblock, Periduralanästhesie)
- Episiotomie
- Assistenz für *Kristeller*schen Handgriff

Durchführung

- Vorhalten der geschlossenen Zange
- Zuerst Einführen des linken Löffels mit der linken Hand in die linke Seite der Vagina/des kleinen Beckens

- Einführen des rechten Löffels mit der rechten Hand in die rechte Seite der Vagina/des kleinen Beckens
- Schließen der Zange
- Nachtastung (Gefahr der Einklemmung mütterlicher Weichteile)
- Probezug
- Wehensynchroner Zug unter wehensynchronem Druck auf den Fundus uteri (*Kristeller*scher Handgriff)
- Zugrichtung in Beckenführungslinie
- Nach dem Erscheinen der Leitstelle in der Vulva werden die Zangengriffe kürzer und nur mit einer Hand gefasst, mit der anderen Hand erfolgt der Dammschutz.
- Bewegung der Zangengriffe nach vorn (symphysenwärts): Geburt des Kopfes durch Deflexion
- Abnehmen der Zange
- Die weitere Entwicklung des Kindes erfolgt wie bei einer Spontangeburt.
- Postpartal: MM/Scheiden-Einstellung obligat, Nahtversorgung

Komplikationen

- Mütterliche Rissverletzungen an Zervix, Scheide oder Damm
- Atonie durch rasche Uterusentleerung (prophylaktisch Eisblase, Oxytocin-Infusion)
- Kindliche Verletzungen: Druckmarken, Hautabschürfungen, Fazialisparese, intrakranielle Blutungen, Schädelfraktur

7.5 Vakuumextraktion

Indikationen

- Wie Forzeps-Entbindung (Kap. 7.4), Ausnahme: Indikationen mit Pressverbot
- **Ziel**: Verkürzung der Austreibungsperiode

Kontraindikationen

- Gesichtslage, Stirnlage

- Frühgeburt
- Mütterliche Erkrankungen mit Pressverbot
- Nach dem Abreißen der Glocke: Forzeps-Entbindung

Vorbedingungen

- Wie Forzeps-Entbindung (Kap. 7.4)
- Im Ausnahmefall (Mehrgebärende, rascher Geburtsfortschritt, geübter Operateur): nicht ganz vollständiger Muttermund

Vorbereitung

- Wie Forzeps-Entbindung (Kap. 7.4)
- Funktion des Gerätes überprüfen (Saugglocke, Verbindungsschlauch, Vakuumflasche und Pumpe)

Durchführung

- Glocke mit größtmöglichem Durchmesser verwenden
- Glocke schräg in die Vagina einführen, Damm nach hinten drücken
- Anlegen der Glocke über der Leitstelle (in Beckenführungslinie)
- Langsamer Aufbau des Unterdrucks
- Nachtastung (Gefahr der Einklemmung mütterlicher Weichteile)
- Weiterer Aufbau des Unterdrucks bis auf 0,8 kg/cm^2 (langsam über 2–3 min)
- Wehensynchroner Zug unter Mitpressen und mit *Kristeller*schem Handgriff
- Zugrichtung in Beckenführungslinie
- Dammschutz beim Kopfaustritt
- Nach der Entwicklung des Kopfes Ablassen des Unterdrucks, Abnehmen der Glocke
- Die weitere Entwicklung des Kindes erfolgt wie bei einer Spontangeburt.
- Postpartal: MM/Scheiden-Einstellung obligat, Nahtversorgung

Komplikationen

- Rissverletzungen bei der Mutter an Zervix, Scheide oder Damm
- Atonie durch rasche Uterusentleerung (prophylaktisch Eisblase, Oxytocin)
- Kindliche Verletzungen (besonders beim Abreißen der Glocke): Hautabschürfung, Kephalhämatom, Augenhintergrund-(Retina-)blutungen, intrakranielle Blutungen, Schädelfraktur

Tab. 7.2 Forzeps-Entbindung oder Vakuumextraktion (allgemeine Regeln)

Forzeps-Entbindung	Vakuumextraktion
• wenn es schnell gehen soll, • wenn die Zugkraft groß sein muss, • wenn die Kreißende nicht mitpressen darf.	• wenn die Zeit für den Aufbau des Unterdrucks in Kauf genommen werden kann, • wenn der kindliche Kopf auch mit gebremster Zugkraft tiefer tritt, • wenn die Kreißende mitpressen kann und darf, • wenn der Kopfumfang nicht zusätzlich vergrößert werden darf, • wenn der Muttermund (Ausnahmefall!) nicht ganz vollständig ist, • wenn der Operateur in der Zangenoperation wenig geübt ist.

7.6 Sectio caesarea

Definitionen

- **Sectio caesarea** (Schnittentbindung, Kaiserschnitt): abdominale Entbindung durch Laparotomie und Uterotomie
- **Primäre (elektive) Sectio**: Schnittentbindung vor Geburtsbeginn (wehenloser Uterus, Fruchtblase intakt)
- **Sekundäre Sectio**: Schnittentbindung unter der Geburt
- **Notfallsectio** (Schnellsectio): schnellstmögliche primäre oder sekundäre Sectio bei akuter Lebensgefahr von Mutter und/oder Kind mit erhöhter operationsbedingter Komplikationsrate

- *Misgav-Ladach*-**Methode** (sog. „sanfte" Sectio):
  - OP-Technik, die weniger traumatisierend ist und auf zeitraubende Schritte verzichtet
  - „Sanft" nur für die Mutter durch kürzere OP-Zeit, geringeren Blutverlust, bessere Rekonvaleszenz und kürzere Verweildauer
- **Wunschsectio**:
  - Primäre Sectio zwischen der 38. und 40. SSW ohne gesicherte medizinische Indikation auf ausdrücklichen Wunsch der Schwangeren
  - Die Rechtslage ist gegenwärtig nicht eindeutig; der Geburtshelfer darf die Wunschsectio ablehnen.

Primäre Sectio

- **Absolute Indikationen**
  - Missverhältnis
  - Querlage, Schräglage (erfolglose Wendung)
  - Beckenendlage und zusätzliche Risikofaktoren
  - Placenta praevia totalis und partialis
  - Vorzeitige Plazentalösung
  - Höhergradige Mehrlinge (≥ 3)
  - Fetale Hypoxie
  - (Drohende) Eklampsie in der Schwangerschaft
  - Fetale Fehlbildungen, die eine schonende Entbindung (und sofortige kinderchirurgische Versorgung) erfordern
  - Erhöhtes fetales Risiko bei einer vaginalen Entbindung (z. B. schwerer Morbus haemolyticus fetalis, genitale Herpesinfektion der Mutter)
  - Erkrankungen der Mutter (z. B. Diabetes mellitus und großes Kind, Herzerkrankung)
- **Relative Indikationen**
  - Suspektes antenatales CTG
  - Fetale Wachstumsretardierung
  - Schwere Schwangerschaftshypertonie/Präeklampsie, HELLP-Syndrom
  - Status nach Operationen am Uterus (Status nach Sectio u. a.)
  - Beckenendlage ohne zusätzliche Risikofaktoren

- Gemini und zusätzliche Risikofaktoren
- Späte Erstgebärende (≥ 40 Jahre)
- Belastete Anamnese (Sterilitätsbehandlung, Totgeburten u.a.)

Sekundäre Sectio

- **Absolute Indikationen**
  - Nabelschnurvorfall
  - Lage-, Haltungs-, Einstellungsanomalien (Querlage nach Blasensprung, verschleppte QL, hoher Geradstand, naso-posteriore Stirnlage, mento-posteriore Gesichtslage, verstärkte hintere Scheitelbeineinstellung)
  - Insertio velamentosa-Blutung
  - (Drohende) Uterusruptur
  - Vorzeitige Plazentalösung
  - Schwere fetale Hypoxie/Azidose bei fehlenden Vorbedingungen für eine vaginale Geburtsbeendigung
  - (Drohende) Eklampsie unter der Geburt bei fehlenden Vorbedingungen für eine vaginale Geburtsbeendigung
  - Frühgeburt mit zusätzlichen Risikofaktoren (Lageanomalie, sehr kleines Kind)
- **Relative Indikationen**
  - Suspektes fetales CTG/leichte Azidose
  - Geburtsstillstand, protrahierter Geburtsverlauf in der Eröffnungsperiode
  - Unüberwindbare Wehenschwäche
  - Amnioninfektionssyndrom

Entscheidungs-Entwicklungs-Zeit (E-E-Zeit)

- Kennziffer für die Leistungsfähigkeit des Sectioteams bei einer sekundären bzw. Notfallsectio
- Zeit zwischen dem Entschluss zur Sectio und der Entwicklung des Kindes
- Sie umfasst: Vorbereitung, Lagerung auf dem OP-Tisch, Desinfektion, Narkoseeinleitung, Operationsdauer bis zur Entwicklung des Kindes

- Die E-E-Zeit sollte 20 min nicht überschreiten.
- Die Überwachung der fetalen Herzfrequenz (evtl. telemetrisch) erlaubt eine Anpassung der E-E-Zeit an den aktuellen Zustand des Kindes.

Vorbereitung

- Indikation stellen
- Vorbedingungen überprüfen (aktueller geburtshilflicher Befund, Narkosefähigkeit)
- Aufklärung der Schwangeren bzw. der Eltern, Einverständnis einholen
- Venösen Zugang schaffen, Infusion anlegen
- Blutentnahme: kleines Blutbild und Blutgruppe (Mutterpass!) bestimmen lassen, Erythrozytenkonzentrate einkreuzen lassen
- Akuttokolyse bei gegebener Indikation zur Vermeidung einer Notfallsectio
- CTG-Überwachung (evtl. telemetrisch, bei interner Ableitung bis zur Entwicklung des Kindes)
- Anästhesie benachrichtigen, Anästhesieverfahren festlegen
- OP-Team benachrichtigen
- Neonatologen informieren, Erstversorgungsplatz vorbereiten
- Rasur, bei primärer Sectio: Einlauf
- Harnblase entleeren, Dauerkatheter legen
- Lagerung auf dem OP-Tisch: 15° linke Seitenlage (Vermeidung eines Vena cava inferior-Syndroms)
- Chirurgische Desinfektion des OP-Teams (Hände, Unterarme)
- Desinfektion der Bauchdecken
- Narkosebeginn erst, wenn alle Vorbereitungen abgeschlossen sind und das OP-Team in steriler OP-Kleidung bereit steht
- Abnahme des Kindes vorbereiten (hygienische Händedesinfektion, sterile Handschuhe, steriles Tuch)

Anwesenheit des Vaters/einer Bezugsperson bei der Sectio

- Individuelle ärztliche Entscheidung (Geburtshelfer, Anästhesist, Neonatologe)

- Wunsch der Mutter berücksichtigen
- Kann das gemeinsame Geburtserlebnis fördern
- Bei Regionalanästhesie eher als bei Intubationsnarkose
- Nicht bei Notfallsectio
- Ärztliche Aufklärung über Verhalten und Risiken im OP-Saal erforderlich

Operationstechnik

- Eröffnung der Bauchdecken (meist Pfannenstielschnitt)
- Quere Eröffnung des Uterus (Hysterotomie) im unteren Uterinsegment nach Abpräparation der Harnblase
- Entwicklung des Kindes
- Entwicklung von Plazenta und Eihäuten
- Schichtweiser Wundverschluss (Uterus ein- oder zweischichtig)
- Sanfte Sectio: überwiegend stumpfe Präparation, nur (3) einschichtige fortlaufende Nähte, kein Verschluss von Peritoneum und Rektus-Muskulatur

Postoperative Überwachung

- Kontrolle von Puls, Blutdruck und Temperatur
- Infusionsplan erstellen lassen, Infusion kontrollieren
- Urinausscheidung (> 50 ml/h)
- Ggf. Wundsekretausscheidung (Drain)
- Fundusstand, Blutverlust
- Kontraktionsmittel (Oxytocin, Methylergometrin s. Kap. 13.9 und 13.10)
- Laborkontrolle nach > 2 h (Hk)
- Bei Bedarf Analgesie (z. B. Tramal®, Dipidolor®, Fortführung der Periduralanalgesie)
- Protokoll führen
- Baldiges Anlegen des Kindes (Bonding)
- Verlegung auf die Wochenstation (frühestens 2 h post operationem)
- Frühzeitige Mobilisation

Komplikationen

- **Frühkomplikationen**
  - Verletzung von Nachbarorganen
  - Blutung, Hämatombildung
  - Fruchtwasserembolie
  - Narkosezwischenfall
- **Spätkomplikationen**
  - Darmatonie
  - Infektion (Endomyometritis)
  - Nachblutung
  - Gestörte Wundheilung
  - Thrombose, Embolie
  - Verwachsungen im Bauchraum
  - Komplikationen bei nachfolgenden Schwangerschaften (Uterusruptur u.a.)
- **Kindliche Komplikationen**
  - Schnittverletzung (bei Notfallsectio)
  - Gestörte Adaptation, Atemdepression (Folge eines Vena cava inferior-Syndroms, Anästhesie-Nachwirkung)
  - „Nasse" Lunge mit möglicher Entwicklung eines Atemnotsyndroms

7.7 Vaginale Entwicklung des Kindes aus Beckenendlage (Manualhilfe)

Definition

Handgriffe zur vaginalen Entwicklung des Kindes aus Beckenendlage bei Nichtgelingen einer assistierten Spontangeburt nach der Geburt des Steißes (s. Kap. 6.4.3)

Methoden

- Handgriff nach *Bracht*
- Klassische Armlösung
- Armlösung nach *Müller*

- Armlösung nach *Lövset*
- Kopfentwicklung nach *Veit-Smellie*

Vorbedingungen

- Oxytocin-Infusion
- Periduralanästhesie
- Anwesenheit des Neonatologen und des Anästhesisten
- Hilfsperson für den *Kristeller*schen Handgriff
- Entleerung der Harnblase (Katheterisierung)
- Steinschnittlage (Beinhalter, Querbett)
- Große Episiotomie (erst beim Durchschneiden des Steißes setzen)

Handgriff nach *Bracht*

- Einzeitiges Verfahren zur Entwicklung von Armen, Schultern und Kopf des Kindes
- Zunächst Zurückhalten des Steißes während der Wehe, um eine optimale Dehnung der mütterlichen Weichteile zu erreichen
- **Beginn**: wenn das Kind bis zum Nabel geboren ist
- Umfassen des Rumpfes mit beiden Händen: Die Fingerspitzen des Geburtshelfers berühren sich auf dem Rücken des Kindes in Höhe der (Lenden-)Wirbelsäule, die Daumen liegen parallel auf der dorsalen Seite der dem Rumpf anliegenden kindlichen Oberschenkel
- Steriles Tuch benutzen (verhindert ein Abrutschen der Hände)
- Während einer (Press-)Wehe Herausleiten des Kindes in Beckenführungslinie durch langsames Heben des Rumpfes bogenförmig um die Symphyse herum auf den Bauch der Mutter (nacheinander Geburt von Armen, Schultern und Kopf)
- Dammschutz durch Assistenz
- Kristellern, Mitpressen und Oxytocin-Infusion erforderlich

> **Achtung:**
> Am Kind darf nicht gezogen werden: Gefahr des Hochschlagens der Arme!
> Bei hochgeschlagenen Armen: Übergang zur (klassischen) Armlösung mit anschließender Kopfentwicklung nach *Veit-Smellie*!

Klassische Armlösung

- **Indikation**: erfolgloser Bracht-Versuch, ein oder beide Arme hochgeschlagen
- **Prinzip**: Armlösung in der geräumigen Kreuzbeinhöhle durch Eingehen mit der Hand (oder mit zwei Fingern) in die Vagina, der hinten liegende Arm wird zuerst gelöst.
- **Beginn**: wenn der untere Rand des vorderen Schulterblattes sichtbar ist
- Fassen der kindlichen Füße von hinten mit dem so genannten „Hasengriff" (Knöchelgriff): Daumen, erster und zweiter Finger umfassen beide Fußknöchel von hinten und zwar bei der I. (linken) BEL mit der linken Hand und bei der II. BEL mit der rechten Hand.
- Nach kräftigem Strecken nach unten (fußwärts) und hinten (von der Symphyse weg) wird der Körper des Kindes nach vorn in die der kindlichen Bauchseite gegenüberliegende Leistenbeuge der Mutter geführt und gedrängt (vom hinten liegenden Arm weg).
- Eingehen mit der freien (dem kindlichen Arm entsprechenden) Hand in die Vagina über die kindliche Schulter hinweg, mit Zeige- und Mittelfinger wird der hinten liegende Arm über Gesicht und Brustkorb „gewischt" und nach außen geführt.
- Drehen des Kindes mit „stopfenden" Bewegungen in seiner Längsachse um 180°, wobei der kindliche Rücken unter der Symphyse herum geführt wird.
Dazu wird der Rumpf mit beiden Händen gefasst, die Daumen auf dem kindlichen Rücken sind zum Kopf gerichtet. Der bereits gelöste Arm wird zur Schienung seitlich an den kindlichen Brustkorb gebracht. „Stopfen und Drehen" bei I. BEL entgegen der Uhrzeigerrichtung, bei II. BEL im Uhrzeigersinn.
- Lösen des jetzt nach hinten gebrachten Armes auf die gleiche Weise, die Hände des Geburtshelfers arbeiten mit vertauschten Rollen.

> Je stärker das Kind von der Kreuzbeinhöhle weggezogen wird, desto leichter kann der hinten liegende Arm erreicht und gelöst werden!

Armlösung nach *Müller*

- **Indikationen**: Nichtgelingen einer assistierten Spontangeburt, erfolgloser Bracht-Versuch
- **Prinzip**: Lösung des vorderen Armes unter der Symphyse, danach Entwicklung des hinteren Armes aus der Kreuzbeinhöhle
- **Beginn**: wenn der untere Rand des vorderen Schulterblattes sichtbar ist
- Umfassen der kindlichen Oberschenkel mit je einer Hand, so dass die Daumen des Geburtshelfers parallel auf den Gesäßbacken liegen
- Zuerst **Entwicklung des vorderen Armes (Phase I)**: Das Kind langsam, gleichmäßig und kräftig steil nach hinten (kreuzbeinwärts, fußbodenwärts) ziehen, bis die vordere Schulter und der Arm unter der Symphyse erscheinen
- **Entwicklung des hinteren Armes (Phase II)**: Den Rumpf in die entgegengesetzte Richtung steil nach vorn (symphysenwärts, aufwärts) ziehen und gegen den Leib der Mutter drängen, bis der hintere Arm herausfällt

Wenn ein Arm in der Vulva stecken bleibt, kann er mit 2 Fingern vorsichtig herausgeholt werden!

Armlösung nach *Lövset*

- **Indikationen**: Nichtgelingen einer assistierten Spontangeburt, erfolgloser Bracht-Versuch
- **Prinzip**: Entwicklung beider Arme unter der Symphyse entlang durch schraubenförmige Drehung, der hintere Arm wird zuerst gelöst.
- **Beginn**: wenn der untere Rand des vorderen Schulterblattes sichtbar ist
- Umfassen der kindlichen Oberschenkel mit je einer Hand, so dass die Daumen des Geburtshelfers parallel auf den Gesäßbacken liegen
- Zuerst **Entwicklung des hinteren Armes**: Ziehen des Kindes

nach unten (fußwärts) bei gleichzeitiger schraubenförmiger Drehung um 180°. Bei der I. Beckenendlage wird gegen den Uhrzeigersinn, bei der II. Beckenendlage im Uhrzeigersinn gedreht. Der hinten liegende Arm kommt durch die Drehung aus der Kreuzbeinhöhle nach vorn und nach außen vor die Vulva.
- **Entwicklung des** jetzt nach hinten gebrachten **ursprünglich vorderen Armes**: schraubenförmiges Zurückdrehen des Kindes unter Zug

> Der kindliche Rücken ist also bei Drehung und Rückdrehung symphysenwärts gerichtet!
> Wenn ein Arm nicht spontan herausfällt, kann er mit der Hand des Geburtshelfers vom Rücken her herausgestreift werden.

Kopfentwicklung nach *Veit-Smellie*

- **Ziel**: Entwicklung des Kopfes nach erfolgter Armlösung bei einer Beckenendlage
- Das Kind mit der Bauchseite auf dem Unterarm (Beugeseite) des Geburtshelfers „reiten" lassen, bei I. BEL auf dem linken Arm, bei II. BEL auf dem rechten Arm
- Dabei wird die Hand in die Vagina vorgeschoben und mit dem Zeigefinger in den Mund des Kindes eingegangen, Daumen und Mittelfinger stützen den Oberkiefer.
- Der im Mund des Kindes befindliche Finger dirigiert den Kopf, beugt ihn und bringt ihn gleichzeitig in den geraden Durchmesser.
- Die äußere Hand liegt auf dem Rücken des Kindes, Mittel- und Zeigefinger umgreifen gabelförmig den kindlichen Nacken.
- Abwärtsziehen des Kindes (fußwärts und nach hinten, der Beckenführungslinie entsprechend) bis die Nacken-Haar-Grenze als Hypomochlion unter der Symphyse sichtbar wird
- Langsames Heben des Kindes in Richtung Symphyse (nach vorn), dabei gleichzeitig Beugung des Kopfes mit der inneren Hand, um das Durchtrittsplanum klein zu halten
- Entwicklung des Kindes auf den Bauch der Mutter, wobei nacheinander Kinn, Gesicht, Stirn und Hinterhaupt über den Damm geboren werden.

7.8 Manuelle Plazentalösung

Indikation

Ausbleibende Plazentalösung (totale Retention der Plazenta)

Vorbereitung

- Aufklärung der Halbentbundenen, Einverständnis einholen
- Venöser Zugang, Infusion
- Anästhesie benachrichtigen (Allgemeinanästhesie)
- Instrumentarium für Nachkürettage vorbereiten
- Kontraktionsmittel bereitlegen (Oxytocin, Methylergometrin)
- Entleerung der Harnblase (Katheterisierung)
- Steinschnittlage (Beinhalter, Querbett)
- Operateur: chirurgische Desinfektion von Händen und Unterarmen; steriler Kittel, sterile Handschuhe
- Desinfektion des äußeren Genitales (z. B. Octenisept®)
- Steriles Tuch (auf den Bauch der Mutter)
- Ausreichende Beleuchtung
- Assistenz zur Nachkürettage

Durchführung

- Mit der äußeren Hand Anreiben einer Wehe am Uterusfundus
- Die äußere Hand drückt den Uterus vom Fundus her der inneren Hand entgegen (kraftaufwendig!).
- Eingehen mit der inneren Hand in Vagina und Uteruskavum entlang der Nabelschnur
- Lösung der Plazenta vom Rand her mit der Handkante oder mit den geschlossenen Fingerspitzen durch sägeförmige Bewegungen zwischen Plazenta und Uteruswand
- Beginn möglichst an einer bereits abgelösten Stelle
- Entfernung der Plazenta möglichst im Ganzen
- Ggf. Nachkürettage
- Kontraktionsmittel i.v.

Überwachung nach dem Eingriff

- Uterustonus
- Blutverlust
- Kreislauf (Blutdruck, Puls)
- Temperatur

7.9 Nachkürettage

Synonyma

Kürettage, Nachräumung, instrumentelle Nachtastung

Indikationen

- Unvollständige Plazenta (auch Verdachtsfälle)
- „Reizkürettage" bei Atonie
- Unvollständiger (Spät-)Abort

Vorbereitung

- Aufklärung der Patientin, Einverständnis einholen
- Venöser Zugang, Infusion
- Anästhesie benachrichtigen (Allgemeinanästhesie)
- Kontraktionsmittel bereitlegen (Oxytocin, Methylergometrin)
- Entleerung der Harnblase (Katheterisierung)
- Steinschnittlage (Beinhalter, Querbett)
- Operateur: chirurgische Desinfektion von Händen und Unterarmen; sterile Handschuhe
- Desinfektion des äußeren Genitales (z. B. Octenisept®)
- Steriles Tuch (auf den Bauch der Patientin)
- Ausreichende Beleuchtung
- Assistenz notwendig

Instrumentarium

- 2 breite Spekula

- 1 Kornzange
- 2 gefensterte Organ-(MM-)Fasszangen (z. B. nach *Foerster*)
- 1 große stumpfe *Bumm*sche Kürette
- Mehrere Tupfer

Durchführung

- Einstellung des Muttermundes
- Fassen der vorderen Muttermundslippe mit Fasszangen
- Halten des hinteren Spekulums und der MM-Fasszangen durch die Assistenz
- Die linke Hand des Operateurs liegt auf dem Bauch der Patientin hinter dem Uterusfundus.
- Die rechte Hand führt die Kürette vorsichtig bis zum Uterusfundus („Kontakt" mit der äußeren Hand).
- Flächige Kürettage
- Kontraktionsmittel i.v.
- Das gewonnene Gewebe wird zur histologischen Untersuchung gesandt.

Überwachung nach dem Eingriff

- Uterustonus
- Blutverlust
- Kreislauf (Blutdruck, Puls)
- Temperatur

7.10 Nahtversorgung von mütterlichen Geburtsverletzungen

Allgemeines

- Jede Verletzung muss genäht werden.
- Nahtversorgung nicht später als 30 bis 60 min post partum
- Bereits eingeleitete Allgemeinanästhesie oder Periduralanästhesie ausnutzen
- Spekulum-Einstellung bei Zervixriss und hohem Scheidenriss

Vorbereitung

- Aufklärung über das Ausmaß der Rissverletzung (besonders beim Dammriss III.°) und die Therapiemaßnahmen
- Steinschnittlage (Beinhalter, Querbett)
- Operateur: chirurgische Desinfektion von Händen und Unterarmen; sterile Handschuhe
- Desinfektion des äußeren Genitales (z. B. Octenisept®)
- Steriles Abdecken von Anus und Beinen
- Ausreichende Beleuchtung
- Lokalanästhesie (z. B. Xylocitin®-loc 1 %, Lidocain Braun® 1 %), ggf. Allgemeinanästhesie
- Ein dicker Scheidentampon hält das Blut aus dem Uterus zurück und spreizt die Vagina.

Instrumentarium

- 1 Nadelhalter
- 1 chirurgische, 1 anatomische Pinzette
- 1 Kornzange
- 2 kleine stumpfe Klemmen (nach *Péan*)
- 2 Scheren
- 1 großer Vaginaltampon
- Nahtmaterial
- Tupfer

Zusätzlich:

- 2 lange breite Spekula, 2 Fasszangen (bei hohem Scheidenriss, Zervixriss)
- Drain (bei tiefen Rissverletzungen)

Nahtmaterial

- Möglichst synthetische, resorbierbare Fäden (Dexon®, Vicryl®), Abreißnadel
- Scheidenhaut, tiefe Dammschichten, Zervix: Vicryl® rapid 0, CT Nadel (rund)
- Haut: Vicryl® rapid 2-0, PS 1 Nadel (scharf)
- Labien: Vicryl® rapid 3-0, PS 2 Nadel (scharf)

- Rektum (Submukosa-, Muskularisschicht): Vicryl® 3-0, RB Nadel (rund)
- M. sphincter ani: Vicryl® 2-0, CT 1 Nadel (rund)

Durchführung (nach Episiotomie, Dammriss I.° und II.°)

- Zuerst **Naht der Scheidenhaut**: Einzelknopfnähte, der oberste Stich liegt oberhalb des oberen Wundwinkels, seitlich je 1 cm Scheidenhaut fassen, Naht bis zum Hymenalsaum (innen) führen
- **Tiefe Dammschichten**: Einzelknopfnähte; Einstiche zur Adaptation der Wundränder dicht unter die Haut legen, Wundgrund erfassen, Gewebstaschen (Totraum) vermeiden
- **Hautnähte**: Einzelknopfnähte in gut 1 cm Abstand legen, am Hymenalsaum (außen) beginnen, für eine gute Adaptation der Wundränder sorgen, Knoten neben den Wundrand legen
- Scheidenhaut und Haut können auch mit je einer fortlaufenden Naht verschlossen werden.
- Der Hautverschluss nach einer Episiotomie ist auch mit einer intrakutanen Nahttechnik möglich.
- Desinfektion der Haut nach Beendigung der Naht
- Abschließend rektale Untersuchung obligat

Besonderheiten beim Dammriss III.°

- Die rektale Untersuchung hilft bei der Darstellung der Wundverhältnisse (Identifikation des durchgerissenen M. sphincter ani).
- Nach der Naht der Rektumvorderwand (Rektumschleimhaut bleibt dabei ausgespart): Handschuhwechsel und komplett neues Instrumentarium
- Fassen der Sphinkterenden mit je einer *Péan*klemme
- Hervorziehen der Sphinkterenden, die gesondert vernäht werden

7.11 Wendung

7.11.1 Äußere Wendung

Prinzip

Umwandlung einer Querlage oder einer Beckenendlage in eine Schädellage durch äußere Handgriffe

Kontraindikationen

- Uterusfehlbildung
- Status nach Operationen am Uterus mit Eröffnung des Kavum
- Mütterlicher oder kindlicher Tumor als Geburtshindernis (Myom, Ovarialtumor, Steißteratom, u.a.)
- Missverhältnis
- Placenta praevia
- Vorderwandplazenta (relative Kontraindikation)
- Oligohydramnion
- Blasensprung
- Vorzeitige Wehentätigkeit (relative Kontraindikation)

Vorbedingungen

- Stehende Fruchtblase
- Ausreichende Beweglichkeit des Kindes
- Vollendete 37. SSW
- Unauffälliger klinischer, sonographischer und CTG-Befund
- Sectio-Bereitschaft

Vorbereitung

- Stationäre Aufnahme
- Aufklärung der Schwangeren, Einverständnis einholen (auch zur Sectio)
- Klinische Untersuchung
- Sonographie: Lage und Größe des Feten, Fruchtwassermenge und Plazentasitz

- Ruhe-CTG
- Venöser Zugang, Tokolyse
- Beckenhochlagerung

Durchführung (Wendung aus Beckenendlage)

- Steiß von abdominal her aus dem Beckeneingang nach seitlich herausschieben (ähnlich dem 3. *Leopold*schen Handgriff)
- Herausdrängen des kindlichen Kopfes aus dem Fundus uteri in Richtung auf eine Seite (Rolle vorwärts bzw. Rolle rückwärts)
- Dirigieren des Kindes in Richtung Querlage durch Druck mit der flachen Hand auf den Steiß bzw. auf den Kopf
- Bei gleichbleibendem Druck Pausen einlegen, damit das Kind die Wendung durch eigene Bewegungen unterstützen kann
- Mehrmalige Kontrolle der fetalen Herzfrequenz
- Vollendung der Wendung durch Umwandlung der Querlage in eine Schädellage
- Ruhe-CTG nach erfolgter Wendung
- Rh-Prophylaxe bei rh-negativen Schwangeren
- Nach einer Wendung aus Querlage bei einer Mehrgebärenden und/oder einem leicht beweglichen Kind: Geburtseinleitung mit Blasensprengung (Fixierung des Kopfes)

Komplikationen

- Vena cava inferior-Syndrom
- Vorzeitige Plazentalösung
- Nabelschnurkomplikationen
- Rh-Sensibilisierung

Erfolgsaussichten

- Bei Mehrgebärenden ca. 80%
- Bei Erstgebärenden ca. 30%

7.11.2 Kombinierte (innere und äußere) Wendung

Prinzip

Wendung des Kindes aus einer Quer- oder Schräglage durch äußere und innere Handgriffe in eine Beckenendlage

Indikationen

- Wichtigste Indikation: 2. Zwilling in Querlage, der sich durch äußere Handgriffe nicht wenden lässt
- Quer-, Schräglage, wenn die äußere Wendung nicht gelingt

Vorbedingungen

- Kein Missverhältnis
- Möglichst vollständiger Muttermund
- Erhaltene Fruchtblase
- Möglichst Mehrgebärende
- Sectio-Bereitschaft

Vorbereitung

- Genaue Diagnosestellung: klinisch/songraphisch (MM-Weite, Lage des Kindes)
- Aufklärung der Schwangeren, Einverständnis einholen
- Venöser Zugang, Tokolyse
- Entleerung der Harnblase (Katheterisierung)
- Anästhesie benachrichtigen (Allgemeinanästhesie)
- Steinschnittlage (Beinhalter, Querbett)
- Neonatologen informieren, Erstversorgungsplatz richten
- Operateur: chirurgische Desinfektion von Händen und Unterarmen; steriler Kittel, sterile Handschuhe
- Desinfektion des äußeren Genitales (z. B. Octenisept®)
- Steriles Tuch auf den Bauch der Kreißenden

Durchführung

- Einführen der Hand in den Uterus, die dem Steiß des Kindes entspricht (I. QL – linke Hand, II. QL – rechte Hand)
- **Beide Hände am Kopf des Kindes**: Hochdrängen (funduswärts) von Kopf und Schultern mit der inneren Hand, unterstützt von der äußeren Hand
- **Beide Hände am Steiß des Kindes**: Hineindrängen des Steißes in das mütterliche Becken durch Zug am Fuß (an den Füßen) mit der inneren Hand, unterstützt durch Druck auf den kindlichen Steiß mit der äußeren Hand
- **Äußere Hand am Kopf, innere Hand am Fuß** (den Füßen) **des Kindes**: Hochschieben des Kopfes funduswärts mit der äußeren Hand, Herunterziehen des Fußes (der Füße) mit der inneren Hand
- Die Wendung ist beendet, wenn das Knie des Kindes in der Vulva erscheint und darin bleibt.
- Ggf. ganze Extraktion anschließen (s. Kap. 7.12)

Komplikationen

- Infektion
- Alle möglichen Komplikationen einer äußeren Wendung (s. Kap. 7.11.1)

7.12 Ganze Extraktion

Definition

Geburtsbeendigung bei Beckenendlage durch Extraktion des Kindes vor der Geburt des Steißes
Synonyma: manuelle Extraktion, Extraktion am Fuß

Indikationen

- Wichtigste Indikation: fetale Hypoxie beim 2. Zwilling

- Im Anschluss an eine kombinierte Wendung (s. Kap. 7.11.2) bei fetaler und/oder mütterlicher Notsituation und fehlender Sectio-Möglichkeit
- Bei intrauterinem Fruchttod, wenn eine Verkürzung der Austreibungsperiode indiziert ist

Vorbedingungen

- Kein Missverhältnis
- Möglichst vollständiger Muttermund
- Möglichst Mehrgebärende

Vorbereitung

- Aufklärung der Schwangeren, Einverständnis einholen
- Genaue Diagnosestellung über die Form der Beckenendlage und die MM-Weite (äußere, innere, sonographische Untersuchung)
- Neonatologen informieren, Erstversorgungsplatz richten
- Steinschnittlage (Beinhalter, Querbett)
- Entleerung der Harnblase (Katheterisierung)
- Allgemeinanästhesie
- Operateur: chirurgische Desinfektion von Händen und Unterarmen; steriler Kittel, sterile Handschuhe
- Assistenz für *Kristeller*schen Handgriff
- Desinfektion des äußeren Genitales (z. B. Octenisept®)
- Episiotomie

Durchführung

- **Bei reiner Steißlage** zunächst Herunterholen eines Fußes: Eingehen mit der Hand, die der Bauchseite des Kindes entspricht; Hochschieben des Steißes aus dem kleinen Becken, um eine bessere Beweglichkeit der Beine des Kindes zu erreichen; Fassen des vorderen Fußes mit zwei Fingern und Herausleiten aus der Vagina; weitere Extraktion wie bei unvollkommener Fußlage
- **Bei Fußlage(n):** Fassen des Fußes/der Füße bzw. des Beines/der Beine möglichst nahe am Rumpf, damit die Gelenke durch den Zug nicht gefährdet werden

Zuletzt umfassen beide Hände des Operateurs die Oberschenkel des Kindes so, dass die Daumen auf den Gesäßbacken liegen. Bis zur Entwicklung der vorderen Hüfte wird steil nach abwärts (unten hinten) gezogen, dann steil nach aufwärts (unten vorn), bis der untere Rand des vorderen Schulterblattes sichtbar ist.

- **Bei unvollkommener Fußlage** zusätzlich mit einem Zeigefinger in die Leistenbeuge eingehen, sobald diese erreichbar ist, um mehr Angriffsfläche zu haben
- Wenn der untere Rand des vorderen Schulterblattes unter der Symphyse sichtbar ist, schließen sich Armlösung und Kopfentwicklung an (s. Kap. 7.7).
- **Bei reiner Steißlage und sichtbarem Steiß**: mit beiden Zeigefingern in die Leistenbeugen des Kindes so einhaken, dass die Daumen parallel auf dem Kreuzbein liegen; Zug in Beckenführungslinie, dabei der Drehtendenz des Kindes folgen bzw. diese nachahmen
- Bei reiner Steißlage ist auch eine VE am Steiß möglich.

Komplikationen

- Geburtstraumatische Schäden beim Kind (Hirnblutung, Plexuslähmung, Frakturen, Epiphysenlösung)
- Mütterliche Geburtsverletzungen

Die ganze Extraktion ist eine heute nur noch selten indizierte und für das Kind gefährliche geburtshilfliche Operation!

8 Wochenbett – Nachsorge

Überwachung und Betreuung der Wöchnerin	S. 274
Brustpflege und Stillhilfe	S. 279
Rückbildungsgymnastik	S. 285
Beratung	S. 287
Gesetzliche Regelungen	S. 289

8.1 Überwachung und Betreuung der Wöchnerin

Definition

Das Wochenbett (Puerperium) umfasst die Zeitspanne von 2 Stunden bis 6 – 8 Wochen post partum.

Physiologische Vorgänge im Wochenbett

- Rückbildung: Uterus, Beckenboden, Bauchdecken, Beckenring, Wassereinlagerung in das Gewebe u.a.
- Wundheilung
- Laktation
- Wiederaufnahme der Ovarialfunktion

Nachsorge

- Überwachung und Betreuung der Wöchnerin und des Neugeborenen durch die Hebamme **täglich bis zum 10. Tag nach der Geburt**
- Danach besteht ein **weiterer Anspruch auf Hebammenhilfe** bei folgenden Indikationen:
  - Verzögerte Abheilung des Nabels
  - Schwere Stillstörungen
  - Verzögerte Uterusrückbildung
  - Nach Sekundärnaht oder Dammriss III.°
  - Nach stationärer Behandlung des kranken Säuglings
  - Auf ärztliche Anordnung auch noch nach 8 Wochen post partum

Allgemeine körperliche Verfassung

- Allgemeinbefinden
- Blutdruck, Puls
  - Systolisch ≤ 135 mmHg

- Diastolisch ≥ 60 mm Hg
- Ruhepuls 60–80 spm
• Temperatur: Ein Anstieg bis 38 °C beim Milcheinschuss (2./3. Tag p. p.) ist unbedenklich.

Mammae (Inspektion, Palpation)

• Physiologisch:
  - Reizlose Mamillen
  - Gespannte (gefüllte) Brüste vor der Mahlzeit
• Pathologisch:
  - Wundsein, Rhagaden, Stauung, Rötung
  - Flach- und Hohlwarzen (wenn nicht in der Schwangerschaft behandelt, s. Kap. 2.5)
  - Schlaffe, weiche Brüste vor dem Anlegen

Uterusrückbildung

• Physiologisch:
  - Fundus uteri fühlt sich fest an
  - Nicht druckempfindlich
  - Rückbildung täglich um einen Querfinger unter Nabelhöhe (nach einer Sectio caesarea verlangsamt)
• Unterstützung durch:
  - Stillen
  - Regelmäßige Blasen- und Darmentleerung
  - Rückbildungsgymnastik (s. Kap. 8.3)
• Pathologisch:
  - Stillstand oder Steigen des Fundusstandes (verzögerte Rückbildung, s. Kap. 9.2)
  - Fundus uteri weich, druckempfindlich (Verdacht auf Endometritis puerperalis, s. Kap. 9.4)

Lochialfluss

• Physiologisch:
  - Gesamtmenge 400–1000 ml

Tab. 8.1 Physiologische Veränderungen der Lochien

Zeitraum post partum	Menge/ Vorlagenwechsel	Farbe/Konsistenz	Geruch
1. Woche	tgl. bis 250 g, ab 3. Tag weniger/ alle 2–3 h	Lochia rubra, blutig/kleinere Koagula möglich	uncharakteristisch, ähnlich wie die Regelblutung
Ende der 1. Woche	abnehmend/ alle 3–4 h	Lochia fusca, braunrot, bräunlich/ dünnflüssig	
Ende der 2. Woche	wenig/ alle 4–6 h	Lochia flava, dunkelgelb/rahmig	
Ende der 3. Woche	geringer Ausfluss/ mindestens 3mal tgl.	Lochia alba, grauweiß/wässrig, serös	

Nach 4–6 Wochen versiegt der Wochenfluss.
Variationen des zeitlichen Verlaufs sind möglich!

- Charakteristische Veränderungen der Farbe und Konsistenz (s. Tab. 8.1)
- Unterstützung durch:
  - Frühes Aufstehen
  - Regelmäßige Blasenentleerung
  - Stillen
  - Rückbildungsgymnastik
- Pathologisch:
  - Vermehrte, übelriechende (fötide) Lochien
  - Wenig fötide Lochien
  - Fehlende Lochien (Lochialstau, Lochiometra, s. Kap. 9.2)

Wundheilung

- Physiologisch:
  - Zurückgehende Schwellung
  - Saubere, trockene Wundränder
- Unterstützung durch:
  - Abspülen bei jedem Vorlagenwechsel mit klarem warmen Wasser (Spültopf, Bidet, Dusche)

- 1–3mal tgl. Sitzbäder (z. B. Tannolact®)
  - Wenig Sitzen (Die Seitenlage ist eine bequeme Stillposition!)
  - Rückbildungsgymnastik
  - Ggf. Entfernung von Fäden/Klammern (8 Tage p. p.)
- Pathologisch:
  - Entzündungszeichen (Rötung, Schwellung, schmierige Beläge, Schmerzen)
  - Hämatome
  - Sekundärheilung

Nieren-, Blasenfunktion

- Physiologisch:
  - Erstes Wasserlassen innerhalb von 6 h p. p.
  - 2–4 Liter Urin täglich im Frühwochenbett
  - Regelmäßige Blasenentleerung (3–4 stündlich)
- Unterstützung durch:
  - Frühes Aufstehen
  - Spontanmiktion anstreben (Katheterisieren als letzte Möglichkeit, Infektionsgefahr!)
  - Blasenentleerung auch ohne Harndrang
- Pathologisch:
  - Harnverhaltung (nach 24 h p. p.)
  - Unvollständige Blasenentleerung (Restharn)
  - Unkontrollierter Urinabgang

Darmfunktion

- Physiologisch: Erster Stuhlgang spätestens am 3. Tag p. p.
- Unterstützung durch:
  - Bewegung
  - Ballastreiche Kost, ausreichend Flüssigkeit
  - Milde Abführmittel (z. B. Leinsamen, Bifiteral®, Glycilax®, Pyrilax®)

Hämorrhoiden

- Symptome: schmerzhafte, mitunter blutende Knötchen am After
- Behandlung: Eiskompressen (gefrorene, mit Wasser gefüllte Fingerlinge), Quarkauflagen, Hamamelistinktur, Salben, Suppositorien (z. B. Hametum®, DoloPosterine®N)

Varizen

- Prophylaxe (s. Kap. 2.6)
- Komplikationen: Rötung, Druckschmerz, Strangbildung, Schwellung der unteren Extremität (Verdacht auf Thrombose, Thrombophlebitis, Kap. 9.6)

Die frühzeitige Mobilisierung der Wöchnerin und ein ausgewogenes Verhältnis von Bewegung und Ruhezeiten fördert die Rückbildungsvorgänge und beugt den meisten Komplikationen vor!

Überwachung und Betreuung des gesunden Neugeborenen

Siehe Kap. 10.6

Dokumentation

- Alle Befunde von Mutter und Kind, Behandlungsmaßnahmen und Inhalt des Beratungsgesprächs
- Übersichtlicher Wochenbettverlaufsbogen empfehlenswert

Wochenbettbedarf und Wochenbettpackung

- **Nachsorgematerialien und Arzneimittel**, die durch die Hebamme verbraucht oder der Wöchnerin zur weiteren Verwendung überlassen werden (s. Tab. 8.2)
- **Verpflichtung zu wirtschaftlicher Beschaffung** (z. B. Bezug aus dem Großhandel, Mengenrabatte in Apotheke) und sachgerechter Lagerung dieser Materialien

- Neben einer individuellen Zusammenstellung ist auch die Verwendung **genormter Wochenbettpackungen** möglich.

> **Tipp:**
> Pauschalierung des Auslagenersatzes mit den Krankenkassen vereinbaren (erspart eine zeitaufwendige Auflistung, die von den Kassen verlangt werden kann)

Tab. 8.2 Wochenbettbedarf

Verbrauchsmaterialien für die Hebamme	Wochenbettpackung für die Wöchnerin (Beispiel)
• Desinfektionsmittel • Handschuhe • Brustschalen, Cold-Hot-Pack • Lanzetten, Spritzen, Kanülen • Tupfer, Kompressen • Absauger, Nabelklemmen • Katheter, Klistiere • Homöopatika, Tees, „Hausmittel"-chen • Medikamente (Salben, Zäpfchen, Puder u.a.) • Dokumentationsunterlagen	• Stilleinlagen • Vorlagen, Einmalslips • Bettunterlagen • Nabelpuder • Wundsalbe • Sitzbadzusätze • Milchbildungstee Der Inhalt hängt von Betreuungsdauer und -umfang ab.

8.2 Brustpflege und Stillhilfe

Erstes Anlegen des Neugeborenen (s. auch Kap. 10.2)

- Möglichst innerhalb der ersten Stunde nach der Geburt (**vor** dem Messen, Wiegen und Anziehen!)
- Ein frühes Anlegen fördert die Mutter-Kind-Beziehung, unterstützt die Rückbildung und regt die Milchbildung an.
- Mutter (Vater) und Neugeborenes bleiben **ungestört** und erhalten Unterstützung nur bei Bedarf.
- Nach Sectio:
  - Unter Periduralanästhesie: Anlegen im OP möglich
  - In Allgemeinanästhesie: erstes Stillen, sobald die Mutter genügend wach ist.

Hygienemaßnahmen

- Händedesinfektion (in der Klinik wichtig!)
- Brüste nur mit klarem Wasser waschen
- Trockene Stilleinlagen nach jeder Mahlzeit
- Feuchten Still-BH wechseln

Anlegen nach Bedarf

- Innerhalb der ersten Lebenswoche (sowie während der Wachstumsschübe) sind 6–12 Mahlzeiten pro Tag möglich, danach meist 6–8 Mahlzeiten täglich.
- Erhöht die Milchproduktion
- Wichtig während der Wachstumsschübe (höherer Nahrungsbedarf, oft zwischen dem 6.–14. Tag, der 4. und 6., der 10. und 12. Lebenswoche und im Alter von etwa 6 Monaten)
- Bei Kindern mit nur 4–5 Mahlzeiten/Tag muss die Gewichtsentwicklung sorgfältig kontrolliert werden (eventuell häufigeres Anlegen notwendig).

Stilltechnik

- Die Mutter liegt/sitzt bequem (Anspannung behindert den Milchfluss), das Kind liegt **immer** „Bauch an Bauch" mit der Mutter.
- Der gesamte Warzenhof (bzw. ein möglichst großer Teil davon) muss vom Kind gefasst werden.
- Abnehmen erst nach dem Lösen des Vakuums zwischen Mund und Brust
- Brustwarzen nach dem Stillen an der Luft trocknen lassen
- Abwechselnd beide Brüste möglichst leertrinken lassen, mit der zuletzt gereichten Brust beginnen
- Zwillinge können voll gestillt werden (nacheinander oder gleichzeitig).

Dauer der Mahlzeit

- Variabel, da vom Milchspendereflex (Let down-Reflex) abhängig
- Bei regelmäßig lang dauernden Mahlzeiten (> 1h) müssen Saugverhalten und Gewichtsentwicklung des Kindes überprüft werden.
- Anfangs ca. 20 Minuten empfehlenswert
- Später je nach Temperament des Kindes

Trinkmengen

- Variabel
- Wenn das Kind zwischen den Mahlzeiten 3–4 Stunden schläft, eine glatte Haut, ein pralles Unterhautfettgewebe (Turgor) und eine straffe Muskulatur (Tonus) hat, kann von einer ausreichenden Milchproduktion/Ernährung ausgegangen werden.
- Stillprobe (Wiegen vor und nach jeder Mahlzeit) nur bei Stagnation oder Abnahme des kindlichen Gewichts
- Ernährung und Gewichtsentwicklung (s. auch Kap. 10.6)

Kleidung

- Gutsitzende, stützende Büstenhalter (wenn nötig bzw. als angenehm empfunden)
- Zweiteilige Kleidung ist am praktischsten.
- Schultern beim Stillen bedeckt lassen (Kälte behindert den Milchfluss)

Stillfreundliche Atmosphäre schaffen

- Zuspruch und Unterstützung der Mutter bei Unsicherheit und Problemen
- Ruhe zur Stillzeit (keine Besucher)
- Schlafbedürfnis der Mutter respektieren!

Mutter braucht reichlich Flüssigkeit

- Trinken nach Bedarf
- Vorschlag: zu jeder Mahlzeit des Kindes selbst ein Glas Flüssigkeit zu sich nehmen
- Vorsicht bei koffeinhaltigen Getränken, grünem/schwarzem Tee, Fruchtsäften und zuviel roher Kuhmilch

Übergang von Medikamenten und Suchtmitteln auf die Muttermilch beachten (s. Kap. 12.2)

- **Nikotin** führt zu Unruhe, Erbrechen, Kreislaufstörungen und Durchfall beim Kind; Passivrauchen fördert beim Kind Erkrankungen der oberen Luftwege.
- **Alkohol** ist nur in kleinen Mengen und unmittelbar nach dem Stillen erlaubt (1‰ Blutalkohol der Mutter entspricht 0,4‰ Alkohol im Blut des Kindes).

Stillprobleme und Behandlungvorschläge

- **Ungenügende Milchproduktion**:
  - Psychische Belastungen herausfinden und beseitigen, Stress abwenden
  - Häufiger anlegen, Stillposition wechseln (Brüste optimal entleeren)
  - Saugverhalten des Kindes überprüfen, Schnuller und Fläschchen vermeiden
  - Vollständige Entleerung der Brüste durch Abpumpen
  - Reichlich Flüssigkeit (evtl. Milchbildungstee)
  - Massage mit Milchbildungsöl
- **Zu viel Milch**:
  - Flüssigkeitszufuhr einschränken, Salbeitee (max. 3 Tassen/Tag)
  - Vorübergehend pro Mahlzeit nur eine Brust geben
  - Milch abdrücken oder abpumpen bis das Spannungsgefühl nachlässt (Brust nicht leer pumpen!)
  - Eiskompressen bei schmerzenden Brüsten

8.2 Brustpflege und Stillhilfe

- **Stauungen** (physiologisch bei Milcheinschuss):
  - Bettruhe
  - Brust leer halten (vorübergehend häufiger anlegen oder abpumpen)
  - Feucht-warme Kompressen oder Oxytocin (Syntocinon-Spray®) vor dem Stillen
  - Unterkiefer des Kindes an die gestaute Stelle bringen
  - Eis-, Quarkkompressen oder Retterspitz®-Umschläge nach der Mahlzeit
  - Salbeitee
  - Vorübergehend medikamentöse Hemmung der Prolaktinsekretion
  - **Achtung**: Wenn innerhalb von 24 – 36 h keine Besserung eintritt, Therapie wie bei Mastitis (Kap. 9.10) einleiten!
- **Rhagaden**:
  - Ursache finden und beseitigen: **Anlegefehler sind die Hauptursache!**
  - Stilldauer einschränken (kürzer, dafür häufiger anlegen)
  - Die letzten Tropfen Muttermilch antrocknen lassen
  - Rotlichtbestrahlung nach jeder Mahlzeit (30 s bis 5 min)
  - Stilleinlagen aus Schafwolle und Seide verwenden
  - Soor-Kontrolle beim Kind
  - Behandlung mit Johanniskrautöl, Salben (z. B. Garmastan®, Traumeel S®) oder Lösungen (z. B. Chlorhexidin-Antiseptikum 0,5 %, Salvysat®)
  - Vorübergehend Brusthütchen benutzen
  - Evtl. Stillpause von 24 Stunden einlegen (Milch abpumpen)
- **Hohl- oder Flachwarzen**:
  - Möglichst schon während der Schwangerschaft behandeln (s. Kap. 2.5)
  - Keine Schnuller oder Sauger für das Kind (Saugirritation vermeiden!)
  - Vor dem Anlegen die Mamillen mit kaltem Wasser waschen
  - Brustwarze herausziehen oder ansaugen
  - Spezielle Brusthütchen benutzen
  - Ggf. abpumpen
- **Vorübergehende Stillhindernisse** (Erkrankungen der Mutter mit Gefährdung des Kindes durch Krankheitserreger oder Medi-

kamente, Intensivbehandlung des Neugeborenen, kindliche Fehlbildungen im Nasen-Rachen-Raum, Ikterus): Milchproduktion durch Abpumpen aufrechterhalten

Dauer der Stillzeit

- Individuell verschieden (Wochen bis Monate)
- Die Muttermilch ist in den ersten 6 Monaten für den Säugling ernährungsphysiologisch ausreichend.
- Bei Kindern aus Allergikerfamilien ist volles Stillen über längere Zeit empfehlenswert.

Physiologische Veränderungen der Brust

- Vergrößerung bereits in der Schwangerschaft
- Nach 8–12 Wochen Stillzeit hat die Brust meist wieder Normalgröße erreicht.
- Nach dem Abstillen ist die Brust meistens kleiner als vor der Schwangerschaft.
- Fettgewebe wird allmählich wieder angesetzt.

Abstillen

- Medikamentös und/oder physikalisch (s. Tab. 8.3)
- **Primär (medikamentös):**
  - Bei Spätabort, Totgeburt, Freigabe zur Adoption, schweren Erkrankungen des Neugeborenen
  - Bei schweren mütterlichen Erkrankungen (z. B. offene Tuberkulose, Hepatitis B, HIV-Infektion, Herz-, Nierenerkrankung)
  - Bei anatomischen Besonderheiten der Mammae (Anlagefehler, Brustoperationen, die ein Stillen nicht zulassen)
  - Bei fehlender Stillbereitschaft
- **Sekundär (medikamentös und physikalisch):**
  - Bei verstorbenem Kind, kindlichen Stoffwechselkrankheiten (z. B. Galaktosämie)
  - Wochenbettpsychose
  - Ggf. bei Mastitis

- **Allmählich (physikalisch, evtl. mit medikamentöser Unterstützung)**: am Ende der Stillzeit. Die Entwöhnung sollte nicht während einer Reise, bei großer Hitze, nach Impfungen oder bei einer Krankheit des Kindes begonnen werden!

Tab. 8.3 Abstillen

Medikamentöses Abstillen	Physikalisches Abstillen
• Hemmung der Prolaktinsekretion • **unterstützend wirken** Phytolacca Karlsbader Sprudelsalz Salbeitee	• Wöchentlich eine Brustmahlzeit durch Beikost ersetzen • Flüssigkeitszufuhr einschränken • Brüste hochbinden, bei Bedarf Milch ausdrücken (Stau vermeiden) • Eiskompressen (Dosierung individuell)

8.3 Rückbildungsgymnastik

Dauer und Dosierung

- Ab dem 1. Wochenbetttag täglich
- Mindestens über 12 Wochen (länger besser!)
- Zuerst 15 min, später bis zu 1 Stunde
- Allmähliche Intensitätssteigerung (Übungsdauer verlängern, Wiederholungszahl erhöhen, Pausen verkürzen)
- Die Ermüdung der trainierten Muskelgruppen sollte gespürt werden, aber nicht bis zur Erschöpfung üben!

Trainingsbedingungen

- Die beste Übungszeit ist vor dem Frühstück.
- Der Raum muss gut gelüftet sein.
- Praktische, bequeme Kleidung (kein Nachthemd!)
- Die Übungen sollten möglichst auf dem Fußboden durchgeführt

werden. (Gymnastik im Bett ist aber besser als ein Verzicht auf das Training.)

Beratung der Wöchnerin

- Regelmäßiges Anlegen des Kindes beschleunigt die Uterusrückbildung.
- Auch das Reiben des Bauches und die Bauchlage (über einer zusammengerollten Decke) fördern die Rückbildungsvorgänge.
- Eine bewusste Körperhaltung (Rücken gerade, Becken aufgerichtet) ist die Grundlage für die Kräftigung des Beckenbodens.
- Intensivere Nachwehen und ein vermehrter Lochialfluss zeigen den Erfolg der Übungen an.
- Eine verstärkte Durchblutung verbessert die Wundheilung.

Übungshinweise

- In der ersten Woche lediglich Stoffwechselgymnastik, Haltungstraining und Beckenbodenkräftigung
- Die Beckenbodenmuskulatur hat in den ersten 4–6 Wochen Trainingsvorrang, erst danach Bauchmuskelübungen.
- Das gleichzeitige Heben beider Beine und das Aufrichten zum Sitz aus der Rückenlage sollte zunächst vermieden werden (Rektusdiastase).
- Die schräge Bauchmuskulatur kräftigen bis die Rektusdiastase geschlossen ist
- Jede Bauchmuskelübung beginnt mit einer Beckenbodenanspannung.
- Ruhiges Weiteratmen während der Anspannung
- In den Pausen die Muskeln lockern und bewusst atmen (Einziehen der Bauchdecken bei der Ausatmung!)
- 3–6 Grundübungen sollten im täglichen Trainingsprogramm beibehalten werden.

Gymnastik in der Gruppe

- Beginn 6–8 Wochen nach der Geburt

- Pro Gruppe maximal 10 Wöchnerinnen
- Kursumfang mindestens zehn Stunden
- Eine Übungsstunde pro Woche ist empfehlenswert.

> **Tipp:**
> Broschüre oder Faltblatt mit Übungsvorschlägen und Hinweisen zur „richtigen" Körperhaltung, z. B. bei Hausarbeit, Heben und Tragen, zusammenstellen und der Wöchnerin übergeben!

8.4 Beratung

Körperpflege und Hygiene

- Täglich duschen, Dammnaht regelmäßig abspülen (klares, warmes Wasser, Bidet)
- Vollbäder erst nach dem Versiegen des Wochenflusses
- Hände waschen bzw. Händedesinfektion (im Krankenhaus) nach jedem Vorlagenwechsel bzw. vor dem Stillen

Ernährung

- Täglicher Mehrbedarf während der Stillzeit: 500–600 kcal
- Regelmäßige, vollwertige Mahlzeiten
- Eiweißhaltige und vitaminreiche Kost
- Milch- und Milchprodukte (maximal 1 l/Tag)
- Mindestens 2 l Flüssigkeit pro Tag
- Zurückhaltung beim Genuss von Zitrusfrüchten (Wundwerden des Säuglings)
- Im Frühwochenbett Verzicht auf blähende Speisen (z. B. Hülsenfrüchte, Kohl, Zwiebeln)
- Genuss von Koffein, schwarzem Tee und Alkohol vermeiden
- Nach dem Erreichen des Ausgangsgewichtes (Vorschwangerschaftsgewicht) Energiezufuhr steigern, wenn weiter gestillt wird

Stillen und Stillschwierigkeiten

- Stillberatung (s. Kap. 8.2)
- Empfehlung von Stillgruppen

Pflege des Kindes

- Demonstration von Baden, Wickeln, Nagelpflege
- Säuglingsgymnastik
- Umgang mit Fertignahrung, Anleitung bei Sondenernährung
- Erkennen von Krankheitszeichen des Kindes
- Siehe auch Kap. 10.6

Anleitung zur Rückbildungsgymnastik

Siehe Kap. 8.3

Menstruation

- Bei nichtstillenden Wöchnerinnen ca. 5–10 Wochen p. p.
- Bei stillenden Müttern meist später
- Frauenarzt aufsuchen: bei blutigen Lochien > 10 Tage p. p. und nach einer Amenorrhödauer > 3 Monate

Geschlechtsverkehr

- Versiegen des Wochenflusses und Wundheilung abwarten (4–6 Wochen post partum)
- Dauer der Enthaltsamkeit von der individuellen körperlichen und psychischen Verfassung der Frau/des Paares abhängig

Kontrazeption

- Kondom, IUP-Einlage (frühestens 6 Wochen p. p.), Minipille
- Diaphragma oder Portiokappe muss neu angepasst werden.
- Ausführliche Beratung bei Wunsch nach natürlicher Familienplanung

Stillzeit, Laktationsamenorrhö und „anovulatorische" Zyklen schützen nicht vor einer erneuten Schwangerschaft!

Information über die kinderärztlichen Vorsorgeuntersuchungen und Impfungen

- U 2 einschließlich Screeninguntersuchungen zwischen dem 3. und 10. Lebenstag
- U 3 in der 4.–6. Lebenswoche
- Siehe auch Kap. 10.7

Empfehlung zur gynäkologischen Untersuchung

- 6 Wochen nach einer vaginalen Entbindung (bei einer ambulanten Geburt innerhalb der ersten Woche p. p.)
- 4 Wochen nach einer Schnittentbindung

8.5 Gesetzliche Regelungen

Anzeige der Geburt

- Durch den Kindsvater bzw. eine bevollmächtigte Person innerhalb von 7 Tagen nach der Geburt beim zuständigen Standesamt des Geburtsortes
- **Benötigte Dokumente**: Geburtsbescheinigung, Familienstammbuch bzw. Heiratsurkunde (bei Unverheirateten Geburts- bzw. Abstammungsurkunde der Mutter), ggf. Personalausweis der Mutter

Anmeldung

- Einwohnermeldeamt des Wohnortes
- Änderung der Lohnsteuerkarte
- Krankenkasse des Elternteils, bei der das Kind versichert werden soll
- Sorgeerklärung beim Jugendamt (unverheiratete Eltern)

Mutterschutzgesetz

- Während der Zeit der Schutzfristen nach der Geburt (s. Kap. 2.5) absolutes Beschäftigungsverbot
- Die meisten der für Schwangere festgelegten Beschäftigungsverbote gelten auch für stillende Mütter (s. Kap. 2.5).
- Recht auf Stillpausen bei der Wiederaufnahme der Arbeit (einmal 1 h oder zweimal 30 min/Tag)
- Bei einer zusammenhängenden Arbeitszeit von mehr als 8 Stunden täglich besteht ein Anspruch auf Stillpausen von zweimal 45 min oder einmal 90 min/Tag.
- Die Stillpausen müssen ohne Verdienstausfall, Nacharbeitung oder Pausenkürzung gewährleistet werden.
- Bei einem Beschäftigungsverbot nach der Schutzfrist (ärztliches Zeugnis erforderlich) besteht ein Anspruch auf den Durchschnittsverdienst der letzten drei Monate vor der Schwangerschaft (zwischenzeitliche Gehaltserhöhungen werden berücksichtigt).

Erziehungsurlaub

- Im Anschluss an die Mutterschutzfrist bis zur Vollendung des 3. Lebensjahres
- Dient der Betreuung des Kindes, das im selben Haushalt lebt (auch Adoptiv- oder Stiefkind, in Härtefällen Enkel- oder Geschwisterkind, Nichte bzw. Neffe)
- Bei einer Adoption 3 Jahre innerhalb einer Rahmenfrist bis zum Ende des 7. Lebensjahres (wenn das Kind nicht unmittelbar nach der Geburt aufgenommen wurde)
- Der Anspruch besteht in jedem Arbeitsverhältnis.
- Eltern können ab 2001 gemeinsam Erziehungsurlaub nehmen – die sog. **Elternzeit**, Einzelpersonen können den Urlaub unterbrechen.
- Befristete Arbeitsverträge bleiben unberührt.
- Die Anmeldung und die Erklärung über die Dauer des Erziehungsurlaubs muss beim Arbeitgeber spätestens 4 Wochen vor dem Antritt eingehen.

- **Benötigte Unterlagen**: Antrag auf Erziehungsurlaub mit verbindlicher Erklärung über die Dauer, ggf. Geburtsurkunde
- Die Mitgliedschaft in der gesetzlichen Krankenversicherung bleibt erhalten.
- Die Erziehungszeit wird in der Rentenversicherung berücksichtigt.
- Die Arbeitslosenversicherung bleibt beitragsfrei aufrechterhalten.
- Der Kündigungsschutz setzt sich fort.
- Beide Eltern können Teilzeitarbeit (jeder max. 30 Stunden/Woche, längstens 3 Jahre) ausüben; Voraussetzung: Betrieb mit mehr als 15 Beschäftigten.
- In Härtefällen auch volle Erwerbstätigkeit möglich
- Eine vorzeitige Beendigung des Erziehungsurlaubs ist nur mit Zustimmung des Arbeitgebers möglich.
- Bei eigener Kündigung zum Ende des Erziehungsurlaubs beträgt die Kündigungsfrist 3 Monate.
- Es besteht kein Anspruch auf den alten Arbeitsplatz, aber auf eine gleichwertige Stelle und die gleiche Vergütung.
- Der Jahresurlaub kann anteilig gekürzt werden, der Resturlaub wird nach Ablauf des Erziehungsurlaubs im laufenden oder folgenden Jahr gewährt bzw. bei Beendigung des Arbeitsverhältnisses ausgezahlt.

Erziehungsgeld

- Ab dem Tag der Geburt bis zur Vollendung des 2. Lebensjahres; Eltern können sich auch für eine verkürzte Bezugsdauer (ein Jahr) entscheiden.
- Der Anspruch ist unabhängig von der bisherigen Tätigkeit.
- Bezugsberechtigte Personen: Eltern (auch gleichzeitig), Adoptiv- und Stiefeltern, in Ausnahmefällen auch die Großeltern oder ältere Geschwister
- Höhe: für jedes Kind monatlich maximal 600,- DM (bzw. ein Jahr lang monatlich maximal 900,- DM)
- Mutterschaftsgeld (bzw. Bezüge für Beamtinnen) wird angerechnet.
- Bei der Geburt eines weiteren Kindes im Bezugszeitraum wird

das Mutterschaftsgeld vor der Entbindung angerechnet (Ausnahmen möglich).
- Arbeitslose erhalten entweder Erziehungs- oder Arbeitslosengeld, dagegen werden Arbeitslosenhilfe und Erziehungsgeld gleichzeitig gezahlt.
- Wohngeld, Bafög und Sozialhilfe werden nicht angerechnet.
- Das Erziehungsgeld ist steuer- und pfändungsfrei.
- Der Antrag sollte sofort nach der Geburt schriftlich bei der zuständigen Erziehungsgeldstelle eingereicht werden.
- **Erforderliche Dokumente**: Geburtsurkunde, aktuelle Einkommensbescheinigung, Bescheinigung der Krankenkasse über das Mutterschaftsgeld
- Einnahmen aus Teilzeitbeschäftigung: bis 590,- DM bleiben unberücksichtigt.
- Ab dem 7. Lebensmonat ist die Höhe des Erziehungsgeldes vom Einkommen abhängig.

Landeserziehungsgeld/Familiengeld

- In einigen Bundesländern (Baden-Württemberg, Bayern, Mecklenburg-Vorpommern, Sachsen und Thüringen) im Anschluss an das Erziehungsgeld möglich; in Rheinland-Pfalz erst ab dem 3. Kind
- Unterschiedliche Beträge und Zeiträume, einkommensabhängig gestaffelt
- Zuständig sind Erziehungsgeldstellen, Bürgermeister-, Jugend- und Versorgungsämter oder Kreis- und Stadtverwaltungen.

Landesstiftungen

- In fast allen Bundesländern vorhanden
- Unterstützung von Alleinerziehenden und Familien in Notlagen, Zuschüsse zu Familienferien
- Informationen bei Schwangerenberatungsstellen, Sozialämtern, Trägern der Freien Wohlfahrtspflege

Kindergeld

- Bis zur Vollendung des 18. Lebensjahres, danach abhängig vom Einkommen des Kindes
- Höhe (Stand 01/2000): 270,- DM für das erste und das zweite, 300,- DM für das dritte, 350,- DM für jedes weitere Kind monatlich; der Betrag ist einkommensunabhängig.
- Der Antrag wird bei der Familienkasse des zuständigen Arbeitsamtes (bei der Geburt eines weiteren Kindes genügt eine schriftliche Mitteilung mit beigefügter Geburtsurkunde) oder beim Arbeitgeber gestellt.
- **Benötigte Unterlagen**: Geburtsurkunde für Kindergeldzwecke, Kindergeldantrag

Leistungen der Krankenkasse

- Haushaltshilfe
- Mutterschafts- bzw. Entbindungsgeld
- Vorsorgeuntersuchungen

9 Pathologie des Wochenbettes

Endometritis puerperalis, Endo-Myometritis	S. 299
Infektion einer Scheiden- oder Dammwunde	S. 298
Mastitis puerperalis	S. 307
Leitsymptome und Differenzialdiagnosen	S. 296
Postpartale Depressionen	S. 304
Puerperalsepsis	S. 300
Symphysenschaden, -ruptur, Beckenringlockerung	S. 303
Thrombose, Thrombophlebitis	S. 301
Verzögerte Uterusrückbildung	S. 297
Wochenbettpsychose	S. 306

9.1 Leitsymptome und Differenzialdiagnosen

Verzögerte Uterusrückbildung

- Zustand nach Sectio
- Uterusüberdehnung (nach Mehrlingen, großem Kind, Hydramnion)
- Protrahierter Geburtsverlauf
- Mehrgebärende
- Lochialstauung (Lochiometra)
- Eihaut-, Plazentarest
- Endometritis
- Uterus myomatosus

Temperaturerhöhung mit genitaler Ursache (Puerperalfieber)

- Lochialstauung (Lochiometra)
- Endometritis
- Endo-Myometritis
- Hämatome und/oder Sekundärheilung nach Episiotomie, Dammriss (Puerperalgeschwür) oder Sectio
- Adnexitis
- Pelveoperitonitis, Peritonitis
- Puerperale Sepsis

Temperaturerhöhung mit extragenitaler Ursache

- Milcheinschuss
- Mastitis
- Thrombose (Beinvenen, Beckenvenen), Thrombophlebitis
- Harnwegsinfekt, Pyelonephritis
- Angina tonsillaris
- Pneumonie und andere Infektionskrankheiten

Blutungen

- Plazentarest, Plazentapolyp
- Geburtsverletzungen

- Nahtdehiszenz (Scheiden-, Dammnaht)
- Verzögerte Uterusrückbildung
- Endometritis
- Funktionsstörungen des Endometrium

Schmerzen im Unterbauch

- Nachwehen
- Endo-Myometritis
- Thrombose, Thrombophlebitis (Beinvenen, Beckenvenen)
- Adnexitis
- Appendizitis
- Peritonitis
- Symphysendehiszenz

9.2 Verzögerte Uterusrückbildung (Subinvolutio uteri)

Ursachen

- **Noch physiologisch**: nach Uterusüberdehnung (Mehrlinge, Hydramnion, großes Kind), bei Vielgebärenden, nach Sectio, bei verbliebenem Eihautrest, bei Uterus myomatosus
- **Pathologisch**: Plazentarest, Endo-Myometritis

Symptome

- Nicht „zeitgerechter" Fundusstand
- Oft weiche Konsistenz des Uterus
- Mangelnder Lochialfluss (Lochiometra)
- Offener Zervikalkanal
- Auch verstärkter Wochenfluss, Blutungen
- Gefahr der Endometritis

Therapie

- Stillen
- Rückbildungsgymnastik
- Regelmäßige Blasen- und Darmentleerung
- Eisblase (mehrmals)
- Hirtentäschelkrauttee (3 – 5 Tassen täglich)
- Kontraktionsmittel (Oxytocin 3 IE i.m., Methylergometrin, Syntometrin® s. Kap. 13.9 und 13.10) in Verbindung mit Spasmolytika (z. B. Spasmalgan®-Supp.)

Achtung:
Subinvolutio und Lochialstauung können zu einer Puerperalsepsis führen!

9.3 Infektion einer Scheiden- oder Dammwunde (Puerperalgeschwür)

Ursachen

- Bakterielle Infektion des Wundgebietes
- Hämatome
- Mangelhafte Wochenbetthygiene
- Begünstigt durch lange zurückliegenden Blasensprung, lange Geburtsdauer, häufige vaginale/uterine Manipulationen, hohen Blutverlust, fehlerhafte Nahttechnik

Symptome

- Lokale Rötung, ödematöse Schwellung
- Schmierig belegte Wunde
- Schmerzen im Wundbereich
- Nahtdehiszenz

Therapie

- Eiskrawatte
- Spülungen (z. B. Kamillan supra®, Kaliumpermanganat)
- Sitzbäder ein- bis zweimal täglich (z. B. mit Zusatz von Kamillan supra®, Tannolact®)
- Nach Wundreinigung evtl. Sekundärnaht

9.4 Endometritis puerperalis, Endo-Myometritis

Definition

Bakterielle Infektion der Uterusschleimhaut mit oder ohne Beteiligung des Myometrium

Ursachen, begünstigende Faktoren

- Infektion nach vaginaler Untersuchung, interner Kardiotokographie, intrauterinen Eingriffen, operativer Entbindung
- Vorzeitiger Blasensprung, protrahierter Geburtsverlauf, hoher Blutverlust, Atonie, Eihaut-, Plazentareste

Symptome

- Uterus vergrößert, weich, druckschmerzhaft („Kantenschmerz")
- Übelriechende, blutige Lochien
- Auch verminderter Wochenfluss (Lochialstauung)
- Fieber, Kopfschmerz, Abgeschlagenheit
- Tachykardie

Diagnostik

- Klinischer Befund
- Mikrobiologischer Abstrich aus dem Zervikalkanal
- Erreger- und Resistenzbestimmung
- Labor: Leukozytose, CRP-Anstieg

Komplikationen

- Adnexitis, Peritonitis
- Parametritis
- Thrombophlebitis (Beckenvenen)
- Schwere Allgemeininfektion (Puerperalsepsis)

Therapie

- Bettruhe
- Eisblase (mehrmals täglich)
- Kontraktionsmittel (z. B. Oxytocin 3 IE i.m., Methylergometrin, Syntometrin® s. Kap. 13.9 und 13.10)
- Antibiotika

9.5 Puerperalsepsis

Definition

Allgemeininfektion der Wöchnerin, die von den Genitalorganen ihren Ausgang nimmt (Kindbettfieber)

Ursachen

- Bakterielle Infektion
- Verminderte Abwehrkraft
- Primärer Infektions-(Sepsis-)Herd: Endo-Myometritis, Plazentarest, Puerperalgeschwür
- Bakterielle Überschwemmung des Organismus (konstant, intermittierend)

Symptome

- Schlechter Allgemeinzustand, schweres Krankheitsgefühl
- Hohe (septische) Temperaturen, Schüttelfrost
- Hohe Pulsfrequenz, beschleunigte Atmung

- Blasse, schweißige Haut
- **Septischer Schock**: Tachykardie, RR-Abfall, Bewusstseinstrübung, Anurie
- Evtl. Gerinnungsstörungen (Verbrauchskoagulopathie)
- Lokalbefund wie bei der Endo-Myometritis

Diagnostik

- Mikrobiologischer Abstrich aus dem Zervikalkanal
- Blutkultur (Erreger- und Resistenzbestimmung)
- Umfangreiche Laboruntersuchungen: Blutbild, CRP, Gerinnungsstatus, Kreatinin

Therapie

- Antibiotika, Infusionsbehandlung, Schocktherapie, Behandlung der Verbrauchskoagulopathie
- Ggf. Uterusexstirpation
- Intensivüberwachung: Blutdruck, Puls, Temperatur, Ausscheidung (Protokoll führen!)

Achtung:
Klinikeinweisung unumgänglich!

9.6 Thrombose, Thrombophlebitis

Definition

Wandständiges Gerinnsel (Blutpfropf, Thrombus) in einer Vene mit vermindertem oder aufgehobenem Blutfluss ohne oder mit Entzündungszeichen (Thrombophlebitis)

Ursachen (*Virchow*sche Trias)

- Verlangsamter Blutfluss (Varikosis, Bewegungsmangel durch lange Bettruhe, z. B. nach Sectio)

- Erhöhte Gerinnbarkeit des Blutes (physiologisch in der Schwangerschaft)
- Veränderungen der Gefäßwand (Geburtstrauma, Verletzung, lokale Entzündung)

Symptome

- **Bei der oberflächlichen Venenthrombose (Ober-, Unterschenkel):**
  - Hautrötung
  - Druckempfindlicher Strang tastbar
- **Bei der tiefen Beinvenenthrombose und/oder Beckenvenenthrombose:**
  - Pulsanstieg
  - Temperaturerhöhung
  - Schwellung der Extremität (glänzende, gespannte Haut, Umfangsdifferenz beider Beine)
  - Livide Hautfarbe
  - Die Haut fühlt sich warm an.
  - Druckempfindlichkeit im Verlauf der Vene, in der Wade oder Leistenbeuge

Diagnostik

- Klinische Untersuchung
- Ultraschall-Doppler-Untersuchung
- Phlebographie

Maßnahmen bis zum Eintreffen des Arztes

- Bettruhe
- Ruhigstellung der betroffenen Extremität
- Oberkörper hochlagern

Therapie

- Absolute Bettruhe
- Hochlagerung der Extremität

- Heparinhaltige Salben bei der oberflächlichen Thrombose
- Antikoagulantien (Beginn mit Heparin)
- Evtl. operative Entfernung des Thrombus (Thrombektomie)
- Eine Thrombolyse (mit Streptokinase) ist nur im Spätwochenbett indiziert (sonst Verblutung aus Geburtswunden möglich).
- Entzündungshemmung, Schmerzstillung

> **Achtung:**
> Gefahr der Lungenembolie! Lebensbedrohliche Komplikation!

Komplikation: Lungenembolie

- **Symptome**: Schmerzen im seitlichen Thoraxbereich, Husten, Atemnot, Zyanose, Schock, Todesangst
- **Sofortmaßnahmen**:
  - Notarzt benachrichtigen!
  - Oberkörper hochlagern, Sauerstoffgabe!
  - Venösen Zugang legen!
- **Therapie**: Intensivmedizinische Behandlung

Seltene Thromboselokalisationen im Wochenbett

- Hirnvenenthrombose
- Ovarialvenenthrombose
- Mesenterialvenenthrombose

9.7 Symphysenschaden, -ruptur, Beckenringlockerung

Definition

Schmerzen mit oder ohne Funktionseinschränkung im Bereich des Beckenringes (Gelenke, Bandapparat, Knochen)

Ursachen

- Übermäßige Auflockerung des Beckenringes

- Mechanische Überdehnung durch die vaginale Geburt eines großen Kindes
- Vaginale geburtsbeendende Operationen
- Selten: Vitamin-D- oder Kalziummangel

Symptome

- Starker (Druck-)Schmerz im Symphysenbereich
- Die Kompression des Beckenrings ist schmerzhaft.
- In Rückenlage ist das Anheben eines der beiden gestreckten Beine unmöglich oder erschwert und schmerzhaft.
- Gehbeschwerden („Watschelgang") bis zur Gehunfähigkeit
- Kreuzschmerzen bei einer Lockerung der Ileosakralgelenke

Diagnostik

- Klinischer Befund
- Sonographie
- Röntgenaufnahme des Beckens

Therapie

- Bettruhe
- Ruhigstellung durch Stützverband (Schlaufenverband)
- Orthopädische Versorgung mit einem Beckenring-Stützgürtel
- Medikamentös: Analgetika, Calcium, Fluor, Vitamin D

9.8 Postpartale Depressionen

Definition

Depressive Verstimmungszustände unterschiedlicher Schweregrade, die in den ersten Wochen nach der Geburt auftreten

9.8 Postpartale Depressionen

Ursachen, begünstigende Faktoren

- Starke körperliche Beanspruchung, komplizierte Geburt, Schlafentzug
- Psycho-soziale Faktoren (Konflikte in der Schwangerschaft, Partnerschaftsprobleme, niedriges Selbstwertgefühl u.a.)
- Risikoschwangerschaft, Komplikationen beim Neugeborenen
- Hormonelle Umstellung
- Labile Persönlichkeit

Klinik und Differenzialdiagnose

Siehe Tab. 9.1

Tab. 9.1 Formen depressiver Verstimmungszustände im Wochenbett

	Leichte depressive Verstimmung	**Wochenbettdepression**
Synonyma	Maternity Blues, Baby Blues, „Heultage"	postpartale Depression, postpartale Neurose
Häufigkeit	50–80%	bis 20%
Auftreten	in den ersten 2 Wochen, häufig: 2.–4. Tag p. p.	Beginn: 2–6 Wochen post partum
Symptome	Angst, den Aufgaben der Mutterschaft nicht gewachsen zu sein, Reizbarkeit, Unruhe, Weinerlichkeit, Müdigkeit, Verletzbarkeit	starke Stimmungsschwankungen, Launenhaftigkeit, unbegründeter Trübsinn, Versagensängste, Überforderung, Unlust, Schlafstörungen, Müdigkeit, Appetitlosigkeit, vielfältige körperliche Beschwerden ohne organische Ursache
Therapie	nicht notwendig, aber verständnisvolle Zuwendung ist sehr hilfreich (Geburtserlebnis besprechen, Unsicherheiten ausräumen u.a.)	soziale Unterstützung (Haushaltshilfe, Pflegemutter), Selbsthilfegruppen, Motivation zu sportlichen Aktivitäten bei schwerer Depression: Psychotherapie, stationäre Behandlung

9.9 Wochenbettpsychose

Definition

Von der postpartalen, meist kurzzeitigen Depression deutlich abgrenzbare psychotische Störung mit unterschiedlicher Schwere, Erscheinungsform und Dauer
Synonym: postpartale, puerperale Psychose

Häufigkeit

- 1–3‰

Ursachen, auslösende Faktoren

- Überforderung
- Erbliche Disposition
- Hormonelle Umstellung
- Die Ursache bleibt häufig unbekannt.
- Hohes Rezidivrisiko bei der nächsten Geburt

Symptome

- Erhebliche Stimmungsschwankungen
- Verwirrtheit, Desorientiertheit bis hin zum Realitätsverlust (charakteristisches Merkmal)
- Akustische und optische Halluzinationen, Wahnvorstellungen
- Rastlosigkeit, Unruhe
- Unkontrollierte Handlungen, Gewalttätigkeiten sind möglich.
- Aber auch Depressionen, Angst oder Antriebslosigkeit können auftreten.
- Schlafstörungen

Therapie

- Psychiatrische Behandlung, in schweren Fällen ist eine stationäre Einweisung notwendig.
- Neuroleptika, Psychotherapie

Aufgaben der Hebamme

- Einen Arzt hinzuziehen
- Die Wöchnerin nicht allein lassen
- Die Betreuung des Neugeborenen organisieren

Achtung:
Suizidgefahr, Gefahr der Kindestötung!
Die Abgrenzung zwischen einer postpartalen Depression und einer Wochenbettpsychose ist mitunter schwierig!

9.10 Mastitis puerperalis

Definition

Akute Infektion der Mamma im Wochenbett, meist einseitig

Ursachen

- Unzureichende Hygiene
- Erreger: überwiegend (> 90%) Staphylococcus aureus, seltener E. coli, Streptokokken u.a.
- Herkunft der Erreger: meist Haut und Nasen-Rachen-Raum des Pflegepersonals (Hospitalkeime)
- Eintrittspforten der Keime: Milchgänge und/oder Verletzungen der Brustwarze und des Warzenhofes (Rhagaden)
- Milchstauung wirkt begünstigend

Symptome

- Plötzlich auftretendes hohes Fieber, Schüttelfrost
- Lokale Schmerzen, Druckschmerz
- Umschriebene Rötung, Überwärmung
- Verhärtung und Schwellung der Brust einschließlich der axillären Lymphknoten
- Evtl. Fluktuation, Abszessbildung

Diagnostik

- Klinisches Bild, Lokalbefund
- Bakteriologischer Abstrich von Mamille und Milch
- Engmaschige Kontrolle (bereits am Folgetag)

Therapie

- **In der Frühphase**:
  - Zunächst wie bei Milchstau (s. Kap. 8.2), Bettruhe, Weiterstillen
  - **Brust leerhalten** (häufiger anlegen, ggf. abpumpen/ausstreichen)
  - Warme Umschläge vor und kühle Kompressen nach Entleerung der Brust
  - Ruhigstellung der Brust durch Hochbinden
  - Vorübergehend Milchbildung hemmen (Salbeitee, Phytolacca, medikamentöse Prolaktinhemmung)
- **Bei fortgeschrittener Entzündung** (keine Besserung bzw. Verschlechterung innerhalb von 24–36 h oder bei doppelseitiger Mastitis): zusätzlich Antibiotika, Abstillen nicht notwendig
- **Bei Abszessbildung**: zusätzlich Inzision, Drainage

Prophylaxe

- Regelmäßige Desinfektion in der Klinik (Gegenstände, Räume)
- Einhaltung der Stillhygiene (Händedesinfektion, Pflege der Brustwarzen)
- Milchstau vermeiden
- Rhagaden frühzeitig behandeln

10 Das Neugeborene

Klassifikation und Definitionen	S. 310
Erstversorgung	S. 311
Erstuntersuchung (U1)	S. 313
Geburtsverletzungen	S. 319
Fehlbildungen	S. 322
Überwachung und Betreuung des gesunden Neugeborenen	S. 325
Früherkennungsuntersuchungen und Prophylaxen	S. 330
Risikoneugeborenes	S. 333
Frühgeborenes, Mangelgeborenes	S. 339
Krankes Neugeborenes (Leitsymptome)	S. 341

10.1 Klassifikation und Definitionen

Neugeborenenperiode (1.–28. Lebenstag)

- Frühe Neugeborenenperiode: 1.–7. Lebenstag
- Späte Neugeborenenperiode: 8.–28. Lebenstag

Definitionen nach dem Geburtsgewicht

- Untergewichtiges Neugeborenes (low birth weight infant, LBW): < 2500 g Geburtsgewicht
- Sehr untergewichtiges Neugeborenes (very low birth weight infant, VLBW): < 1500 g Geburtsgewicht
- Extrem untergewichtiges Neugeborenes (very very low birth weight infant, VVLBW): < 1000 g Geburtsgewicht

Definitionen nach dem Gestationsalter

- Frühgeborenes: GA < 259 Tage (< 37/0 SSW)
- Reifes Neugeborenes: GA 259–293 Tage (37/0–41/6 SSW)
- Übertragenes Neugeborenes: GA ≥ 294 Tage (≥ 42/0 SSW)

Klassifizierung unter Berücksichtigung von Gestationsalter und Geburtsgewicht

- Eutroph: Geburtsgewicht zwischen der 10. und 90. Perzentile
- Hypotroph: Geburtsgewicht < 10. Perzentile
- Hypertroph: Geburtsgewicht > 90. Perzentile
- Hypoplastisch: Geburtsgewicht und Körperlänge liegen unterhalb der 10. Perzentile
- **Synonyma für hypotrophe/hypoplastische Neugeborene**: Mangelgeborenes, intrauterin retardiertes Neugeborenes, dystrophes Neugeborenes, small-for-date-baby, small-for-gestational-age-baby

10.2 Erstversorgung

- Neugeborenes in Seitenlage, auf den Bauch der Mutter oder auf eine trockene Unterlage legen und zudecken (vorgewärmte Tücher)
- **Reinigung der Atemwege**: Auswischen/Absaugen von Mundhöhle und Nasen-Rachen-Raum
- Auswischen der Augen: von außen nach innen
- Ggf. **Kopfschwartenelektrode entfernen**, Einstichstelle desinfizieren (z. B. mit AHD 2000®)

Abnabeln

- Sofort: sobald die Nabelschnur greifbar wird (z. B. bei straffer NSU) oder gleich nach der Geburt des Kindes (z. B. bei rh-negativer Mutter)
- Frühzeitig: etwa 1 min. p. p. (gängige Praxis)
- Spät: nach dem Auspulsieren der Nabelschnur
- Nabelklemme (z. B. UNO sterile®) und/oder Kocher-Klemmen ansetzen
- Durchtrennung auf Wunsch vom Kindsvater vornehmen lassen

Blutentnahme für die pH-Messung

- Ansetzen einer weiteren Klemme an die Nabelschnur in ca. 10 cm Abstand
- „Anaerobe" Punktion einer Nabelarterie
- Sofortige Messung

> Wenn der Allgemeinzustand des Neugeborenen es zulässt (*Apgar* ≥ 8 Punkte), hat die weitere Versorgung des Kindes Zeit! Der Respekt vor der Kontaktaufnahme zwischen Mutter (Vater) und Kind hat Vorrang vor dem Routineablauf, der zwangsläufig mit der Trennung von der Mutter verbunden ist!

Erstes Anlegen

- Such- und Saugreflex des Neugeborenen abwarten
- Überwiegend innerhalb von 30 min post partum
- Bonding, Förderung der Laktation, Unterstützung der Plazentalösung
- Notwendige Hilfestellung leisten (Stillposition einnehmen lassen, Lagerungshilfsmittel, bei Bedarf Beratung)
- **Hauptaufgabe der Hebamme**: Mutter (Vater) und Kind nicht stören und von äußeren Einflüssen abschirmen!

Kennzeichnung des Kindes

- Im Beisein der Eltern
- Armbändchen und/oder Pflaster mit Namen, Geschlecht, Journalnummer

Nabelversorgung

- Sitz der Nabelklemme kontrollieren bzw. Setzen der Nabelklemme
- Nabelstumpf desinfizieren (z. B. AHD 2000®)
- Offene Nabelpflege (kein Verband)

Wiegen, Messen

- Körperlänge (nicht in Kopftieflage messen!)
- Gerader Kopfumfang

Erstuntersuchung (U 1-Vorsorgeuntersuchung)

- Zustandsbeurteilung, parallel zur Erstversorgung: Vitalitätsbeurteilung (*Apgar*-Schema), Azidizitätsstatus (NApH-Messung)
- Klinische Erstuntersuchung
- Morphologische Reifebestimmung
- Geburtsverletzungen
- Fehlbildungen

- Ösophagussondierung (obligat bei grünem Fruchtwasser oder Verdacht auf Atresie)
- Siehe auch Kap. 10.3

Vitamin-K-Gabe und ggf. *Credé*sche Augenprophylaxe

- Zustimmung der Mutter/Eltern erforderlich
- Blutungsprophylaxe: Konakion® MM 2 mg (2 Tr. Vitamin K_1) oral p. n., bei U 2 und U 3
- Gonoblenorrhoeprophylaxe: 1–2 Tr. 1%ige Argentum nitricum-(Silbernitrat-)Lösung in jedes Auge (in einigen Bundesländern nicht mehr obligat)

Kurzes Reinigungsbad, wenn notwendig

- Wassertemperatur mindestens 37 °C
- Vor dem Eintauchen des Neugeborenen taktile Temperaturkontrolle!
- Sorgfältiges Abtrocknen auf vorgewärmtem Versorgungsplatz

Dokumentation aller Maßnahmen und Befunde

Siehe Kap. 5.7

10.3 Erstuntersuchung (U 1-Vorsorgeuntersuchung)

Nach Kapitel B Nr. 1 der Richtlinien des Bundesausschusses der Ärzte und Krankenkassen über die Früherkennung von Krankheiten bei Kindern soll die erste Untersuchung eines Neugeborenen **unmittelbar nach der Geburt** vorgenommen werden. Wenn kein Arzt anwesend ist, soll die Hebamme diese Untersuchung durchführen.

Zustandsbeurteilung des Neugeborenen

- Beurteilung der Vitalität nach dem *Apgar*-Schema (s. Tab. 10.1)
- Dokumentation nach 1, 5 und 10 Minuten
- Bewertung:
  8–10 Punkte – lebensfrisches Neugeborenes
  5– 7 Punkte – leichter Depressionszustand
  1– 4 Punkte – schwere Depression
- Bestimmung des Azididitätsstatus (Nabelarterien-pH-Wert)
- Bewertung: NApH $\geq$ 7,20 lebensfrisches Neugeborenes
  7,10–7,19 leichte Azidose
  7,00–7,09 mittelgradige Azidose
  $\leq$ 6,99 schwere Azidose
- Zusätzliche Bestimmung von pCO_2 und Basenexzess routinemäßig

Tab. 10.1 *Apgar*-Schema

Kriterium	Punkte		
	0	1	2
Herzfrequenz	fehlend	< 100 spm	> 100 spm
Atmung	fehlend	unregelmäßig/ langsam	regelmäßig und kräftig, schreiend
Reflexerregbarkeit (beim Absaugen)	fehlend	Grimassieren	kräftiges Schreien bzw. Husten/Niesen
Hautfarbe	blass/zyanotisch	Extremitäten zyanotisch, Stamm rosig	rosig
Muskeltonus	schlaff	spärliche Bewegungen	kräftige, aktive Bewegungen

Klinische Erstuntersuchung

- **Haut**: Farbe, Exsikkose, Ödeme, Hämatome, Verletzungen, Angiome
- **Kopf**: Umfang, Form, Nähte, Fontanellen, Geburtsgeschwulst, Kephalhämatom, Augen, Ohren, Nase, Mund, Gaumen
- **Hals**: Zysten, Struma, Schiefhalsstellung, Flügelfellbildung
- **Thorax**: Schlüsselbeine, Einziehungen, Auskultation von Herz und Lunge
- **Abdomen**: Nabel, Leber, Milz, Resistenzen, Hernien
- **Genitale**: Harnröhrenmündung, Urinentleerung, Hoden im Scrotum, Labien, Hymenalöffnung, Vaginalsekretion
- **Analöffnung**
- **Skelett-System**: Wirbelsäule, Gelenke, Hüfte, Symmetrie der Gesäßfalten, Extremitäten (Beinlänge, Fußstellung)
- **Neurologischer Zustand**: Haltung, Spontanmotorik, Muskeltonus, Reflexe

Ösophagussondierung

- Bei Verdacht auf Atresie (s. Kap. 10.5) und bei grünem Fruchtwasser (absaugen) obligat
- Frühestens am Ende der Adaptationsphase (Gefahr von Herz- und Atemstillstand durch Vagusreiz)
- Spätestens vor der ersten Nahrungsgabe (Aspirationsgefahr bei Atresie)
- Ausreichend dicke Sonde verwenden

Morphologische Reifebestimmung

- Bestimmung der Reifezeichen nach Punktekatalog (s. Tab. 10.2)
- Berechnung des Gestationsalters nach der Anzahl der Punkte (s. Tab. 10.3)

Tab. 10.2 Bestimmung der Reifezeichen (Punktekatalog nach *Finnström*)

Klinisches Kriterium	Punkte			
	1	2	3	4
Hautdurchsichtigkeit	Zahlreiche Venen und Venulae klar erkennbar	Venen und Verzweigungen erkennbar	Wenige große Gefäße klar über dem Abdomen erkennbar	Wenige große Gefäße undeutlich erkennbar oder keine Gefäße sichtbar
Ohrmuschelknorpel	Nicht fühlbar	Am Rand weich, zentral fühlbar	Bis zum Rand tastbar, aber teilweise dünn	Vollständig vorhanden, fest
Plantare Hautfältelung	Keine Hautfältelung	Nur vordere transverse Hautfalte	Einige Falten über den vorderen zwei Dritteln	Gesamte Sohle mit Hautfalten bedeckt, einschließlich Ferse
Brustdrüsengewebe (Durchmesser)	< 5 mm	5–10 mm	> 10 mm	
Brustwarzenbildung	Mamille kaum erkennbar, kein Warzenhof	Mamille gut erkennbar; Warzenhof vorhanden, nicht erhaben	Mamille gut erkennbar, Rand des Warzenhofs über Hautniveau	
Fingernägel	Fingerkuppen noch nicht erreicht	Fingerkuppen erreicht	Fingerkuppen erreicht bzw. überragend, distaler Nagelrand deutlich ausgebildet	
Kopfhaar	Zart, wollen, flaumig; einzelne Haare nicht zu unterscheiden	Kräftig, seidig; jedes einzelne Haar erkennbar		

10.3 Erstuntersuchung (U 1-Vorsorgeuntersuchung)

Tab. 10.3 Berechnung des Gestationsalters (nach *Finnström*)

Gesamtpunktzahl (7 Kriterien)	Schwangerschaftsdauer	
	Tage	Wochen/Tage
7	191	27/2
8	198	28/2
9	204	29/1
10	211	30/1
11	217	31/0
12	224	32/0
13	230	32/6
14	237	33/6
15	243	34/5
16	250	35/5
17	256	36/4
18	263	37/4
19	269	38/3
20	276	39/3
21	282	40/2
22	289	41/2
23	295	42/1

Neugeborene mit Zeichen einer Plazentainsuffizienz

- Gestationsalter > 42 SSW
- *Clifford*-**Schema** (Einteilung umstritten!):
  - *Clifford* I: Fehlende Vernix caseosa, trockene, schuppende Haut, schlaffes Fettpolster, Waschfrauenhände und -füße
  - *Clifford* II: Zusätzlich Grünverfärbung von Haut, Fingernägeln und Nabelschnur; mekoniumhaltiges Fruchtwasser
  - *Clifford* III: Zusätzlich zu Clifford I gelbe bis bräunliche Verfärbung von Haut, Fingernägeln, Nabelschnur und Fruchtwasser

Erhebung des Reflexstatus

Siehe Tab. 10.4

Tab. 10.4 Wichtige Reflexe beim Neugeborenen

Reflexe	Auslösung durch	Reaktion
Saugreflex	Finger oder Sauger in den Mund, leichter Druck auf den Gaumen	Saugbewegung
Suchreflex	Leichte Berührung einer Wange	Bewegung des Mundes zum Finger (nur im hungrigen Zustand)
Handgreifreflex	Berührung der Handinnenflächen mit einem Finger	Die Hand schließt sich und hält einige Sekunden fest.
Fußgreifreflex	Berührung der Fußsohle im Vorderfußbereich	Umgreifende Bewegung der Zehen
Moro-Reflex	Anheben des Kindes in Rückenlage und leichtes „Fallenlassen"; auch durch Erschütterung, Geräusche, Schreck	Arme werden ausgebreitet und unmittelbar danach wieder an den Körper herangeführt.
Galant-Reflex	Bestreichen des Rückens mit dem Finger von oben nach unten parallel zur Wirbelsäule, das Kind dazu hängend auf der Hand/ dem Unterarm des Untersuchers halten	Das Kind krümmt sich zur getesteten Seite.
Schreitreflex/ automatisches Kriechen	In aufrechter Haltung: leichte Berührung einer Unterlage mit den Fußsohlen In Bauchlage: Widerstand der Fußsohlen gegen die Hände des Untersuchers	Ausführung einer Schreit-/ Kriechbewegung
Asymmetrischer tonischer Nackenreflex	Passive Bewegung des Kopfes auf eine Seite bei in Rückenlage befindlichem Kind	Streckung von Arm und Bein auf der „Gesichtsseite"
Puppenaugenphänomen	Drehen des Kopfes nach seitlich	Die Augen bleiben stehen bzw. bewegen sich leicht zur entgegengesetzten Seite.

10.4 Geburtsverletzungen

Diagnostik von Geburtsverletzungen und Fehlbildungssuche

Siehe Kap. 10.4 (Geburtsverletzungen) und 10.5 (Fehlbildungen)

10.4 Geburtsverletzungen

Geburtsgeschwulst (Caput succedaneum)

- **Befund**: Ödem am vorangehenden kindlichen Teil, überschreitet die Schädelknochennähte
- **Prognose**: spontane Rückbildung innerhalb weniger Tage

Kephalhämatom

- **Befund**: Bluterguss zwischen Schädelknochen und Knochenhaut, überschreitet die Schädelknochennähte nicht
- **Prognose**: meist spontane Rückbildung innerhalb von Wochen bis Monaten

Elektroden-Einstichstelle

- Gefahr der Abszessbildung

Zangen- oder Vakuum-Druckmarken

Schädelfrakturen

- Meist Impressionsfraktur
- **Befund**: nach innen ragendes „Loch" (meist an einem der Scheitelbeine); bei gleichzeitiger Blutung innerhalb des Schädels Krampfanfälle und Bewusstseinstrübung
- **Therapie**: konservativ bei leichten Frakturen ohne zusätzliche Symptome, operativ bei tiefen Impressionen
- **Prognose**: insgesamt gut, bei intrakraniellen Blutungen ernst

Klavikulafraktur

- Häufigste knöcherne Geburtsverletzung (1%)
- **Befund**: Krepitation, Hämatom, Druckempfindlichkeit, Schonhaltung des betroffenen Armes, Schmerzäußerung bei passiver Bewegung (Röntgen, Sonographie angezeigt); später ist die Kallusbildung an der Bruchstelle als Schwellung tastbar.
- **Therapie**: Schonung, das Kind sollte nicht auf die kranke Seite gelagert werden. Die kranke Seite sollte beim Anziehen zuerst, beim Ausziehen zuletzt an die Reihe kommen.
- **Prognose**: gut

Oberarm-, Oberschenkelfraktur im mittleren Drittel

- Nach Entwicklung aus BEL oder nach Armlösung
- **Befund**: Schwellung, Krepitation, Fehlstellung, Schonhaltung, Schmerzäußerung, abnorme Beweglichkeit
- **Therapie**: Ruhigstellung, Schienung
- **Prognose**: gut, selten Nerven- und Gefäßverletzungen

Epiphysenlösung (meist Oberarm)

- Abriss (Zerrung) der Wachstumsfuge
- **Befund**: Hämatom über dem Ellenbogen tastbar, Schmerzäußerung, Schonhaltung
- **Therapie**: Ruhigstellung, Schienung, kinderorthopädische Behandlung
- **Prognose**: Verkürzung des Armes möglich

Obere Armplexuslähmung (*Erb-Duchenne*)

- Zerrung, Überdehnung, Quetschung oder Abriss des aus der Halswirbelsäule (Zervikalwurzeln 5 und 6) austretenden Nervenplexus
- Komplikation einer vaginalen Geburt aus BEL, nach Schulterdystokie
- **Befund**: Die betroffene Schulter steht tiefer, der Arm hängt in Innenrotation und Pronation (Handrücken nach vorn) nach

unten („Fallhand"), die Finger können bewegt werden. Beim Auslösen des *Moro*-Reflexes bewegt das Kind den betroffenen Arm nicht oder nur angedeutet mit. Eine einseitige Zwerchfelllähmung ist möglich, dann kann auch Atemnot verschiedenen Schweregrades auftreten.
- **Therapie**: spezielle Lagerung und Fixation, Krankengymnastik
- **Prognose**: günstig

Untere Armplexuslähmung (*Klumpke*)

- Schädigung des Zervikalplexus 7 und 8 sowie der Thorakalwurzel 1
- Komplikation einer vaginalen Geburt aus BEL, nach Schulterdystokie
- **Befund**: Lähmung des Unterarmes und der Hand, halboffene Fallhand mit Pfötchenstellung bei gebeugtem Unterarm, die Finger können nicht bewegt werden.
- **Therapie**: Schienung, frühzeitig Bewegungsübungen
- **Prognose**: ungünstig, krallenartige Kontraktur, Verkürzung des Armes möglich

Fazialisparese

- (Druck-)Schädigung des Gesichtsnerven nach einer Forzeps-Entbindung
- **Befund**: Lähmung der Muskulatur von Mund (Verzerrung), Mittelgesicht und Auge (unvollständiger Lidschluss)
- **Therapie**: Auge der betroffenen Seite vor Feuchtigkeitsverlust schützen
- **Prognose**: gut, meist spontane Rückbildung

Intrakranielle Blutungen

- **Ursachen**: Trauma und/oder Hypoxie, protrahierte Geburt, meist bei unreifen Frühgeborenen
- **Formen**: subdural (unter der äußeren Hirnhaut), subarachnoidal (unter der mittleren Hirnhaut), peri- und intraventrikulär (Blutungen mit Einbruch in das Ventrikelsystem)

- **Symptome**: Blässe, Schock, Atemnot, Gerinnungsstörungen, Ikterus, Schläfrigkeit, Bewusstlosigkeit, Muskelhypotonie, Krämpfe, Apnoe, Erbrechen, Temperaturschwankungen
- **Diagnostik**: vorgewölbte Fontanellen, Zunahme des Kopfumfanges, Sonographie, Computertomographie, Laborwerte
- **Therapie**: neonatologische Intensivpflege
- **Prognose**: ungünstig, bleibende Behinderungen und die Entwicklung eines Hydrozephalus sind möglich.

10.5 Fehlbildungen

Neuralrohrdefekte (Meningozele, Myelomeningozele, Myelozele)

- **Befund**: hernienartige Vorwölbung von Rückenmark und Rückenmarkshäuten durch einen Wirbelsäulendefekt (Spina bifida), häufig gleichzeitig Lähmung der unteren Extremitäten, Blasen- und Mastdarmlähmung, Hydrozephalus, Klumpfüße
- **Therapie**: primäre Sectio, Ruptur des Zelensackes vermeiden, Lagerung auf die Seite, sofortiges steriles feuchtes Abdecken des Defektes (Gazetupfer mit 0,9%iger NaCl-Lösung), neurochirurgische Versorgung

Anenzephalus

- Schwerste Form eines **Neuralrohrdefektes,** bei der die Großhirnhälften, das Zwischenhirn, die Neurohypophyse und das Schädeldach ganz oder weitgehend fehlen
- Diese Kinder sind nicht lebensfähig!

Lippen-Kiefer-Gaumen-Spalte

- **Befund**: isolierte oder kombinierte, ein- oder doppelseitige Spaltbildung
- **Diagnostik**: Inspektion und Palpation des Gaumens
- **Therapie**: Anpassen einer Gaumenplatte noch am ersten

Lebenstag, dann ist das Stillen meist möglich. Später wird die Spaltbildung durch plastische Operationen versorgt.

Ösophagusatresie

- **Befund**: Verschluss der Speiseröhre mit und ohne Verbindung zur Luftröhre, Gefahr der Aspiration von Nahrung, Erstickung, Pneumonie
- **Verdacht**: bei Hydramnion; bei vermehrtem schaumigen Speichel, Würgen, Husten; bei Erbrechen und Zyanose beim Trinken; häufig kombiniert mit anderen Fehlbildungen
- **Diagnostik**: Früherkennung durch Sondierung der Speiseröhre (s. Kap. 10.3), Röntgen
- **Therapie**: kinderchirurgische Versorgung

Omphalozele (Nabelschnurbruch)

- **Befund**: Bauchwanddefekt, bei dem Darmschlingen, aber auch Anteile der Leber, in einem bruchsackähnlichen Gebilde im Nabelbereich vor den Bauchdecken liegen
- **Therapie**: primäre Sectio, Lagerung auf die Seite, Ruptur des Bruchsackes vermeiden, Abdecken mit einer warmen, feuchten Platte (sterile 0,9%ige NaCl-Lösung), darüber trockene Gaze (Austrocknung, Auskühlung vermeiden), kinderchirurgische Versorgung

Gastroschisis (Bauchspalte)

- **Befund**: Bauchwanddefekt neben der normal ansetzenden Nabelschnur, die Bauchorgane liegen offen außerhalb der Bauchhöhle.
- **Therapie**: primäre Sectio, Organe mit 0,9%iger NaCl-Lösung feucht und warm halten, hohes Infektionsrisiko, kinderchirurgische Versorgung ohne Zeitverzug!

Analatresie

- **Befund**: fehlende Afteröffnung, evtl. Fistel

- **Diagnostik**: Inspektion, fehlender Mekoniumabgang, der Befund fällt beim Temperaturmessen auf.
- **Therapie**: kinderchirurgische Versorgung

Kardiovaskuläre Fehlbildungen (Herzfehler)

- In vielfältigen Formen auftretend!
- **Klinische Symptome**: ungenügende Herzleistung (Tachykardie, Rhythmusstörungen, schwacher Puls, Schwitzen, Ödeme), respiratorische Insuffizienz (Atemnot, gesteigerte Atemfrequenz, Einziehungen der Weichteile bei den Atembewegungen, Zyanose), Schock, Blässe, Herzgeräusche
- **Diagnostik**: Röntgen, EKG, Blutdruck, Echokardiographie, Herzkatheter
- **Therapie**: je nach der zugrunde liegenden Fehlbildung medikamentös und/oder operativ

Fehlbildungen des Urogenitalsystems

- **Hypospadie**: Mündung der Harnröhre an der Unterseite des Penis bzw. im vorderen Scheidengewölbe; evtl. plastische Operation
- **Epispadie**: dorsale Spaltung der Harnröhre bis hin zur Blasenekstrophie (nicht geschlossene Harnblase bei Bauchwanddefekt); operative Behandlung
- **Hydrozele**: Flüssigkeitsansammlung im Scrotum; spontane Rückbildung möglich
- **Intersexuelles Genitale**: keine sichere Geschlechtsbestimmung möglich; Chromosomenanalyse, biochemische Untersuchungen

Hüftdysplasie

- Unterentwicklung der Hüftgelenkspfanne, der Hüftkopf kann nach oben aus dem Gelenk herausrutschen (Hüftluxation).
- **Befund**: Abspreizhemmung (nicht obligat), unterschiedliche Beinlänge, Faltenasymmetrie (Gesäß) besonders in Bauchlage auffallend

- Sonographische Sicherung des Befundes
- **Therapie**: frühestmöglich orthopädische Spreizhose, selten operative Therapie

Klumpfuß

- Deformierung der Fußwurzelknochen, Fehlbildung des Fußes mit Fersenhochstand, ein- oder beidseitig
- **Befund**: Vorfußsupination (die Sohle zeigt schräg nach innen, statt nach unten) und -adduktion (Einwärtsdrehung des Vorfußes)
- **Therapie**: Redression (unblutige Korrektur) und Fixation (Gips) am 1. Lebenstag

Sichelfuß

- Meist doppelseitige Fehlstellung von Vor- und Mittelfuß
- **Befund**: Vorfußadduktion (sichelförmige Einwärtsdrehung des Vorfußes) mit Abspreizung der Großzehe
- **Therapie**: manuelle Korrektur und Fixierung ab der ersten Lebenswoche, Krankengymnastik

10.6 Überwachung und Betreuung des gesunden Neugeborenen

Allgemeine Hinweise

- Mutter und Kind sollen immer als Einheit betrachtet und betreut werden.
- Die Zusammenarbeit mit einem neonatologisch orientierten ambulant tätigen Pädiater ist empfehlenswert. Dieser sollte bei Unsicherheit und Zweifeln notfalls auch telefonisch konsultiert werden.
- Die Betreuung kann gut genutzt werden, um der Mutter/den Eltern Informationen über Früherkennungsuntersuchungen zu vermitteln.

Beurteilung des Neugeborenen

- Haut: rosig oder blass, zyanotisch, Ikterus, Wundsein
- Muskeltonus: gute Beugehaltung oder schlaff/hypoton
- Trinkverhalten: kräftig oder schlaff, einschlafend, Trinkmenge und Gewichtsentwicklung
- Schlafverhalten: Erweckbarkeit, Unruhe, Hunger
- Pflegezustand: Mundinspektion (nicht ablösbare weiße Beläge sind ein Hinweis auf Soor), bei einer therapieresistenten Windeldermatitis sollte man immer an eine Pilzinfektion denken.
- Nabel: offene Pflege
- Hygiene: allgemeine Sauberkeit, Babybad (zweimal wöchentlich ausreichend), Nagelpflege, geeignete Pflegemittel, Rauchverbot im Neugeborenenzimmer (besser: in der gesamten Wohnung)

Temperatur

- Normaltemperatur (rektal): 36,5 °C–37,5 °C
- Tägliche Temperaturmessung in der frühen Neugeborenenperiode
- Baden bei einer Wassertemperatur von mindestens 37 °C
- Versorgung des Neugeborenen auf vorgewärmten Unterlagen, mit Wärmestrahler, Schutz vor Luftzug, bei hoher Zimmertemperatur

Beachte: Hohes Hypothermierisiko! Eine Unterkühlung gefährdet die vitalen Funktionen!

Ernährung

- Brusternährung mit freiem Nahrungsregime (ad libitum; Menge, Anzahl und Dauer der Mahlzeiten nach Bedarf) anstreben und empfehlen (s. Kap. 8.2)
- Bei Flaschennahrung wird ein 4-Stunden-Rhythmus bevorzugt (Füllung nach Bedarf auch bei volladaptierten Nahrungen)
- Nahrungsmenge bei Säuglingsmilchernährung: Tägliche Milchmenge = (Lebenstag − 1) × 60 ml (*Finkelstein*-Regel) bis $1/6$–$1/5$

des kindlichen Körpergewichts erreicht ist. Beibehaltung dieser Menge bis zum 4. Lebensmonat, danach beträgt die Tagesmenge $1/7$ des aktuellen Körpergewichts.

Gewichtsentwicklung und -kontrollen

- Physiologischer Gewichtsverlust: 1.–3. (4.) Lebenstag bis 10 % des Körpergewichts
- Gewichtsstillstand: 3.–6. (7.) Lebenstag
- Kontinuierliche Gewichtszunahme ab dem 6.–7. Lebenstag
- Erreichen des Geburtsgewichtes etwa am 10. Lebenstag
- Gewichtszunahme danach 150–250 g/Woche
- Bei Brusternährung ist das Wiegen des Kindes einmal täglich (zur gleichen Zeit) bis zum Wiedererreichen des Geburtsgewichtes notwendig, danach bei kontinuierlicher Gewichtszunahme einmal pro Woche ausreichend.
- Bei Zwiemilchernährung sollte man zur Erfassung des abnehmenden Brustmilchanteils häufiger wiegen.
- Verdopplung des Geburtsgewichts nach ca. 5 Monaten, dreifaches Geburtsgewicht nach etwa 1 Jahr

Achtung:
Keine Wiegeneurosen erzeugen!

Stuhl- und Urinausscheidung

- Mekonium und Urin sollten innerhalb der ersten 24 h ausgeschieden werden.
- Stuhlfrequenz eines vollgestillten jungen Säuglings: 5–6mal/Tag bis zu 1mal in 7 Tagen
- Bei Flaschennahrung sollte das Neugeborene einmal pro Tag Stuhlgang haben.

Schlaf-Wach-Rhythmus

- Ein Neugeborenes schläft bis zu 20 Stunden am Tag.
- Es entwickelt in den ersten Wochen einen eigenen Biorhythmus, nach dem es regelmäßig alle 3–4 Stunden erwacht.

- Entsprechend dem eigenen Rhythmus wird es nach Bedarf gefüttert.

Abheilung des Nabels

- **Offene und trockene Pflege** des Nabels, d. h. nach der sterilen Desinfektion des Nabels p. n. (z. B. mit AHD 2000®) ist **keine** weitere Versorgung mit Puder, Nabelbinden o.ä. notwendig.
- Der mumifizierte Nabelrest fällt zwischen dem 5. und 10. Lebenstag ab.
- Normalbefund nach Abfall des Nabelrestes: Nabelgrund sieht feucht, glänzend aus und bedarf keiner weiteren Versorgung.
- Nabelgranulom: rosa glänzende, feuchte Vorwölbung des Nabelgrundes, muss geätzt werden (Höllensteinstift).

Auffälligkeiten ohne besondere Bedeutung

- **Hautschuppung**: Schuppung am ganzen Körper, meist bei Übertragung
- **Erythema toxicum neonatorum**: feine, erhabene Quaddeln oder Pusteln mit rotem Hof am ganzen Körper, vermehrt am Kopf und am oberen Stamm, oft bei Ikterus
- **Neugeborenenakne**: feine Pusteln, die Talg enthalten und sich entzünden können
- **Milien**: gelblich-weiße Pünktchen, kleine Zysten in Talg- und Schweißdrüsen
- **„Storchenbiss", Teleangiektasie**: rote Flecken (Gefäßerweiterungen) meist an der Nasenwurzel, auf den Augenlidern und im Nackenbereich
- **Mastopathie**: Schwellung der Brustdrüsen gegen Ende der ersten Lebenswoche, beidseitig, manchmal mit geringer Sekretion
- **Blut- oder Schleimabsonderung aus der Vagina**: durch Entzug der mütterlichen Hormone bedingt (Abbruchblutung), um den 3. bis 6. Lebenstag auftretend
- **Zungenbändchen**: Wenn es kein Stillhindernis darstellt, ist ein Einschnitt unnötig.

Routinemäßige medikamentöse Prophylaxe

- Schriftliche Zustimmung der Mutter/Eltern erforderlich
- *Credé*sche **Augenprophylaxe** (s. Kap. 10.2)
- **Blutungsprophylaxe mit Vitamin K**: Konakion® MM 2 mg (2 Tropfen) oral am 1. Tag (nach dem ersten Anlegen), zwischen dem 3.–10. Lebenstag (am Tag der U 2) und im Alter von 6 Wochen (am Tag der U 3)
- Bei oralen Resorptionsstörungen 0,1 mg Konakion® Injektionslösung i.m. oder s.c.
- **Rachitisprophylaxe**: täglich 500 IE Vitamin D oral ab Beginn der 2. Lebenswoche bis mindestens zur Vollendung des 1. Lebensjahres (z. B. Vigantoletten®), bei Frühgeborenen 1000 IE/Tag
- **Kariesprophylaxe** (umstritten!): täglich 0,25 mg Fluorid oral (meist zusammen mit Vitamin D, z. B. D-Fluoretten® 500, Zymafluor®D 500) bis zur Vollendung des 5. Lebensjahres

Industrielle Säuglingsmilchpräparate

- **Säuglingsmilchnahrung (Stufe Pre-Milch, Anfangsnahrung)**
  - Im Eiweiß-, Fett- und Mineralstoffgehalt weitgehend der Muttermilch angenähert, enthält nur Milchzucker (Laktose) als Kohlenhydrat
  - Fütterung: von Geburt an bis zum 4. Lebensmonat
- **Säuglingsmilchnahrung (Stufe 1)**
  - Enthält zusätzlich Stärke und weitere Kohlenhydrate, der Eiweißgehalt sollte an die Muttermilch adaptiert sein.
  - Fütterung: wenn der Säugling von der Pre-Milch nicht mehr satt wird, vom 2. (besser vom 4.) Lebensmonat bis Ende des Flaschenalters
- **Folgemilch (Stufe 2)**
  - Enthält Stärke, ist gehaltvoller; der Eiweißanteil ist noch immer stärker an die Muttermilch angepasst als z. B. in Frischmilch; der Nährstoffgehalt ist auf das Beikostalter abgestimmt.
  - Fütterung: möglich ab dem 4. Lebensmonat

- **Spezialmilch (H.A.)**
  - Hypoallergene Nahrung für Kinder mit einer belasteten Familienanamnese (Allergien, Heuschnupfen, Neurodermitis, Asthma)
  - Ein präventiver Effekt wird zugesagt.

10.7 Früherkennungsuntersuchungen und Prophylaxen (Vorsorgeuntersuchungen)

Neugeborenenerstuntersuchung (U 1)

- Unmittelbar nach der Geburt durch Arzt oder Hebamme (s. Kap. 10.3, 10.4 und 10.5)

Screeninguntersuchungen auf

- **Phenylketonurie (PKU)**
  - Unzureichender Abbau von Phenylalanin führt zu einem Anstieg dieser Aminosäure und ihrer Stoffwechselprodukte mit toxischen Auswirkungen auf den Organismus.
  - Häufigkeit 1:10000
  - Klinisch: körperliche Entwicklungsverzögerung, geistige Behinderung, Krämpfe
- **Hypothyreose**
  - Die angeborene Unterfunktion der Schilddrüse führt zu einem verlangsamten Stoffwechsel.
  - Häufigkeit 1:3000
  - Klinisch: Müdigkeit, Fütterungsschwierigkeiten, Obstipation, Körpertemperatur und Herzfrequenz niedrig; später geistige Retardierung bis Idiotie
- **Galaktosämie**
  - Unzureichender Abbau von Milchzucker führt zu einem Anstieg der Galaktose-Spiegel im Blut mit toxischen Auswirkungen auf Gehirn, Leber und Hornhaut.
  - Häufigkeit 1:40000

- Klinisch: schlechter Allgemeinzustand, Erbrechen, Durchfall, Lebervergrößerung, Ikterus, Krämpfe, sepsisähnliches Krankheitsbild
- **Biotinidasemangel** (Screening nicht in allen Bundesländern)
  - Der angeborene Mangel dieses Enzyms führt zu Fütterungsschwierigkeiten, Entwicklungsverzögerung, Hypotonie, Krämpfen, Schwachsinn und Hautveränderungen (Seborrhö).
  - Häufigkeit 1:6000
- **Adrenogenitales Syndrom** (angeborenes AGS; Screening nicht in allen Bundesländern)
  - Störung der Kortisol- und Aldosteronbiosynthese der Nebennierenrinde (NNR) infolge eines Enzymdefekts.
  - Häufigkeit 1:7000
  - Verschiedene Formen möglich: AGS mit und ohne Virilisierungs-(Vermännlichungs-)Erscheinungen sowie mit und ohne Salzverlust
  - Klinisch: unterschiedlicher Schweregrad von Virilisierung des äußeren Genitales bei weiblichen Neugeborenen; bei beiden Geschlechtern in den ersten Lebenswochen Salzverlustkrise, Trinkschwäche, Erbrechen, Elektrolytverschiebungen, Exsikkose, Azidose, Apathie; später frühzeitig einsetzende Pubertät, Kleinwuchs, bei Mädchen Zyklusstörungen, Sterilität
- **Mukoviszidose** (zystische Fibrose; Screening nicht in allen Bundesländern)
  - Autosomal-rezessiv vererbte Erkrankung der exokrinen Drüsen, abnorme Sekretzusammensetzung und Sekretstau (hohe Viskosität); gleichzeitig bindegewebiger und zystischer Umbau der Drüsen, vor allem der Bauchspeicheldrüse und der Bronchien; zunehmende Vernarbung des Lungenparenchyms; chronischer Verlauf, häufig Tod im frühen Erwachsenenalter
  - Häufigkeit 1:2000
  - Klinisch: Mekoniumileus (bei 15% aller kranken Neugeborenen); Dystrophie trotz ausreichender Ernährung; auffallend vorgewölbtes Abdomen; später rezidivierende Bronchitiden bis zur respiratorischen Insuffizienz

Ziel und Zeitpunkt des Screenings

- Diagnose einer angeborenen Stoffwechselstörung und frühzeitiger Therapiebeginn, bevor es zu irreversiblen Schädigungen kommt
- Im **Regelfall** am 4. bis 7. Lebenstag
- Bei Entlassung vor dem 4. Lebenstag oder bei Transfusion **Probenentnahme vorher** (vollständige Erfassung aller Neugeborenen)
- Bei einer Verlegung in eine andere Einrichtung ist diese für die Probenentnahme verantwortlich.
- **Zweit-Screening**: bei Probenentnahme innerhalb der ersten 48 (72) Lebensstunden, bei sehr unreifen Frühgeborenen (< 32. SSW)

Achtung:
Die Testkarteneinsendung ist rückfragepflichtig! Der Einsender ist für die Einleitung der erforderlichen Maßnahmen bei einem pathologischen Screening-Ergebnis verantwortlich.

Zweite Vorsorgeuntersuchung (U 2)

- Zwischen dem 3. und 10. Lebenstag durch den Pädiater
- Neugeborenenbasisuntersuchung
- Routinemäßige medikamentöse Prophylaxe (s. Kap. 10.6)
- Sonographiescreening (fakultativ): Hüfte, Nieren, Schädel

Weitere Untersuchungen im 1. Lebensjahr

- U 3 in der 4.–6. Woche (Hüftsonographiescreening obligat)
- U 4 im 3.–4. Monat
- U 5 im 6.–7. Monat
- U 6 im 10.–12. Monat
- Die Eltern sollten auf die Bedeutung der Vorsorgeuntersuchungen hingewiesen werden.

Untersuchungen nach dem 1. Lebensjahr

- U 7 im 2. Lebensjahr (21.–24. Monat)
- U 8 im 4. Lebensjahr (43.–48. Monat)
- U 9 im 6. Lebensjahr (60.–64. Monat)
- U 10 (bzw. J 1) im 13. Lebensjahr

Impfempfehlungen im ersten Lebensjahr (Stand 1/2000)

- Aufklärung und schriftliche Zustimmung der Eltern erforderlich
- Diphterie, Tetanus, Pertussis im 3. Monat, Wiederholung im 4. und 5. Monat sowie am Ende des 1./Anfang des 2. Lebensjahres
- Hepatitis B, Poliomyelitis, Haemophilus influenca (HiB) im 3. Monat, Wiederholung im 5. Monat sowie am Ende des 1./Anfang des 2. Lebensjahres
- Masern, Mumps, Röteln: erste Impfung am Ende des 1./Anfang des 2. Lebensjahres
- Bevorzugt kommen Kombinationsimpfstoffe zum Einsatz.
- Der Impfplan wird von der Ständigen Impfkommission (STIKO) den aktuellen Erkenntnissen angepasst.

10.8 Risikoneugeborenes

Definition

- Neugeborenes nach einer Risikoschwangerschaft und/oder -geburt mit erhöhter Wahrscheinlichkeit einer gestörten postnatalen Adaptation
- Durch verdächtige oder sichere Krankheitszeichen und/oder belastende Faktoren gefährdetes Neugeborenes

Auswirkungen geburtshilflicher und anderer Risikofaktoren auf das Neugeborene

Siehe Tab. 10.5

Tab. 10.5 Mögliche Auswirkungen geburtshilflicher und anderer Risikofaktoren auf das Kind

Risikofaktor	Folgen für das Neugeborene
Mütterliche Risikofaktoren, Erkrankungen der Mutter	
Alter > 40 Jahre	Chromosomale Anomalien, Wachstumsretardierung
Alter < 16 Jahre	Frühgeburt
Diabetes mellitus	Makrosomie, Hypoglykämie, Atemnotsyndrom, Fehlbildungen, Totgeburt
Harnwegsinfekt	Wachstumsretardierung, Frühgeburt
Herzfehler	Wachstumsretardierung, Frühgeburt
Anämie	Frühgeburt
Rh-Unverträglichkeit	Anämie, Ikterus, Hydrops
Nikotinabusus	Wachstumsretardierung
Drogenabhängigkeit	Entzugserscheinungen
Intrauterine Infektionen (STORCH-Komplex)	Embryo-, Fetopathie, Fruchttod
Anamnestisch Abruptio, Aborte, Totgeburten	Wachstumsretardierung
Schwangerschafts- und geburtsbedingte Faktoren	
Schwangerschaftshypertonie/Präklampsie, Eklampsie	Wachstumsretardierung, Hypoxie
Vorzeitige Wehentätigkeit	Frühgeburt, Infektion
Übertragung	Hypoxie, Mekoniumaspiration, Exsikkose
Sturzgeburt	Trauma, Hirnblutung
Protrahierter Geburtsverlauf	Infektion, Hypoxie, Trauma
Lage-, Haltungs-, Einstellungs-Anomalien	Trauma, Hypoxie
Suspektes, pathologisches CTG, Azidose (FBA)	Hypoxie, Aspiration, Hirnblutung
Geburtshilfliche Operationen	Trauma, Geburtsverletzungen, Atemnotsyndrom

Tab. 10.5 (Fortsetzung)

Risikofaktor	Folgen für das Neugeborene
Mehrlinge	Feto-fetales Transfusionssyndrom, Wachstumsretardierung, Frühgeburt, Hypoxie
Intrauterine Wachstumsretardierung	Hypoglykämie, Hypoxie, Fehlbildungen, Fruchttod
Faktoren von Seiten der Plazenta, Nabelschnur, Eihäute und des Fruchtwassers	
Vorzeitige Plazentalösung, Placenta praevia	Hypoxie, Aspiration, Anämie, Schock, Totgeburt
Plazentainsuffizienz	Wachstumsretardierung, Hypoxie, Totgeburt
Vorzeitiger Blasensprung, Amnioninfektionssyndrom	Infektion, Frühgeburt
Nabelschnurumschlingung, -knoten, -vorfall, -anomalien	Hypoxie, Totgeburt
Polyhydramnion	Fehlbildungen (Neuralrohrdefekte, Ösophagusatresie, Zwerchfellhernie, Omphalozele u.a.)
Oligohydramnie	Fehlbildungen (Niere), Lungenhypoplasie, Zwangshaltung

Maßnahmen vor einer Reanimation

- Probleme vorhersehen (Anamnese)
- Neonatologen **rechtzeitig** informieren
- Heizstrahler einschalten, Reanimationsplatz und Inkubator vorwärmen
- Sauerstoffquelle kontrollieren (Vorrat!)
- Absaugung vorbereiten, Katheter (Größe 6 oder 8) anschließen
- Stethoskop bereitlegen
- Beatmungsbeutel mit Maske bereitlegen
- Intubationsbesteck überprüfen: Laryngoskop, Glühlampe, Batterie, Tuben (2,0 bis 3,5 mm Innendurchmesser), Magillzange für nasotracheale Intubation

- Nabelschnurkatheter
- Infusion vorbereiten: Kanülen, Venenpunktionsbesteck (sog. „Schwänzchen") oder Flexülen mit Verbindungsleitung (22 G–24 G)
- EKG-, Atmungsmonitor, Pulsoxymeter, Temperaturfühler auf Funktion überprüfen, Elektroden, Elektrodenpaste
- Schere und Pflaster zum Fixieren von Tubus, Infusion
- Desinfektionsmittel
- Handschuhe bereitlegen
- **Medikamente:**
  - Glucose 5%, 10%, 20%
  - Humanalbumin 5%, 20%, Biseko®
  - Natriumbicarbonat 8,4%
  - Naloxon
  - Surfactant (z. B. Alveofact®)
  - Adrenalin

Reanimationsschema

Siehe Tab. 10.6

Praktische Hinweise zur Schocktherapie bei schwerer Asphyxie

- Der schnellste und praktischste venöse Zugang bei einem Neugeborenen im schweren Schockzustand ist die Nabelvene.

> **Achtung**:
> Nur in diesen Fällen ist der Zugang über die Nabelvene erlaubt, Gefahr der Pfortadervenenthrombose!

- **Therapie der Hypovolämie**: Infusion eines 1:1-Gemisches aus Glukose 5% und Biseko® (Plasmaproteinlösung 5%), Dosierung 10 ml/kg/h
- **Adrenalinapplikation**: Sie gelingt am einfachsten und schnellsten über den Tubus (endotracheal).
  Dosierung einer Adrenalinlösung 1:10 000 (0,1 ml Suprarenin® auf 1 ml verdünnen)
  - i.v.: 0,1 ml/kg Körpergewicht (0,01 mg/kg)

10.8 Risikoneugeborenes

Tabelle 10.6 Reanimationsschema im Kreißsaal

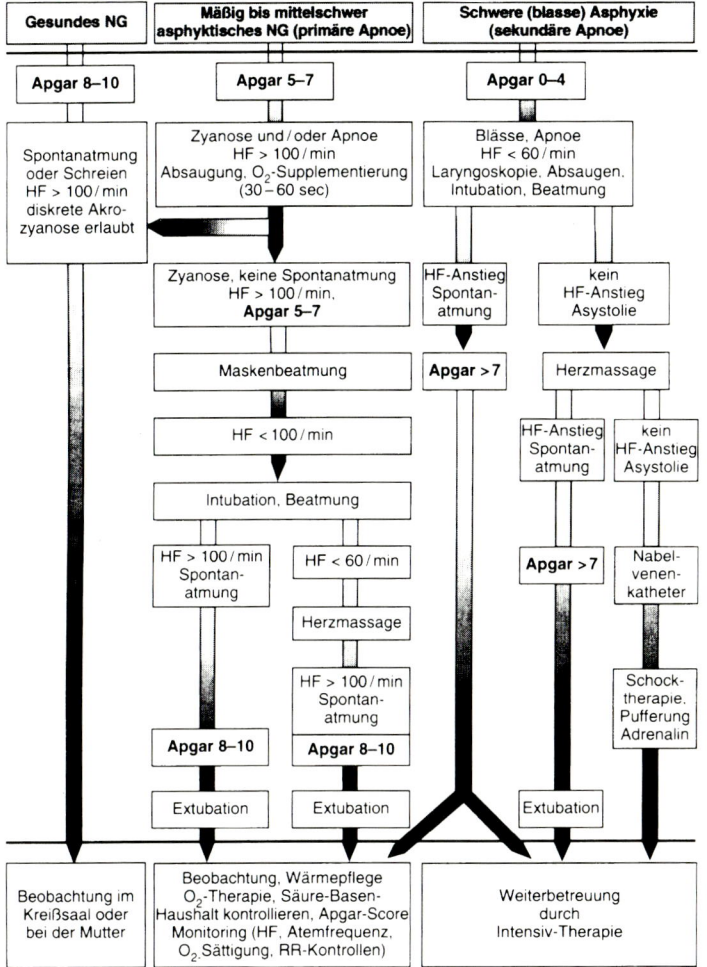

Tab. 10.7 Adaptationsstörungen (modifiziert nach *Obladen*)

Störung	Ursachen	Überwachung	Behandlung
Hypoglykämie („die Großen")	mütterlicher Diabetes mellitus, Übertragung, intrauterine Retardierung	Blutzuckerbestimmung	Frühfütterung, Glukose
Hypothermie, Unreife („die Kleinen")	Frühgeborene, Mangelgeborene	Puls, Atmung Temperatur	warme Tücher, Wärmebett, Inkubator
Anämie, Schock („die Weißen")	vorzeitige Plazentalösung, Blutungen unter der Geburt, geburtshilfliche Operationen, großes Kephalhämatom	Hb, Hk, Puls, Atmung, O_2-Sättigung, Temperatur	Infusion, Transfusion
Atemstörungen („die Blauen")	Frühgeborene, Fehlbildungen, Status nach Sectio	Säure-Basen-Status, O_2-Sättigung	Beatmung, Pufferung
Ikterus („die Gelben")	Rh-(ABO-)Unverträglichkeit, Frühgeborene, Resorption großer Hämatome	Blutgruppe, Rh-Faktor, Coombs-Test, Blutbild, Bilirubin	Phototherapie, Austauschtransfusion
Infektion („die schlecht Aussehenden")	vorzeitiger Blasensprung, Amnioninfektionssyndrom, grünes Fruchtwasser	Puls, Atmung, Temperatur, Blutbild, CRP	Antibiotika, Erreger- und Resistenzbestimmung

- endotracheal: initial die doppelte Dosis
- Wiederholung bei negativem Effekt
- **„Blind"-Pufferung mit einem** 1:1-Gemisch aus $NaHCO_3$ 8,4% und Glukose 5%: 10 ml/kg Körpergewicht sehr langsam i.v., danach Säure-Basen-Haushalt kontrollieren
- Gezielte Pufferung nach Säure-Basen-Status

Adaptationsstörungen

Siehe Tab. 10.7

10.9 Frühgeborenes, Mangelgeborenes

Definitionen

Siehe Kap. 10.1

Gefährdung

- Frühgeborenes: Unreife aller Organsysteme
- Mangelgeborenes: fehlende Fettpolster und Energiereserven
- Siehe Tab. 10.8

Versorgung des Kindes

- Auskühlung vermeiden, kein Bad, Erstversorgungsplatz/Inkubator vorwärmen
- Mangelgeborenes: Blutzucker, Kalzium im Serum, Hk kontrollieren
- Inkubatorpflege
- Überwachung der Atmung (Monitor), O_2-Monitor, Pulsoxymetrie
- Kontrollierte Sauerstoffzufuhr, angefeuchtete Atemluft
- Infusionsbehandlung, Glukosezufuhr
- Frühzeitige Ernährung, viele kleine Mahlzeiten
- Sanfte Pflege, „minimal handling"

Prognose abhängig

- vom Gestationsalter
- von der Qualität der perinatologischen Versorgung
- von der postnatalen Betreuung
- von der elterlichen Zuwendung

Achtung:
Bei Frühgeburt/fetaler Wachstumsretardierung möglichst „intrauteriner" Transport in ein Perinatalzentrum

Tab. 10.8 Gefährdung von Früh- und Mangelgeborenen

Funktion	Klinisches Bild	Frühgeborenes	Mangelgeborenes
Atmung	Hypoxie (intrauterin)	+	++
	Apnoe, Dyspnoe	+++	+
	hyaline Membranen	+++	(+)
Herz und Kreislauf	Rhythmusstörungen	++	(+)
	Herzinsuffizienz	++	+
	Zyanose	++	+
	offener Ductus *Botalli*	++	+
Thermoregulation	Unterkühlung, Überhitzung	+++	++
Ernährung	Saug-, Schluckstörung	+++	(+)
	Verdauungsstörung	+++	(+)
	nekrotisierende Enterokolitis	+++	(+)
Stoffwechsel	Hypoglykämie	+	+++
	Hypokalzämie	+	+++
	Ikterus	++	+
	Ödeme	++	(+)
Blutgerinnung, Gefäßbrüchigkeit, Blutbildung	Hirnblutung, Blutungsneigung	+++	(+)
	Anämie	+++	+
	Hämatokrit	niedrig	hoch
Immunologie	Infektbereitschaft	+++	++

(+) ≙ wenig Gefahr + ≙ Gefährdung
++ ≙ starke Gefährdung +++ ≙ hohes Risiko

10.10 Krankes Neugeborene (Leitsymptome)

- Das kranke Neugeborene gehört in die Verantwortung des Kinderarztes/Neonatologen.
- Die **Früherkennung der Leitsymptome** und ihre Abgrenzung von harmlosen Veränderungen ist der erste Schritt zur Diagnose.
- Hinter jedem Leitsymptom verbirgt sich eine Vielzahl eigenständiger Krankheitsbilder mit unterschiedlicher Diagnostik und Therapie.

10.10.1 Ikterus

- Häufigkeit: 20 % der reifen Neugeborenen, 50 % der unreifen und untergewichtigen Neugeborenen
- Gefährdung des Kindes durch Enzephalopathie (Kernikterus)

Diagnostik

- Bestimmung des Bilirubinspiegels im Serum
- Einteilung und kritische Bilirubinkonzentrationen (s. Abb. 10.1)

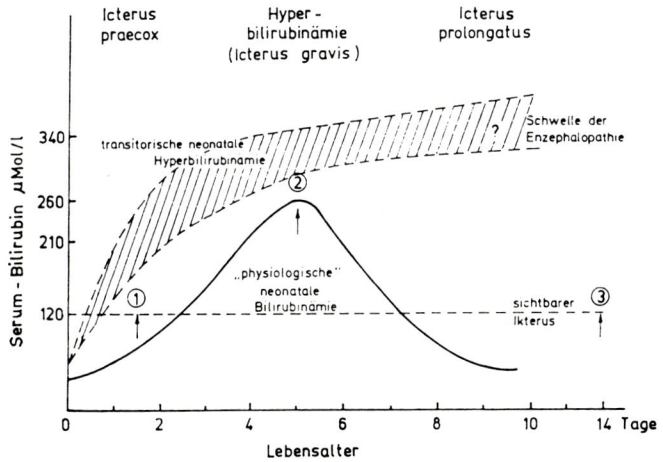

Abb. 10.1 Beziehung zwischen Alter und Bilirubinkonzentration (aus *Jährig, Jährig* und *Meisel*, Phototherapie, Georg Thieme Leipzig, 1981)

Therapie

- Kinderarzt vorstellen, Phototherapie, ggf. Austauschtransfusion

Formen

- **Icterus praecox** (vorzeitig auftretender Ikterus):
  - Gesamtbilirubin in den ersten 24 h > 120 µmol/l = (> 7 mg/100 ml)
  - **Ursache**: Morbus haemolyticus neonatorum durch Unverträglichkeit im Rh-System (s. Kap. 4.9) oder im ABO-System (Mutter: Blutgruppe 0, Kind: Blutgruppe A oder B, 1. Gravidität)
- **Icterus gravis** (Hyperbilirubinämie):
  - Reifes Neugeborenes   > 255 µmol/l (> 15 mg/100 ml)
  - Frühgeborenes   > 170 µmol/l (> 10 mg/100 ml)
- **Icterus prolongatus** (verlängerter Ikterus): Erhöhung des Bilirubins über den 10. Lebenstag hinaus (z. B. bei Hypothyreose)

10.10.2 Zyanose

Ursachen

- **Kardial**: mit Hypoxie einhergehende Herzerkrankung/-fehler
- **Respiratorisch**: Atemnotsyndrom, Aspiration, Lungenhypoplasie, Pneumothorax, oft kombiniert mit Atemnot
- **Polyglobulie**: hohe Blutviskosität durch materno-fetale, plazento-fetale oder feto-fetale Hypertransfusion, durch zu spätes Abnabeln, durch Nabelschnurausstreichen
- **Persistierende fetale Zirkulation** (PFC)
- **Periphere Zyanose**: Immer an eine Infektion denken!
- Zyanose infolge einer **Methämoglobinämie**: Nitratintoxikation durch Wasser, meist in ländlichen Gegenden. Keine Mineralbrunnen empfehlen!

10.10.3 Dyspnoe

Symptome

- Erhöhte Atemfrequenz (> 50–60/min), Einziehungen (interkostal, sternal, jugular), Nasenflügeln, exspiratorisches Stöhnen, Zyanose
- Der **Erkrankungszeitpunkt** (unmittelbar postnatal oder in den ersten Lebenstagen) ist für die Diagnosestellung wichtig!

Ursachen der postnatalen Dyspnoe

- Atemnotsyndrom
- wet lung (feuchte Lunge), häufig nach Sectio caesarea
- Fruchtwasser-, Mekoniumaspiration
- Persistierende fetale Zirkulation (PFC)
- Pneumothorax
- Zwerchfellhernie

Ursachen einer Dyspnoe ab dem 2. – 3. Lebenstag

- Pneumonie
- Infektionen (Sepsis)
- Vitien (Aortenisthmusstenose, hypoplastisches Linksherzsyndrom u.a.)

10.10.4 Großes Abdomen

Symptome

- Erbrechen, aufgetriebener Leib, verzögerter Mekoniumabgang

Ursachen

- Luft im Magen: Zustand nach Beatmung, Luftschlucker
- Mekoniumpfropfsyndrom und Mekoniumileus: an Mukoviszidose (s. Kap. 10.7) denken!

- Funktioneller Ileus: gestörte Darmperistaltik als Folge anderer Erkrankungen
- Mechanischer Ileus: Behinderung der Darmpassage durch Verstopfung, Strangulation oder Darmatresien
- Milchpfropfobstruktion: am Ende der 1. Lebenswoche, Dünndarmobstruktion durch eingedickte Milch, „inspissated milksyndrom"
- Morbus *Hirschsprung*: angeborene Erweiterung des Dickdarms
- Nekrotisierende Enterokolitis: hämorrhagisch-nekrotisierende, ulzerierende Entzündung des Dünn- und Dickdarms
- Raumfordernde Prozesse: Organvergrößerungen, Flüssigkeitsansammlung, Tumor

10.10.5 Krämpfe

Zeitpunkt des Auftretens

Der zeitliche Zusammenhang zwischen dem **Lebensalter** und dem Auftreten der Krämpfe ist für die weitere Diagnostik von Bedeutung.
- Zwischen dem 1. und 3. sowie nach dem 8. Lebenstag: Hinweis auf zerebrale Schädigung
- Zwischen dem 3. und 8. Lebenstag: Hinweis auf Stoffwechselerkrankungen

Ursachen

- Zustand nach Hypoxämie
- Hirnblutungen
- Infektionen
- Hypoglykämie, Hypokalzämie, Hypomagnesiämie
- Aminoazidoämie, Hyperammoniämie, Pyridoxinmangel
- Polyglobulie, Thrombose
- Drogenentzug

Therapie und erste Maßnahmen

- Temperaturneutrale Lagerung, Monitoring

- Sedierende Medikamente:
Phenobarbital: 10–(20)mg/kg Körpergewicht i.v., i.m. oder
Chloralhydrat (50 mg/kg): $1/4$ Chloralhydrat-Rectiole® als Miniklistier oder
Phenytoin: 20 mg/kg, Kurzinfusion über 30 min
- Bei Hypoglykämie: 2 ml/kg Körpergewicht Glukose 20% i.v.
- Bei Hypokalzämie: 2 ml/kg Körpergewicht eines 1:1-Gemisches aus Calcium gluconicum 10% und Glukose 5% i.v.
- Bei Drogenentzug: Phenobarbital

10.10.6 Erbrechen

Leitsymptom

- Bei allen Erkrankungen, die unter dem Stichwort „großes Abdomen" aufgeführt sind (s. Kap. 10.10.4)

Weitere Ursachen

- Ösophagusatresie
- Hiatushernie, Zwerchfellhernie
- Infektionen (Meningitis)
- Stoffwechselerkrankungen
- Gastroösophagealer Reflux
- Kardiainsuffizienz
- Nahrungsüberangebot

10.10.7 Lethargie, Apathie

Symptome

- Muskelhypotonie, Schläfrigkeit, Bewegungsarmut

Ursachen

- Postasphyktische Zustände
- Infektionen

- Stoffwechselstörungen
- Hypotone Muskelerkrankungen
- Medikamentenwirkung
- Nährstoffdefizit
- Hypoglykämie

11 Niederlassung

Möglichkeiten einer selbständigen Tätigkeit	S. 348
Voraussetzungen	S. 348
Kontakte knüpfen	S. 350
Öffentlichkeitsarbeit	S. 351
Arbeitsmittel	S. 352
Abrechnung	S. 354

11.1 Möglichkeiten einer selbständigen Tätigkeit

Nebentätigkeit

- Dazu ist die Genehmigung des Arbeitgebers erforderlich.
- Der zeitliche Umfang darf bei einer Vollbeschäftigung $1/5$ der wöchentlichen Arbeitszeit nicht überschreiten.
- Die Existenz freiberuflich tätiger Hebammen darf durch die Nebentätigkeit nicht bedroht werden.

Freiberuflichkeit

- Mit oder ohne (Haus-)Geburtshilfe
- Vertragliche Regelung mit umliegenden Krankenhäusern über die Durchführung ambulanter Geburten
- Belegvertrag mit entsprechenden Einrichtungen

11.2 Voraussetzungen

Räumlichkeiten

- Eigene Wohnung, Büro, Praxis, Gemeinschaftspraxis
- Geburtshaus
- Evtl. Nutzung einer Arztpraxis
- Die Einrichtung muss dem Aufgabengebiet entsprechen.
- Wichtig: Telefonanschluss

Berufsverband

- Mitgliedschaft im Bund Deutscher Hebammen e.V. (BDH) und/oder im Bund Freiberuflicher Hebammen Deutschlands e.V. (BFHD) ratsam
- Fachkundige Auskünfte in beruflichen und berufspolitischen Fragen

Fortbildung

- Verpflichtung zur beruflichen Weiterbildung in einigen Landesberufsordnungen verankert
- Studium der Fachliteratur und der Fachzeitschriften
- Angebote des Bundesverbandes und der Landesverbände nutzen (Kongresse, Tagungen, Seminare)
- Pflichtfortbildungen für frisch examinierte Kolleginnen und nach längerer Berufspause (in Vorbereitung)

Anmeldung beim Gesundheitsamt

- Vorlage der „Erlaubnis zur Berufsausübung"
- Überwachung der Erfüllung der Berufspflichten
- Einsichtnahme in Patientendokumentation (z. B. Hebammentagebuch)

Versicherungen

- Berufshaftpflicht (Gruppenvertrag über Berufsverband möglich)
- Rechtsschutz (Eine Absicherung im Straf-, Sozial- und Arbeitsrecht besteht automatisch bei einer Mitgliedschaft im Bund Deutscher Hebammen e.V.)
- Rentenversicherung (Pflichtbeiträge auch für Nebentätigkeit ab einer bestimmten Einkommensgrenze)
- Berufsgenossenschaft (Absicherung bei Arbeitsunfällen und Berufskrankheiten)
- Freiwillige Krankenversicherung, Krankenhaustagegeld u.a. (Abdeckung von Ausfallkosten im Krankheitsfall)

Institutionskennzeichen (IK)

- Beantragung bei der Arbeitsgemeinschaft Institutionskennzeichen (SVI)
- Voraussetzung für die Abrechnung mit den Krankenkassen
- Es werden Name, Anschrift, Geldinstitut und Kontonummer der Hebamme (Leistungserbringer) gespeichert und für die maschi-

nelle Erledigung der Abrechnung und des Zahlungsverkehrs an die Sozialversicherungsträger (z. B. Krankenkassen) weitergeleitet.

Mitteilung an das Finanzamt

- Festsetzung der Vorauszahlung
- Verpflichtung zur Abgabe einer Einkommenssteuererklärung
- Die Hilfe eines Steuerberaters ist sinnvoll.

11.3 Kontakte knüpfen

Niedergelassene Kolleginnen

- Eine persönliche Vorstellung ist empfehlenswert.
- Absprache einer gegenseitigen Vertretung bei Krankheit oder Urlaub
- Zusammenarbeit und Erfahrungsaustausch sind außerordentlich wichtig!
- Kreisversammlung, Stammtisch besuchen

Niedergelassene Ärzte(-tinnen)

- Kontakte zu Frauenärzten, Kinderärzten, ggf. Allgemeinmedizinern
- Eine persönliche Vorstellung oder schriftliche Mitteilung über die Aufnahme der Tätigkeit und den Umfang des Aufgabenbereichs ist sinnvoll.
- Zusammenarbeit wünschenswert!

Umliegende Geburtskliniken

- Kennenlernen des Arbeitsablaufes und der angewandten Methoden

- Vertretung (z. B. in der Ferienzeit, bei Betriebsausflügen) anbieten
- Eine Zusammenarbeit ist unabdingbar!

Zusammenarbeit mit Apotheke(n)

- Zusammenstellung von Wochenbettpackungen
- Vereinbarung von Mengenrabatten möglich

Krankenkassen

- Eine telefonische oder schriftliche Mitteilung an die ortsansässigen Kassen ist ratsam und erspart unnötige Nachfragen bei der Abrechnung.
- Institutionskennzeichen (IK) ist Voraussetzung für die maschinelle Erledigung der Abrechnung.

11.4 Öffentlichkeitsarbeit

- **Sachlich informative Zeitungsannonce** (Arbeitsaufnahme, Tätigkeitsort, Aufgabenbereiche)
- **Praxisschild** (Name, Berufsbezeichnung, Sprechstunden, Telefonnummer)
- Eintragung in das **Branchenverzeichnis** und die **Hebammenliste** der Region
- Eintrag im **Internet**
- **Visitenkarten, Informationsblätter** verteilen an
  - Arzt-, Kinderarztpraxen
  - Apotheken
  - Schwangerenberatungsstellen
  - Sozialstationen
  - Kindereinrichtungen
  - Geburtskliniken
- Information über Hebammenarbeit bei **„Gesundheitstagen"**, in Grundschulen usw.
- Aktionen zum **Internationalen Hebammentag**

> **Achtung:**
> Berufsunwürdige Werbung ist untersagt!

11.5 Arbeitsmittel

Bürobedarf

- Stempel
- Terminplaner, Adressbuch
- Formulare (Karteikarten, Überwachungsbögen, Rechnungsvordrucke, Mutterpässe, „gelbe" Hefte, Bescheinigungen, Laborzettel)
- Ordner (z. B. für Rechnungen, Quittungen, Belege)
- Kassenbuch
- Taschenrechner
- Screening-Testkarten
- Stadtplan
- Geschäftskonto
- Infoblätter von Beratungsstellen, Selbsthilfegruppen u.a.

Kommunikationstechnik

- Anrufbeantworter, Fernabfrage
- Mobiltelefon (bei Rufbereitschaft)

Geräte, Praxisausstattung (Vorschlag)

- Fetal-Puls-Detektor (z. B. Doptone®), CTG-Gerät
- Säuglingswaage
- Milchpumpe
- Sterilisator
- Blutröhrchen
- Urinbecher, -röhrchen, -teststreifen

Hebammentasche

Tasche oder Koffer mit Fächern, die Ausstattung richtet sich nach dem Aufgabenbereich.

Inhalt (Vorschlag):
- Holz- oder Metallstethoskop
- Blutdruckmessgerät, Pulsuhr, Schlauchstethoskop
- Thermometer mit Schutzhüllen
- Hände-, Hautdesinfektionsmittel
- Handschuhe (steril, unsteril)
- Stauschlauch
- Sterile Tupfer und Kompressen, Pflaster
- Spritzen, Kanülen, Lanzetten
- Indikator zum Fruchtwassernachweis
- Eisblase
- Stilleinlagen (Wolle/Seide), Brustschalen, Brusthütchen (Silikon, Glas)
- Ikterometer

Arznei- und Hilfsmittel:
- Zur Brustpflege und Milchbildung
- Zur Nabelpflege
- Gegen Blähungen des Kindes
- Zur Nahtpflege
- Zum Abführen, gegen Hämorrhoiden

Zusätzlich bei Geburtshilfe:
- Geburtsbesteck, Nahtbesteck, Nahtmaterial
- Eklampsiekeil
- Absauger, Nabelklemmen, Zentimetermaß
- Sauerstoff-Flasche einschließlich Druckminderer
- Beatmungsbeutel mit Maskenansatz, Masken
- Kinderstethoskop
- Wärmeschutzfolie
- Blasenkatheter, Klistiere
- Blutgruppenröhrchen (für NS-Blut)
- Ein nicht verschreibungspflichtiges Lokalanästhetikum
- Ein betäubungsmittelfreies, krampflösendes, schmerzstillendes Mittel

- Zur Blutstillung ein Wehenmittel bzw. Mutterkornpräparat oder ein Kombinationspräparat beider Wirkstoffe (s. Kap. 13.9 und 13.10)
- Für Notfälle ein Fenoterol-Präparat (z. B. Partusisten® intrapartal, s. Kap. 13.7), Braunülen, Infusionssysteme, Plasmaexpander
- Konakion® MM (2 mg Amp.), Silbernitrat 1%
- Schleimhaut- und Flächendesinfektionsmittel

11.6 Abrechnung

Direkt mit den Krankenkassen, über Rechnungsprüfstellen bzw. mit den Schwangeren/Wöchnerinnen

- Grundlagen sind die Hebammenhilfe-Gebührenverordnung bzw. die Gebührenverordnungen für Selbstzahler der einzelnen Bundesländer.
- Neben den Leistungen sind auch die Auslagen für verbrauchte Materialien, Wochenbettbedarf und -packung berechnungsfähig.
- Spezielle **Computer-Abrechnungsprogramme** erleichtern Schreibarbeiten und Buchführung erheblich.

Einschaltung einer Abrechnungszentrale

- Übernahme sämtlicher Korrespondenz, Zahlungsüberwachung, Mahnwesen, bei Bedarf auch Buchführung
- Die Bearbeitungsgebühren sind Betriebsausgaben.
- **Voraussetzung**: Einverständniserklärung der Versicherten

12 Arzneimittel in Schwangerschaft und Stillzeit

Arzneimittel in der Schwangerschaft   S. 356
Arzneimittel in der Stillzeit   S. 361
Beratungsstellen   S. 366

12.1 Arzneimittel in der Schwangerschaft

Allgemeines

- Bis zu 50% aller Schwangeren nehmen im 1. Trimenon Medikamente ein. Da nur 30% dieser Arzneimittel ärztlich verordnet sind, ist es notwendig, die Risiken der Selbstmedikation zu verdeutlichen!
- Andererseits dürfen Schwangere mit chronischen Erkrankungen (Epilepsie, Asthma, Diabetes mellitus u.a.) aus Angst vor Fehlbildungen nicht auf jegliche Medikation verzichten.
- Immer werden zwei Patienten behandelt, von denen einer (meist das Kind) nicht krank ist.
- Medikamentös bedingte Schädigungen des Feten hängen von der Dosis und vom Gestationsalter ab, in dem die Medikamenteneinnahme erfolgt.
- Manche Substanzen werden so langsam abgebaut, dass sogar ihre Einnahme Wochen vor der Konzeption noch Auswirkungen auf den Embryo haben kann (z.B. Aknetherapie mit Retinoiden).
- Der sensibelste Abschnitt für eine medikamentöse/toxische Schädigung ist die Embryonal- und Organogenesephase (1. Trimenon).
- In den ersten 8–14 Tagen nach der Konzeption gilt das Alles-oder-Nichts-Gesetz: Schwere Schäden führen zum Abbruch der Schwangerschaft (Abort), leichtere Schädigungen können von den (noch allseitig differenzierungsfähigen) Zellen des frühen Embryos kompensiert werden.
- Nach der Einnahme von Medikamenten mit teratogenem (Fehlbildungs-)Risiko sollten Fehlbildungen (z.B. Neuralrohr-, Gliedmaßendefekte, Herzfehler, Wachstumsretardierung) durch Pränataldiagnostik (z.B. sonographische Feindiagnostik, AFP-Bestimmung) ausgeschlossen werden.
- Medikamente, die kurz vor der Geburt gegeben werden, können Auswirkungen auf das Neugeborene haben (z.B. Narkotika und Opiate können zur Atemdepression führen).

Mögliche Folgen der Medikamenten-/Drogeneinnahme für die Frucht/das Kind

- Absterben der Frucht
- Teratogene Schädigungen (Fehlbildungen)
- **Embryopathien**: Schädigung in den ersten 14 SSW, d. h. in der Phase der Organogenese (Fehlbildungen an Herz, Skelett, ZNS u.a.)
- **Fetopathien**: Störungen nach der 14. SSW (intrauterine Wachstumsretardierung, Mikrozephalus, Hydrozephalus u.a.)
- Neonatalperiode: Adaptationsstörungen
- Nach Jahren: Abwehrstörungen, Verhaltensauffälligkeiten, Intelligenzminderung

Medikamente/Drogen mit gesicherter oder wahrscheinlicher Ausbildung einer Embryo- oder Fetopathie

Siehe Tab. 12.1

Medikamente, die in der Schwangerschaft angewendet werden können

Siehe Tab. 12.2

Tab. 12.1 Medikamente und Drogen mit gesicherter oder wahrscheinlicher Ausbildung einer Embryo- oder Fetopathie (Auswahl)

Hauptgruppe	Substanz	Art der Schädigung
Analgetika, Antirheumatika (Schmerz- und Rheumamittel)	Penicillamin	Hautveränderungen (Cutis laxa)
Antibiotika/Chemotherapeutika	Tetracycline Aminoglykoside (z.B. Gentamycin, Streptomycin) Chinolone (Gyrasehemmer)	Gelb-braune Zahnverfärbung Gehör-, Nierenschäden Schädigung des wachsenden Knorpelgewebes
Antimalariamittel	Chloroquin Chinin	Augendefekte, Taubheit, Abortgefahr (bei Langzeiteinnahme)
Antidiabetika	Alle oralen Antidiabetika	Fetale Hyperinsulinämie (Hypoglykämie), Beeinträchtigung der Hirnentwicklung, Hydrozephalus, Herz-, Extremitätenfehlbildungen
Antiepileptika	Carbamazepin Phenytoin Primidon Valproinsäure	Zahlreiche Schädigungen, z.T. mit substanzspezifischen Embryopathien: körperliche und geistige Retardierung, Mikro-, Hydrozephalus, Gesichtsveränderungen (kraniofaziale Anomalien), Gliedmaßendefekte, Fehlbildungen an Herz und Nieren u.a.
Antikoagulantien (gerinnungshemmende Medikamente)	Cumarin-Derivate	Aborte, Totgeburten, (Hirn-)Blutungen, Warfarin-Syndrom: hypoplastische Sattelnase, Knochenanomalien, Augendefekte, Mikrozephalus, geistige Retardierung
ACE-(Angiotensin-Converting-Enzym-)Hemmer (blutdrucksenkende Mittel)	Captopril Enalapril Lisinopril u.a.	Störungen der Nierenfunktion, Oligohydramnion, Wachstumsretardierung

Tab. 12.1 (Fortsetzung)

Hauptgruppe	Substanz	Art der Schädigung
Dermatika	Vitamin-A-Derivate (Retinoide): Acitretin, Isotretinoin	Aborte, multiple Fehlbildungen, neurologische und kardiovaskuläre Störungen. Wegen der langen Halbwertszeit müssen diese Medikamente lange vor einer geplanten Schwangerschaft abgesetzt werden!
Hypnotika, Sedativa (Schlaf-, Beruhigungsmittel)	Thalidomid (Contergan® – nicht mehr im Handel)	Extremitäten-Fehlbildungen (Phokomelien)
Psychopharmaka	Lithium	Herz-, Gefäßfehlbildungen
Schilddrüsentherapeutika	Thyreostatika, jodhaltige Arzneimittel Ausnahme: Jod-Prophylaxe	Hypothyreose, Kropfbildung, Kretinismus
Sexualhormone	Hormone mit virilisierender Wirkung (Androgene, Norethisteron), Anabolika	Vermännlichung weiblicher Feten
Vitamine	Vitamin A und Derivate (Retinoide)	Neurologische, kardiovaskuläre Fehlbildungen, Fehlbildungen des Gesichts
Zytostatika		Fruchttod, Störungen der Kopfentwicklung, Fehlbildungen der Gliedmaßen
Rauschgifte und Suchtmittel	Alkohol	Hohes Fehlbildungsrisiko, körperliche und geistige Retardierung, Mikrozephalie, Gesichtsanomalien (Alkoholembryopathie)
	Nikotin	Aborte, Frühgeburten, Mangelentwicklung, erhöhtes Risiko für plötzlichen Kindstod
	Heroin, Kokain, Marihuana (Haschisch), Methadon	Hypotrophie, Retardierung, Mikrozephalie, urogenitale Fehlbildungen (Kokain), Entzugssyndrom post natum

Tab. 12.2 Medikamente, die in der Schwangerschaft angewendet werden können (Auswahl)

Hauptgruppe	Mittel der Wahl
Analgetika, Antirheumatika (Schmerzmittel)	Paracetamol (+ Codein), Acetylsalicylsäure
Anthelmintika (Mittel gegen Würmer)	Pyrviniumembonat, Mebendazol, Niclosamid
Antiallergika	Clemastin, Meclozin, Dimetinden
Antiasthmatika, Broncholytika	Beta-Sympathomimetika (wirken auch wehenhemmend), Glukokortikoide, Theophyllin, Cromoglicinsäure, Acetylcystein, Bromhexin, Ambroxol
Antibiotika	Penicilline, Cephalosporine, Erythromycin
Antidiabetika	Insulin
Antiemetika (Mittel gegen Erbrechen und Übelkeit)	Dimenhydrinat, Meclozin, Metoclopramid
Antihypertonika (blutdrucksenkende Medikamente)	Dihydralazin, Methyldopa, Metoprolol, Propanolol
Antihypotonika (blutdrucksteigernde Medikamente)	Oxilofrin, Pholedrin
Antikoagulantien (gerinnungshemmende Medikamente)	(Niedermolekulares) Heparin
Antitussiva/Expektorantia (Mittel zur Behandlung von Atemwegserkrankungen)	Ambroxol, Acetylcystein, Pipazetat; Codein (nicht unter der Geburt)
Hypnotika, Sedativa (Schlaf-, Beruhigungsmittel)	Diphenhydramin, Diazepam (nicht peripartal)
Laxantien (Abführmittel)	Leinsamen, Weizenkleie, Agar-Agar, Carboxymethyl-Cellulose; Bisacodyl
Magen-Darm-Mittel (Antazida, Ulkusmittel)	Aluminiumverbindungen, Magaldrat, Hydrotalcit, Calciumcarbonat, Sucralfat, Magnesiumhydroxid
Migränemittel	Paracetamol (+ Codein), Meclozin, Dimenhydrinat

12.2 Arzneimittel in der Stillzeit

Allgemeines

- Die Medikation bei stillenden Müttern bedarf strengster Indikationsstellung.
- Nicht alle Medikamente treten in die Muttermilch über.
- Nicht alle Medikamente in der Muttermilch sind für das Kind schädlich.
- Über die Muttermilch ist eine „Mitbehandlung" und damit eine Schädigung des Säuglings möglich, die Therapiedauer ist deshalb auf ein Mindestmaß zu beschränken.
- Wenn nur einmal täglich eine Medikamenteneinnahme notwendig ist, sollte die Gabe vor der längsten Stillpause erfolgen.
- Die Fortsetzung des Stillens sollte **immer** Priorität haben und das Medikament unter diesem Aspekt ausgewählt werden. Ob die Muttermilch bei Medikamenteneinnahme vorübergehend zu verwerfen ist oder ob abgestillt werden soll, muss im Einzelfall entschieden werden.
- Auch Kaffee, Tee und Drogen gehen in die Muttermilch über.

Anwendung von Medikamenten in der Stillzeit

Siehe Tab. 12.3

Tab. 12.3 Anwendung von Medikamenten in der Stillzeit (Auswahl)

Medikamentengruppe	Kontraindikation oder Stillverbot	Stillen bei gelegentlicher Einnahme und bei Überwachung des Kindes erlaubt	Stillen für das Kind bedenkenlos
Analgetika, Antirheumatika (Schmerz- und Rheumamittel)	Indometacin, Metamizol, Phenylbutazon	Acetylsalicylsäure, Diclofenac, Naproxen, Pethidin	Paracetamol, Ibuprofen
Anthelmintika (Mittel gegen Würmer)		Mebendazol	Niclosamid, Pyrviniumembonat
Antiallergika	Bamipin, Clemastin	Cetirizin, Dimetinden, Triprolidin	Meclozin
Antiasthmatika		Theophyllin	Beta-Sympathomimetika (Fenoterol, Salbutamol, Terbutalin) und Kortikoide bei inhalativer Anwendung; Cromoglycinsäure
Antibiotika	Chinolone, Chloramphenicol, Sulfonamide, Tetrazykline	Aminoglykoside, Metronidazol	Penicilline Cephalosporine Erythromycin
Antiemetika (Mittel gegen Erbrechen und Übelkeit)		Metoclopramid, Dimenhydrinat	Meclozin
Antiepileptika	Primidon, Phenobarbital, Carbamazepin	Phenytoin, Valproinsäure	
Antihypertonika (blutdrucksenkende Mittel)	Clonidin, Reserpin, ACE-Hemmer	Beta-Rezeptorenblocker (Metoprolol, Oxprenolol, Propanolol)	Dihydralazin Methyldopa, Nifedipin

Tab. 12.3 (Fortsetzung)

Medikamentengruppe	Kontraindikation oder Stillverbot	Stillen bei gelegentlicher Einnahme und bei Überwachung des Kindes erlaubt	Stillen für das Kind bedenkenlos
Antihypotonika (blutdrucksteigernde Mittel)		Dihydroergotamin, Etilefrin	Oxilofrin, Pholedrin
Antikoagulantien (gerinnungshemmende Mittel)		Cumarin-Derivate (Phenprocoumon)	(niedermolekulares) Heparin, Warfarin
Antimykotika (Mittel gegen Pilzinfektion)	Nahezu alle bei systemischer (oral, i.v.) Anwendung		Nystatin, Clotrimazol bei lokaler Anwendung
Antitussiva, Expektorantia, Broncholytika (hustenlösende Mittel)	Codein, Pentoxyverin		Ambroxol, Bromhexin, Acetylcystein
Corticoide (Nebennierenrindenhormone)			Prednison, Prednisolon, Methylprednisolon
Diuretika (wasserausschwemmende Mittel)	Alle Substanzen können eine Entwässerung (Dehydratation) des Kindes und eine Laktationshemmung bewirken.		
	Chlortalidon	Furosemid, Hydrochlorothiazid	
Laxantien (Abführmittel)	Können beim Säugling laxierend wirken		
	Pflanzliche Laxantien (Aloe, Sennesfrüchte, -blätter, Rizinus)	Chemisch definierte Laxantien (Bisacodyl, Lactulose, Sorbit)	Quellmittel (Leinsamen, Weizenkleie), Paraffin

Tab. 12.3 (Fortsetzung)

Medikamentengruppe	Kontraindikation oder Stillverbot	Stillen bei gelegentlicher Einnahme und bei Überwachung des Kindes erlaubt	Stillen für das Kind bedenkenlos
Magen-Darm-Mittel	Butylscopolamin, Mesalazin	**Gastritis-, Ulkusmittel** (Cimetidin, Ranitidin) **Peristaltikanreger** Metoclopramid	**Antazida** (säurebindende Mittel) wie Magnesium-, Aluminium-, Kalziumverbindungen (Magaldrat, Hydrotalcit, Sucralfat) **Verdauungsenzyme, Karminativa** (blähungsfördernde Mittel) **Antidiarrhoika** Kohle, Kaolin, Colipräparate, Milchsäurebildner, Tannin, pflanzliche Adsorbentien
Migränemittel	Ergotamin	Acetylsalicylsäure, Phenazon, Dihydroergotamin	Paracetamol
Psychopharmaka: Antidepressiva Tranquilizer (Angst-, Erregungszustände abbauende, sedierende Mittel) **Neuroleptika** (Mittel mit antipsychotischer, sedierender Wirkung)	Lithiumsalze, Doxepin	Amitriptylin, Imipramin Bromazepam, Chlordiazepoxid, Diazepam Chlorpromazin, Promazin, Promethazin, Haloperidol	

Tab. 12.3 (Fortsetzung)

Medikamentengruppe	Kontraindikation oder Stillverbot	Stillen bei gelegentlicher Einnahme und bei Überwachung des Kindes erlaubt	Stillen für das Kind bedenkenlos
Rhinologika (Schnupfenmittel)			bei lokaler Anwendung
Schilddrüsentherapeutika	Thyreostatika		Levothyroxin; Jod nur zur prophylaktischen Anwendung empfohlen
Sexualhormone und deren Hemmstoffe	Androgene, Cyproteron, Medroxyprogesteron	In niedriger Dosierung: Gestagene, Östrogene, Ovulationshemmer	
Rauschgifte, Suchtmittel	Marihuana (Haschisch), Heroin, Kokain, Nikotin	Alkohol, Coffein, Methadon	
Zytostatika	Alle Substanzen		

12.3 Beratungsstellen für die Anwendung von Medikamenten in der Schwangerschaft

- **14050 Berlin**
  Abteilung für Embryonaltoxikologie der Beratungsstelle
  für Vergiftungserscheinungen (ITOX im BBGes)
  Spandauer Damm 130, Haus 10
  Notruf: (030) 1 92 40
  Tel.: (030) 30 68 67 34
  Fax: (030) 30 68 67 21

- **07740 Jena**
  Universitätsfrauenklinik
  Bachstraße 18
  Zentrale: (03641) 93 00
  Tel.: (03641) 93 32 30/ 93 31 90/ 93 30 74
  Fax: (03641) 93 39 86
  E-Mail-Adresse: schack@bach.med.uni-jena.de

- **37075 Göttingen**
  Giftinformationszentrum-Nord
  Zentrum für Toxikologie
  Robert-Koch-Straße 40
  Tel.: (0551) 1 92 40
  Fax: (0551) 3 83 18 81

- **53113 Bonn**
  Informationszentrale gegen Vergiftungen
  Zentrum für Kinderheilkunde
  Adenauerallee 119
  Tel.: (0228) 1 92 40
  Fax: (0228) 2 87 33 14

- **55131 Mainz**
  Beratungsstelle bei Vergiftungen
  II. Medizinische Poliklinik
  Langenbeckstraße 1
  Tel.: (06131) 1 92 40
  Fax: (06131) 23 24 68

- **72076 Tübingen**
  Universitätsfrauenklinik
  Schleichstraße 4
  Tel.:   (07071) 2 98 26 81
  Fax: (07071) 29 53 81

- **89297 Roggenburg**
  Beratungszentrum für
  Reproduktionstoxikologie
  Klosterstraße 5
  Tel.:   (0731) 7 58 11
  Fax: (0731) 7 58 81

Internetadresse

http://www.giftnotruf.de

Österreich

- **A – 4020 Linz**
  Teratologische Beratungsstelle
  Landesfrauenklinik
  Lederergasse 47
  Tel.:   (0043/732) 7 67 40
  Fax: (0043/732) 76 74 11 46

Schweiz

- **CH – 1011 Lausanne**
  Swiss Teratogen Information Service
  Division de Pharmacologie Clinique
  Centre Hospitalier Universitaire Vaudois
  Beaumont 06–634
  Tel.:   (0041/21) 3 14 42 67
  Fax: (0041/21) 3 14 42 66

13 Wichtige Medikamente (Auswahl)

Vorbemerkungen	S. 370
Ambroxol	S. 370
Betamethason	S. 371
Butylscopolaminiumbromid	S. 373
Diazepam	S. 374
Dihydralazin	S. 376
Fenoterol	S. 377
Magnesiumsulfat	S. 380
Methylergometrin	S. 381
Oxytocin	S. 383
Pethidin	S. 386
Prostaglandine	S. 387

13.1 Vorbemerkungen

- Alle nachfolgend aufgeführten Medikamente unterliegen der Verschreibungspflicht (Ausnahme: Butylscopolaminium).
- Die angegebenen Indikationen und Dosierungsschemata dienen einer schnellen Orientierung. Sie müssen in jedem Einzelfall durch den Arzt festgelegt werden.
- Bei einigen Medikamenten sind nur die für die Geburtshilfe wichtigen Wirkungen und Indikationen aufgeführt. Die Übersicht schließt aber andere Anwendungsgebiete (mit entsprechenden „Nebenwirkungen" in der Schwangerschaft) nicht aus.
- Hebammen dürfen Methylergometrin, Oxytocin und Fenoterol rezeptfrei erhalten und unter bestimmten Voraussetzungen verabreichen.

13.2 Ambroxol

Mucosolvan® Infusionslösungskonzentrat

Handelsform

- Injektionsflasche 1000 mg/50 ml

Wirkung (geburtshilflich)

- Steigerung der Surfactant-Bildung in der fetalen Lunge

Nebenwirkungen

- Bei Unterschreitung der Infusionsdauer von 4 h: Benommenheit, Übelkeit, Erbrechen, Kreislaufbeschwerden
- Selten allergische Reaktionen

Indikationen (geburtshilflich)

- Induktion der fetalen Lungenreife in der 28. bis 34. SSW

- Prophylaxe des Atemnotsyndroms (hyaline Membrankrankheit) bei drohender Frühgeburt bzw. vorzeitiger Schwangerschaftsbeendigung

Kontraindikation

- Krampfleiden

Dosierung

- Tagesdosis 1000 mg über 3–5 Tage
- Mucosolvan® Infusionslösungskonzentrat in 500 ml Glukoselösung 5%, 0,9%iger NaCl-Lösung oder Ringer-Lösung über einen Zeitraum von 4 Stunden i.v. infundieren

13.3 Betamethason

Celestan® solubile

Handelsform

- Amp. 4 mg/1 ml; 20 mg/5 ml

Wirkungen

- Stark wirksames Glukokortikoid
- Antiphlogistisch (entzündungshemmend)
- Antiallergisch, antiödematös
- Geburtshilflich: Stimulation der Surfactant-Bildung

Nebenwirkungen

- Selten bei kurzfristiger und einmaliger Anwendung
- Bildung von Magengeschwüren
- Erhöhung des Infektionsrisikos (Immunsuppression)

- Verminderte Glukosetoleranz
- Elektrolytverschiebung
- Wechselwirkungen mit zahlreichen anderen Medikamenten

Indikationen (geburtshilflich)

- Induktion der fetalen Lungenreife vor der 35. SSW
- Prophylaxe des Atemnotsyndroms (hyaline Membrankrankheit) bei drohender Frühgeburt bzw. vorzeitiger Schwangerschaftsbeendigung

Kontraindikationen

- **Geburtshilflich**: Amnioninfektionssyndrom, unklare Temperaturerhöhung, schwere Schwangerschaftshypertonie/Präeklampsie, Diabetes mellitus
- Magen-Darm-Ulzera
- Windpocken (Varizellen)
- Systemische Mykosen
- Vor und nach Impfungen
- Glaukom (grüner Star)

Dosierung (Lungenreife-Induktion)

- 8 mg i.m. täglich über 3 Tage
- Lungenschnellreifung: zweimal 8 mg im Abstand von 12 h, Wirkung frühestens 24 h nach Behandlungsbeginn
- Wiederholung nach 10 Tagen erforderlich

Hinweise

- Zu den zahlreichen nicht gestationsbedingten Indikationen zählen u. a. akute lebensbedrohliche Zustände (Schock, Allergie, Lungenödem, Hirnödem, Kontrastmittel-, Transfusionszwischenfälle)
- Weitere Betamethason-Zubereitungen (Tbl., Salben u.a.) sind ohne wesentliche Bedeutung für die klinische Geburtshilfe.

13.4 Butylscopolaminiumbromid

BS-ratiopharm®, Buscolysin®, Buscopan®, Butylscopolamin INNO PHARM, Butylscopolamin-Rotexmedica®, Spasman® scop, Spasmowern®

Handelsformen

- Amp. 20 mg/1 ml
- Dragees 10 mg
- Filmtbl. 10 mg
- Tbl. 20 mg
- Supp. 7,5/10 mg

Wirkung

- Krampflösend auf die glatte Muskulatur (spasmolytische Wirkung)

Nebenwirkungen

- Erhöhung der Pulsfrequenz bei i.v.-Gabe
- Hemmung der Schweiß- und Speichelsekretion
- Akkommodationsstörung (gestörte Anpassungsfähigkeit der Augen)
- Selten Überempfindlichkeitsreaktionen (Urtikaria) bis zum Schock

Indikationen

- Krämpfe im Bereich von Magen, Darm, Gallenwegen, ableitenden Harnwegen und Uterus
- Spastische Verengung des MM, rigider MM

Kontraindikationen

- Engwinkel-Glaukom (grüner Star)

- Mechanische Stenosen des Magen-Darm-Traktes bzw. der Harnwege
- Herzrhythmusstörungen

Dosierung

- 1–2 Supp. bis maximal 5 Supp./Tag
- 20–40 mg i.m. oder langsam i.v., Tagesdosis bis 100 mg

Achtung:
Beeinträchtigt die Fahrtüchtigkeit (Sehvermögen)!

Hinweise

- Alternativ wird mit ähnlichen spasmolytischen Wirkungen auch Spasmalgan® (Wirkstoff: Denaverin) eingesetzt.
- Spasmalgan®: Amp. 20 mg/2 ml; Supp. 50 mg

13.5 Diazepam

Diazepam Desitin®, Diazepam®-Lipuro, Diazepam ratiopharm®, Diazepam STADA®, Faustan®, Valium® Roche u.a.

Handelsformen

- Amp. 10 mg/2 ml
- Tbl. 2/5/10 mg
- Tr. 10 mg/1 ml
- Supp. 5/10 mg
- Miniklistier 5/10 mg/2,5 ml

Wirkungen

- Sedierend, schlaffördernd
- Angstlösend (anxiolytisch)
- Krampflösend (antikonvulsiv)
- Muskeltonus senkend

Nebenwirkungen

- Sehstörungen, Benommenheit, Mattigkeit, Beeinträchtigung des Reaktionsvermögens
- Paradoxe Reaktionen (Erregungszustände, Wutanfälle) sind möglich.
- Blutdruckabfall
- Atemdepression möglich
- Übelkeit, Erbrechen, Kopfschmerzen
- Entzugssyndrom nach Langzeiteinnahme
- **Stillzeit**: Sedierung, Trinkschwäche, Atemdepression beim Säugling möglich

Indikationen

- Zentrale Sedierung bei schwerer Präeklampsie/Eklampsie
- Spannungs-, Angst- und Erregungszustände
- Epileptischer Anfall
- Zusatztherapie bei drohender Frühgeburt

Kontraindikationen

- Überempfindlichkeit auf Benzodiazepine
- Medikamenten-, Drogen-, Alkoholabhängigkeit
- Vergiftungen mit Psychopharmaka, Alkoholintoxikation
- Myasthenia gravis (krankhafte Muskelschwäche), Ataxie (krankhafte Störung der Bewegungsabläufe), Glaukom (grüner Star)

Dosierung

- Eklamptischer Anfall: 20 mg langsam i.v.
- Status epilepticus: 10 mg i.v., evtl. Wiederholung bis max. 30 mg
- Erregungszustände, Sedierung: 5 mg bis 30 mg/Tag oral

Achtung:
Beeinträchtigt die Fahrtüchtigkeit (Reaktionsvermögen)!

13.6 Dihydralazin

Depressan®, Dihyzin®, Nepresol®

Handelsformen

- Amp. 25 mg (Trockensubstanz und 2 ml Lösungsmittel)
- Tbl. 25/50 mg
- Filmtbl. 25 mg

Wirkungen

- Vasodilatation (Gefäßerweiterung)
- Blutdrucksenkung (diastolisch stärker als systolisch)
- Zunahme der Durchblutung von Nieren, Uterus und Gehirn

Nebenwirkungen

- Tachykardie, Herzklopfen, pektanginöse Beschwerden (Herzschmerzen)
- Schwindel, Kopfschmerzen, Abgeschlagenheit, Angst
- Übelkeit, Erbrechen, Durchfall
- Nach Langzeiteinnahme evtl. Lupus erythematodes-ähnliche bzw. rheumaähnliche Erscheinungen
- Blutbildveränderungen

Indikationen (geburtshilflich)

- Schwangerschaftshypertonie, Präeklampsie
- Eklampsie

Kontraindikationen

- Herzerkrankungen (Aortenaneurysma, Herzklappenstenosen, Herzmuskelerkrankungen)
- Tachykardie
- Lupus erythematodes

Dosierung

- **Schwere Schwangerschaftshypertonie/Präeklampsie**:
  - 6,25–12,5 mg langsam (> 2 min) i.v., danach Dosierung nach dem Blutdruckverhalten
  - Über **Infusomat**: 50 mg/500 ml 0,9%ige NaCl-Lösung, Infusionsgeschwindigkeit anfangs 20 ml/h (2 mg/h)
  - Über **Perfusor**: 50 mg/50 ml 0,9%ige NaCl-Lösung, anfangs 2 ml/h
  - Maximaldosis 100 mg/Tag
- **Mittelschwere Schwangerschaftshypertonie/Präeklampsie**:
  - Oral 2–3mal 12,5 mg, langsame Steigerung bis 3mal 25 mg/Tag

> **Achtung:**
> - Eine intravenöse Zufuhr darf nur unter ständiger Blutdruck- und Pulskontrolle erfolgen.
> - Wirkungseintritt nach i.v.-Gabe innerhalb von 3–20 min
> - Für Infusionen 0,9%ige NaCl-Lösung verwenden
> - Beeinträchtigt das Reaktionsvermögen (Straßenverkehr!)

13.7 Fenoterol

Partusisten®, Partusisten®intrapartal

Handelsformen

- Amp. 0,025 mg/1 ml; 0,5 mg/10 ml
- Tbl. 5 mg

Wirkungen

- Stimulation β-adrenerger Rezeptoren der glatten Muskelzelle (β-sympathomimetische Wirkung)
- Tokolytisch
- Gefäßerweiternd (vasodilatatorisch)
- Weitstellung der Bronchien (Bronchodilatation)

Nebenwirkungen

- Tachykardie, Herzklopfen
- Blutdruckabfall
- Unruhe, Zittern, Schwindel
- Übelkeit, Erbrechen
- Blutzuckeranstieg
- Hypokaliämie
- Atemnot, Lungenödem
- Abnahme der Harnausscheidung

Indikationen

- Hemmung der vorzeitigen Wehentätigkeit (Tokolyse)
- Intrauterine Reanimation bei fetaler Hypoxie (Akuttokolyse)
- Uterusrelaxation bei der äußeren Wendung des Feten
- Operationen am schwangeren Uterus (Cerclage)

Kontraindikationen

- Vorzeitiger Blasensprung, Amnioninfektionssyndrom
- Schwere Blutungen (Placenta praevia, vorzeitige Plazentalösung)
- Herzfehler, Herzmuskelerkrankungen, pulmonale Hypertonie
- Niereninsuffizienz
- Schwere Hyperthyreose
- Nicht kontrollierter Diabetes mellitus

Dosierung

- **Akuttokolyse**: 25 µg langsam über 2–3 min i.v. (1 Amp. Partusisten® intrapartal mit 4 ml Trägerlösung, z. B. 0,9%ige NaCl-Lösung)
- **Dauertokolyse**: 1–4 µg/min
  - **Infusomat**: 2 mg/500 ml Trägerlösung (4 Amp. Partusisten® zu 0,5 mg/10 ml und 460 ml Glukose 5%, 0,9%ige NaCl-Lösung, Ringerlösung oder Ringer-Laktat-Lösung),
    Infusionsgeschwindigkeit 15 bis 60 ml/h

- **Perfusor**: 0,5 mg/50 ml Trägerlösung (1 Amp. Partusisten® zu 0,5 mg/10 ml und 40 ml Trägerlösung), Infusionsgeschwindigkeit 6 bis 24 ml/h
- **Bolustokolyse** (intermittierende Langzeitinfusion): 4 µg i.v. im Abstand von 3, 6, 12 oder 24 min, Spritzeninhalt (Perfusor Bolustokolyse, Braun AG, Melsungen): 2 Amp. Partusisten® zu 0,5 mg/10 ml, 20 ml Trägerlösung, 1000 IE Heparin
- **Orale Tokolyse**: 6–8mal 1 Tbl./Tag

Hinweise

- Bei drohender Frühgeburt ist die Kombination von Fenoterol und Magnesiumsulfat als i.v.-Therapie möglich.
- Neuerdings wird eine Wehenhemmung auch mit dem Oxytocin-Antagonisten Atosiban (Tractocile®) versucht.

Überwachung

- CTG-Kontrolle
- Puls, Blutdruck
- Temperatur
- Elektrolyte (insbesondere Kalium)
- EKG
- Bilanzierte Flüssigkeitsein-/ausfuhr

Fenoterol ist für Hebammen rezeptfrei

- zur Notfalltokolyse (Akuttokolyse).
- falls ein Arzt nicht rechtzeitig hinzugezogen werden kann.
- zur Überbrückung bis zum Eintreffen des Arztes bzw. bis zur Einweisung in ein Krankenhaus.
- **Erlaubte Dosierung**: 25 µg Fenoterol in 4 ml Infusionslösung zur langsamen (über 2–3 Minuten) i.v.-Injektion

13.8 Magnesiumsulfat

**Mg 5-Sulfat Amp. 10%, 50%,
Magnesium Verla® Infusionslösungskonzentrat (50%) u.a.**

Handelsformen

- Amp. 1 g Magnesiumsulfat/10 ml; 5 g Magnesiumsulfat/10 ml

Wirkungen

- Sedierend
- Krampflösend, relaxierend
- Vasodilatation utero-plazentarer Gefäße
- Blutdrucksenkung

Nebenwirkungen

- Wärmegefühl, Schwitzen, Hautrötung (Flush)
- Händezittern, Kribbeln
- Übelkeit, Erbrechen
- Kopfschmerzen
- Bradykardie

Intoxikationserscheinungen bei Überdosierung

- EKG-Veränderungen
- Erlöschen des Patellar(Knie)sehnen-Reflexes
- Bewusstseinsstörungen
- Atemdepression
- Erlöschen des Lidschlagreflexes
- Herzstillstand

Indikationen (geburtshilflich)

- Tonisch-klonische Krämpfe (Eklampsie)
- Schwere Schwangerschaftshypertonie/Präklampsie

- Vorzeitige Wehentätigkeit (drohende Frühgeburt) auch in Kombination mit Beta-Sympathomimetika (z. B. Fenoterol)
- Verminderte plazentare Durchblutung, Plazentainsuffizienz
- Magnesiummangel

Kontraindikationen

- Reizleitungsstörungen des Herzens
- Eingeschränkte Nierenfunktion
- Gleichzeitige Gabe von Beruhigungs-, Betäubungs- und Schlafmitteln
- Myasthenia gravis (krankhafte Muskelschwäche)

Dosierung

- **Eklampsie**: 1–2 g Magnesiumsulfat (10 – 20 ml Mg 5-Sulfat-Amp. 10%) langsam intravenös, danach 0,7–1,5 g/h (Perfusor, Infusomat)

Hinweis

- Unterschiedliche Magnesiumpräparate werden oral oder i.v. als Begleitmedikation bei der Schwangerschaftshypertonie/Präeklampsie und als i.v.-Kombinationstherapie bei einer drohenden Fehl-, Frühgeburt eingesetzt.

13.9 Methylergometrin

Methergin®, Methylergobrevin®

Handelsformen

- Amp. 0,2 mg/1 ml
- Dragees 0,125 mg
- Tropflösung 0,25 mg/1 ml

Wirkung

- Langanhaltende Uteruskontraktion

Nebenwirkungen

- Unterleibsschmerzen (uterine Kontraktionen)
- Übelkeit, Erbrechen
- Schweißausbruch, Schwindel, Kopfschmerzen
- Gelegentlich Blutdrucksteigerung und/oder Veränderungen der Pulsfrequenz (Tachy- oder Bradykardie)
- Selten Schmerzen im Brustkorb, periphere Minderdurchblutung
- Selten akute allergische Allgemeinreaktion

Indikationen

- Aktive Leitung der Nachgeburtsperiode
- Uterusatonie
- Blutungsprophylaxe nach Sectio, Kürettage, Abortausräumung
- Subinvolutio uteri

Kontraindikationen

- Schwangerschaft
- Sub partu vor der Geburt des kindlichen Kopfes
- Schwere Präeklampsie/Eklampsie

> **Achtung:**
> - Beeinträchtigt die Fahrtauglichkeit!
> - Tritt in die Muttermilch über!
> - Vermindert den Milchfluss! Stillende Frauen sollten nicht länger als 3 Tage behandelt werden!

Dosierung

- **Aktive Leitung der Nachgeburtsperiode**: 0,1–0,2 mg langsam i.v. nach dem Durchtritt der vorderen Schulter

- **Atonie**: 0,2 mg i.v. bzw. i.m.
- Bei einer **Sectio** nach der Entwicklung des Kindes: 0,2 mg langsam i.v.
- **Subinvolutio uteri**: bis zu 3mal täglich 0,1 mg i.v. bzw. 0,2 mg i.m. oder 1–2 Dragees

Hinweise

- Alternativ zu Methylergometrin kann auch das Kombinationspräparat Syntometrin® eingesetzt werden.
- 1 Amp. (1 ml) Syntometrin® enthält 5 IE Oxytocin und 0,5 mg Methylergometrin.

Methylergometrin ist für Hebammen rezeptfrei

- zur Anwendung bei Nachgeburtsblutungen (Notsituation).
- falls ein Arzt nicht rechtzeitig hinzugezogen werden kann.
- falls die rechtzeitige Einweisung in ein Krankenhaus nicht möglich ist.
- **Erlaubte Einzeldosis**: 0,2 mg Methylergometrin

13.10 Oxytocin

Orastin®, Oxytocin Hexal®, Syntocinon®, Syntocinon® Spray

Handelsformen

- Amp. 3 IE/1 ml; 5 IE/1 ml; 10 IE/l ml
- Spray 40 IE/1 ml

Wirkungen

- Auslösung uteriner Kontraktionen besonders in der 2. Hälfte der Schwangerschaft
- Verstärkung von Wehenfrequenz und -amplitude

- Steigerung des Uterustonus
- Kontraktion der Muskulatur der Milchgänge

Nebenwirkungen

- Hypertone und hyperaktive Wehen bis zum Tetanus uteri
- Erbrechen, Übelkeit
- Tachykardie, gelegentlich Hypertonie

Indikationen

- Oxytocin-Belastungstest
- Geburtseinleitung
- Primäre und sekundäre Wehenschwäche
- Aktive Leitung der Nachgeburtsperiode
- Uterusatonie
- Mangelhafte Uterusrückbildung (Subinvolutio uteri)
- Förderung des Milchflusses

Kontraindikationen

- Pathologisches CTG, fetale Azidose
- Plazentainsuffizienz
- Gebärunfähige Lagen und Einstellungen
- Geburtshindernis
- Wehensturm
- Drohende Uterusruptur
- Vorangegangene Operationen am Uterus mit Eröffnung des Cavum uteri (relative Kontraindikation)

> **Achtung:**
> - Die Oxytocin-Empfindlichkeit ist individuell unterschiedlich!
> - Unter Oxytocin ist eine kontinuierliche CTG-Kontrolle erforderlich!
> - Prostaglandine und Oxytocin verstärken ihre Wirkung gegenseitig!
> - Der Mindestabstand zwischen der PG-Anwendung und der nachfolgenden Oxytocin-Gabe soll 6 h betragen!
> - Bei Überdosierung: Tokolyse mit Fenoterol!

Dosierung

- Stets individuell
- **Geburtseinleitung, Wehenschwäche**: i.v.-Infusion von 2 mIE/min bis maximal 20 mIE/min (in 5%iger Glucose- oder 0,9%iger NaCl-Lösung)
- **Tropfinfusion**: 1 IE/100 ml 5%ige Glucoselösung, Tropfgeschwindigkeit anfangs 4 Tr./min, in 15 min Abstand um 2 – 4 Tr./min steigern (max. 40 Tr./min)
- **Infusomat**: 1 IE/100 ml 5%ige Glukoselösung, Infusionsgeschwindigkeit 12 ml/h, Steigerung in 15 min Abstand um 6 ml/h (max. 120 ml/h)
- **Perfusor**: 1 IE/10 ml 5%ige Glukoselösung, Infusionsgeschwindigkeit 1,2 ml/h, Steigerung in 15 min Abstand um 0,6 ml/h (max. 12 ml/h)
- **Oxytocin-Belastungstest**: Dosierung wie bei einer Geburtseinleitung bis zum Erreichen der Wehentätigkeit (mindestens 3 Wehen/15 min)
- **Atonieprophylaxe**: 3 IE i.v./i.m.
- **Atonie**: 5 IE langsam i.v., anschließend 10 IE/500 ml Ringer-Laktat-Lösung als i.v.-Infusion
- **Stimulation des Milchflusses**: 1 Spray-Dosis (ca. 4 IE) vor dem Stillen in die Nasenhöhle

Oxytocin ist für Hebammen rezeptfrei

- zur Anwendung bei Nachgeburtsblutungen (Notsituation).
- falls ein Arzt nicht rechtzeitig hinzugezogen werden kann.
- falls die rechtzeitige Einweisung in ein Krankenhaus nicht möglich ist.
- **Erlaubte Einzeldosis**: 3 IE Oxytocin

13.11 Pethidin

AB-Pethidin HCl 50, Dolantin®

Handelsformen

- Amp. 50 mg/1 ml; 100 mg/2 ml
- Tropfen 50 mg/1 ml
- Supp. 100 mg

Wirkungen

- Analgetisch
- Sedierend
- Spasmolytisch
- Kann eine Euphorie hervorrufen

Nebenwirkungen

- Nach i.v.-Injektion Bradykardie, auch Tachykardie, Hypotonie, Bronchospasmus, Übelkeit, Schwindel
- Atemdepression (auch beim Neugeborenen)
- Kann Sucht erzeugen
- Benommenheit, Verwirrtheit, beeinträchtigt das Reaktionsvermögen

Indikationen

- Starke Schmerzen
- Spasmen der glatten Muskulatur von Magen-Darm-Trakt, Gallenwegen, Urogenitalsystem, Gefäßen
- Schmerzhafte Wehentätigkeit
- Spasmus/Rigidität des MM

Kontraindikationen

- Überempfindlichkeit gegenüber Pethidin

- Störungen der Atemfunktion
- Bewusstseinsstörungen
- Medikamenten-, Drogen-, Alkoholabhängigkeit
- Hypotonie, Hypovolämie

Dosierung

- 25–50 (bis 100) mg i.m., s.c. oder langsam i.v.

Achtung:
- Pethidin unterliegt dem Betäubungsmittelgesetz und der Betäubungsmittel-Verschreibungsverordnung!
- Es beeinträchtigt die Fahrtüchtigkeit!
- Wegen der möglichen Atemdepression des Neugeborenen sollte Pethidin nicht später als 3 h vor der Geburt gegeben werden!
- Bei einer Überdosierung oder einer neonatalen Atemdepression durch Pethidin wird Naloxon (Narcanti®) als Antagonist eingesetzt!
- Andere stark wirkende Schmerzmittel und zentraldämpfende Pharmaka können die Sedierung und Atemdepression verstärken!

13.12 Prostaglandine

Substanzgruppe von unterschiedlichen natürlich vorkommenden Prostaglandinen und synthetischen Prostaglandin-Derivaten (Abkömmlingen) mit unterschiedlichen Wirkungen und Nebenwirkungen

Handelsformen der verschiedenen Prostaglandine

- **PG $F_2\alpha$ (Dinoprost)**:
  - Minprostin® $F_2\alpha$ Amp. 5 mg/1 ml + 19 ml Verdünnungsmittel
- **PG E_2 (Dinoproston)**:
  - Minprostin® E_2 Amp. 0,75 mg/0,75 ml; 5 mg/0,5 ml

- Minprostin® E$_2$ Vaginaltabletten 3 mg
- Minprostin® E$_2$ Vaginalgel 1 mg/2 mg jeweils als Fertigspritze
- PG E$_2$-Gel 0,5 mg als Fertigspritze: Prepidil®
- **PG-Abkömmlinge**:
  - Gemeprost: Cergem®-Vaginalzäpfchen 1 mg
  - Sulproston: Nalador® Amp. 500 µg
  - Misoprostol: Cytotec® Tbl. 200 µg

Wirkungen

- Zervixreifung
- Weheninduktion
- Stimulation der glatten Muskulatur
- Offenhalten des fetalen Ductus arteriosus (*Botalli*)

Nebenwirkungen

- Bronchokonstriktion (Verengung der Bronchien), Atemnot
- Erhöhung der Herzfrequenz
- Blutdrucksteigerung, auch -abfall
- Erhöhung der Körpertemperatur
- Entzündliche Reaktionen (lokal)
- Übelkeit, Erbrechen, Durchfall
- Erhöhung des Augeninnendruckes

Indikationen (geburtshilflich)

- Zervixreifung (Priming) in jedem Gestationsalter
- Abortinduktion (Früh-, Spätabort)
- Blasenmole
- Schwangerschaftsbeendigung bei intrauterinem Fruchttod
- Prostaglandin-Belastungstest (in Verbindung mit PG-induzierter Zervixreifung)
- Indizierte Geburtseinleitung
- Uterusatonie
- Beschleunigung des medikamentösen Schwangerschaftsabbruchs

Kontraindikationen

- Lageanomalien
- Missverhältnis
- Status nach Operationen am Uterus
- Infektionen
- Prostaglandin-Allergie
- Nicht schwangerschaftsbedingte Erkrankungen wie Bronchialasthma, Glaukom (grüner Star), Colitis ulcerosa, Thyreotoxikose, schwere Herz-Kreislauf-Erkrankungen
- Epilepsie (PG $F_2\alpha$ und Nalador® kontraindiziert)
- Nalador® darf nicht bei einem lebenden Kind angewendet werden!

Überwachung

- Atmung und Kreislauf
- CTG-Überwachung
- Nach lokaler PG-Anwendung zur Zervixreifung/PG-Belastungstest: Schwangere 2 h nicht aufstehen lassen

Achtung:
- Oxytocin verstärkt die Prostaglandin-Wirkung am Uterus (Überstimulierung)!
- Der Mindestabstand zwischen PG-Anwendung und nachfolgender Oxytocin-Gabe soll 6 h betragen!
- Bei PG-induzierter hyperaktiver Wehentätigkeit (Überstimulation): Tokolyse mit Fenoterol!

Dosierung

Sie hängt von der jeweiligen Substanz (PG-Verbindung), von der Darreichungsform, der Indikation und vom Gestationsalter ab.
- **Abortinduktion (Spätabort):**
    - Zuerst Zervixreifung mit Gemeprost vaginal oder 0,5 mg PG E_2-Gel intrazervikal
    - Später Wehendinduktion mit Sulproston

- **Geburtseinleitung bei intrauterinem Fruchttod (> 24. SSW)**:
  - Zuerst Zervixreifung mit 0,5 mg PG E_2-Gel intrazervikal
  - Frühestens 6 h später Weheninduktion mit Sulproston 100 µg/h i.v. (Sulproston 1000 µg/500 ml 0,9%ige NaCl-Lösung, Infusionsgeschwindigkeit: 1,7–8,3 µg/min, mit 17 Tr./min beginnen, Steigerung bei unzureichendem Erfolg bis 80 Tr./min)
- **Indizierte Geburtseinleitung (bei lebendem Kind)**:
  - Ggf. Zervixreifung mit 0,5 mg PG E_2-Gel intrazervikal oder PG E_2 Vaginalgel (1 bzw. 2 mg) oder 3 mg PG E_2 Vaginaltbl.
  - Später Weheninduktion mit Oxytocin oder erneute lokale (intrazervikale bzw. vaginale) PG E_2-Anwendung (frühestens nach 6 h)
- **Atonie**:
  - i.v.-Infusion von PG $F_2\alpha$ 30–150 µg/min (5 mg/1000 ml 0,9%ige NaCl-Lösung, Infusionsgeschwindigkeit: 6–30 ml/min)
  - i.v.-Infusion von Sulproston 4–17 µg/min (500 µg/250 ml 0,9%ige NaCl-Lösung, Infusionsgeschwindigkeit: 40–160 Tr./min bzw. 120–480 ml/h)
  - Auch Injektion von PG $F_2\alpha$ in die Uterusmuskulatur oder Einbringen einer mit PG $F_2\alpha$-getränkten Tamponade in den Uterus
- **PG-Belastungstest** (meist in Verbindung mit einer PG-induzierten Zervixreifung):
  - 0,5 mg PG E_2-Gel intrazervikal, 1 oder 2 mg PG E_2-Vaginalgel oder 3 mg PG E_2-Vaginaltbl. in das hintere Scheidengewölbe
  - Anschließend CTG-Registrierung

Hinweis

- Nahezu alle prostaglandinhaltigen Medikamente müssen im Kühlschrank aufbewahrt werden!

14 Referenzbereiche ausgewählter Laborparameter

14.1 Referenzbereiche bei Frauen/ Schwangeren

Allgemeines

- Bei für Frauen und Männer unterschiedlichen Referenzbereichen sind nur die Werte für Frauen angegeben.
- In der Schwangerschaft ändern sich einige Referenzbereiche in Abhängigkeit vom Schwangerschaftsalter, die wichtigsten Änderungen sind berücksichtigt.
- Referenzwerte („Normalwerte") können bei unterschiedlichen Analyseverfahren variieren.
- SI-Einheiten (Systéme international d'Unités): Festlegung der Maßeinheiten nach dem international gültigen Einheitensystem
- Ein Teil der Zahlen entspricht den im Universitätsklinikum Magdeburg geltenden Referenzwerten.

14.1 Referenzbereiche bei Frauen/Schwangeren

Laborparameter	Konventionelle Einheiten	SI-Einheiten	Untersuchungsmaterial
HÄMATOLOGIE			
Erythrozytenzahl (Ery, RBC)	vor der Gravidität 4,0–5,5 Mio/μl 3. Trimenon 3,5–4,4 Mio/μl	4,0–5,5 Tpt/l 3,5–4,4 Tpt/l	EDTA-Blut
Erythrozytensenkungs-Geschwindigkeit (Blutkörperchen-Senkungsgeschwindigkeit, BSG, BSR, BKS)	1. Stunde 4–10 mm 2. Stunde 6–20 mm		Zitratblut
Hämoglobin (Hb, HBG)	vor der Gravidität 11,9–16 g/100 ml 3. Trimenon 11 –13 g/100 ml	7,4–10,0 mmol/l 6,8– 8,1 mmol/l	EDTA-Blut
Hämatokrit (Hk, HCT)	vor der Gravidität 35–47% 3. Trimenon 34–41%	0,35–0,47 0,34–0,41	EDTA-Blut, Heparin-Blut
Leukozytenzahl (Leuco, WBC)	4000–10000/μl	4–10 Gpt/l	EDTA-Blut
Leukozytendifferenzierung Basophile Granulozyten (BASO) Eosinophile Granulozyten (EOS) Stabkernige Granulozyten (STAB) Segmentkernige Granulozyten (SEG) Monozyten (MONO) Lymphozyten (LYM)	0– 2% 0– 5% 0– 8% 40–75% 2– 8% 20–40%	0 –0,02 0 –0,05 0 –0,08 0,4 –0,75 0,02–0,08 0,2 –0,4	EDTA-Blut
Retikulozyten (RETI)	0,2–3% der Erythrozyten		EDTA-Blut
Thrombozyten (PLT)	150000–375000/μl	150–375 Gpt/l	EDTA-Blut

Laborparameter	Konventionelle Einheiten	SI-Einheiten	Untersuchungs-material
GERINNUNG			
Antithrombin III (AT3) relativ	80–120%		Zitrat-Plasma
Blutungszeit (BLZ)	120–240 s		Kapillarblut
Fibrinogen (FIB)	vor der Gravidität 150–450 mg/100 ml 3. Trimenon 400–600 mg/100 ml	2–4 g/l 4–6 g/l	Zitrat-Plasma
Fibrinmonomere (FM)	negativ		Zitrat-Plasma
Fibrinspaltprodukte (FSP, FDP)	negativ		Zitrat-Plasma
Partielle Thromboplastinzeit (PTT)	chargenabhängig (z. B. bis 40 s)		Zitrat-Plasma
Thrombinzeit (TZ)	15–20 s		Zitrat-Plasma
Thromboplastinzeit (TZW, Quick)	> 70%		Zitrat-Plasma
ENZYME			
Alpha-Amylase (AMYL)	< 220 E/l	< 3,67 µmol/s.l	Serum
Alanin-Aminotransferase (ALAT, Glut-amat-Pyruvat-Transaminase, GPT)	< 30 E/l	< 0,5 µmol/s.l	
Aspartat-Aminotransferase (ASAT, Glutamat-Oxalacetat-Transaminase, GOT)	< 30 E/l	< 0,5 µmol/s.l	
Gamma-Glutamyltransferase (γ-GT)	< 33 E/l	< 0,55 µmol/s.l	
Laktat-Dehydrogenase (LDH)	< 480 E/l	< 8,0 µmol/s.l	
Alkalische Phosphatase (AP)	< 240 E/l	< 4,0 µmol/s.l	

Laborparameter	Konventionelle Einheiten	SI-Einheiten	Untersuchungsmaterial
EIWEISSE			
Albumin (ALB)	3,5–5,2 g/100 ml	35–52 g/l	Serum
Alpha-Fetoprotein (AFP)*			
C-reaktives Protein (CRP)		< 5 mg/l	
Totalprotein (TP, PROT, Gesamteiweiß)	6,6–8,7 g/100 ml	66–87 g/l	
STOFFWECHSELZWISCHENPRODUKTE			
Bilirubin (BILI, gesamt)	< 1,0 mg/100 ml	< 17,0 µmol/l	Serum
Glukose (GLUC, Kapillarblut) (Venenblut)	70–100 mg/100 ml 60–100 mg/100 ml	3,9 –5,55 mmol/l 3,35–5,55 mmol/l	Kapillarblut NaF-Blut
Glukosetoleranztest (75 g, 2 h-Wert)	Diabetes mellitus ≥ 200 mg/100 ml verminderte Glukosetoleranz: 140–< 200 mg/100 ml	≥ 11,1 mmol/l 7,8–< 11,1 mmol/l	Kapillarblut
Harnsäure (HRS)	< 5,7 mg/100 ml	< 340 µmol/l	Serum
Harnstoff (HST)	< 50 mg/100 ml	< 8,3 mmol/l	Serum
Kreatinin (CREA)	< 0,9 mg/100 ml	< 80 µmol/l	Serum
Triglyzeride (TG)	< 200 mg/100 ml	< 2,3 mmol/l	Serum

* Typische Verlaufskurve mit Werten zwischen 20 und 400 ng/ml. Im Rahmen der pränatalen Diagnostik (z. B. Triple-Test) genaue Angabe des Gestationsalters erforderlich, da für jede SSW eigene Referenzwerte gelten.

Laborparameter	Konventionelle Einheiten	SI-Einheiten	Untersuchungsmaterial
ELEKTROLYTE			
Chlorid (Cl)	98–106 mval/l	98–106 mmol/l	Serum
Eisen (Fe)	37–145 µg/100 ml	6,6–26 µmol/l	
Kalium (K)	3,5–5,1 mval/l	3,5–5,1 mmol/l	
Kalzium (Ca)	4,3–5,1 mval/l	2,15–2,55 mmol/l	
Magnesium (Mg)	1,4–2,1 mval/l	0,70–1,05 mmol/l	
Natrium (Na)	130–150 mval/l	130–150 mmol/l	
SÄURE-BASEN-HAUSHALT			
pH-Wert	7,37–7,45		Heparin-Blut
Kohlendioxyd-Partialdruck (pCO$_2$)	32–42 Torr (mm Hg)	4,65–5,65 kPa	
Basenüberschuss (Basenexzess, BE)	–2 bis +3 mval/l	–2 bis +3 mmol/l	
Standard-Bikarbonat	22–26 mval/l	22–26 mmol/l	
Sauerstoff-Partialdruck (pO$_2$)	> 101 Torr (mm Hg)	> 13,5 kPa	

14.1 Referenzbereiche bei Frauen/Schwangeren

Laborparameter	Konventionelle Einheiten	SI-Einheiten	Untersuchungs-material
HARN			
Eiweiß	< 150 mg/l		Spontanurin
Glukose	< 200 mg/l	< 1,1 mmol/l	Erster Morgenurin
Qualitatives Harnsediment	Erythrozyten bis 2 Leukozyten bis 5 Zylinder vereinzelt	im mikroskopischen Gesichtsfeld	Erster Morgenurin
Quantitative Zellzählung	Erythrozyten < 5 000/ml Leukozyten < 10 000/ml	< 5 Mpt/l < 10 Mpt/l	Spontanurin
Teststreifen-Methode	Felder für Protein (Albumin), pH, Leukozyten, Hb (Erythrozyten), Nitrit, spezifisches Gewicht, Urobilinogen, Bilirubin		Mittelstrahlurin
HORMONE			
Oestriol (E-3)*	15.–19. SSW 0,04–0,15 µg/100 ml 20. SSW 0,1 –0,35 µg/100 ml 30. SSW 0,3 –1,2 µg/100 ml 40. SSW 0,7 –2,5 µg/100 ml		Serum

* Für den Triple-Test ist die genaue Angabe des Gestationsalters erforderlich, da für jede SSW eigene Referenzwerte gelten.

Laborparameter	Konventionelle Einheiten	SI-Einheiten	Untersuchungsmaterial
Humanes Choriongonadotropin (HCG/β-HCG)*	außerhalb der Schwangerschaft < 5 mIE/ml 1 Woche nach der Konzeption 10–30 mIE/ml 1. Trimenon steiler Anstieg** 2. Trimenon 3. Trimenon	40 000–200 000 IE/l 8 000–100 000 IE/l 5 000– 65 000 IE/l	Serum
Alpha-Fetoprotein (AFP)*	2. Trimenon 25–75 ng/ml	25–75 µg/l	Serum
FRUCHTWASSER			
Alpha-Fetoprotein (AFP)***	1. Trimenon 14–45 µg/ml 2. Trimenon 4–26 µg/ml 3. Trimenon < 0,55 µg/ml	14–45 mg/l 4–26 mg/l < 0,55 mg/l	
Bilirubin, Bilirubinoide**** (indirekte Bestimmung durch Bestimmung des ΔE-Wertes bei 450 nm Wellenlänge)	Normalwerte zwischen 0,02–0,1 abhängig vom Gestationsalter (Liley-Schema, Zone I)		
Lecithin (bei Lungenreife)	> 5,1 mg/100 ml	> 51 mg/l	
Lecithin/Sphingomyelin-Quotient (bei Lungenreife)	≥ 2		

*   Für den Triple-Test ist die genaue Angabe des Gestationsalters erforderlich, da für jede SSW eigene Referenzwerte gelten.
** In den ersten sieben SSW verdoppeln sich die HCG-Werte ca. alle 2,5 Tage.
*** Bei der pränatalen Diagnostik (TAC) ist die genaue Angabe des Gestationsalters erforderlich, da für jede SSW eigene Referenzbereiche gelten.
**** Bei Verdacht auf Rh-Unverträglichkeit genaues Gestationsalter angeben

14.2 Referenzbereiche bei Neugeborenen

Laborparameter	Konventionelle Einheiten	SI-Einheiten	Untersuchungsmaterial
SÄURE-BASEN-HAUSHALT			Heparin-Blut
pH des Nabelarterienblutes (NApH)	$\geq 7{,}24$		
pH des Nabelvenenblutes (NVpH)	$\geq 7{,}30$		
pCO$_2$ (Nabelarterie und -vene)	35–50 mm Hg (Torr)	4,7–6,7 kPa	
pCO$_2$ (arteriell, 10 min p.n.)	38–53 mm Hg	5,1–7,0 kPa	
pCO$_2$ (Säugling, Kleinkind)	32–47 mm Hg	4,3–6,3 kPa	
Standard-Bikarbonat (Nabelarterie und -vene)	20 mval/l	20 mmol/l	
Standard-Bikarbonat (arteriell, 10 min p.n.)	15–20 mval/l	15–20 mmol/l	
Standard-Bikarbonat (Säugling, Kleinkind)	22–28 mval/l	22–28 mmol/l	
Basenüberschuss (Nabelarterie)	bis −7 mval/l	bis −7 mmol/l	
Basenüberschuss (Nabelvene)	bis −4 mval/l	bis −4 mmol/l	
Basenüberschuss (arteriell, 10 min p.n.)	bis −10 mval/l	bis −10 mmol/l	
Basenüberschuss (Säugling, Kleinkind)	−3,5 bis +2,5 mval/l	−3,5 bis +2,5 mmol/l	
pO$_2$ Nabelarterie	≥ 16 mm Hg (Torr)	$\geq 2{,}1$ kPa	
pO$_2$ Nabelvene	≥ 27 mm Hg	$\geq 3{,}6$ kPa	
pO$_2$ (arteriell, 10 min p.n.)	≥ 50 mm Hg	$\geq 6{,}7$ kPa	
pO$_2$ (Säugling, Kleinkind)	80–108 mm Hg	10,7–14,4 kPa	

14 Referenzbereiche ausgewählter Laborparameter

Laborparameter		Konventionelle Einheiten		SI-Einheiten		Untersuchungsmaterial
STOFFWECHSELZWISCHENPRODUKTE						
Bilirubin (BILI, gesamt)						
Frühgeborene	Nabelschnurblut	< 2 mg/100	ml	< 34	µmol/l	Serum
	< 24 h alt	1–6 mg/100	ml	17–100	µmol/l	
	1.–2. Tag	6–8 mg/100	ml	100–140	µmol/l	
	3.–5. Tag	10–12 mg/100	ml	170–200	µmol/l	
Termingeborene	Nabelschnurblut	< 2 mg/100	ml	< 34	µmol/l	
	< 24 h alt	2–6 mg/100	ml	34–100	µmol/l	
	1.–2. Tag	6–7 mg/100	ml	100–120	µmol/l	
	3.–5. Tag	4–12 mg/100	ml	70–200	µmol/l	
Glukose (GLUC, nüchtern)	Frühgeborene	20–60 mg/100	ml	1,3–3,3	mmol/l	NaF-Blut, EDTA-Blut
	Neugeborene	30–60 mg/100	ml	1,7–3,3	mmol/l	
	Säuglinge	50–90 mg/100	ml	2,8–5,0	mmol/l	
HÄMATOLOGIE						
Erythrozyten (Ery, RBC)	1.–3. Tag	4,5–6,5 Mio/µl		4,5–6,5 Tpt/l		Kapillarblut, EDTA-Blut
	5.–7. Tag	4,4–6,0 Mio/µl		4,4–6,0 Tpt/l		
Retikulozyten (RETI)	1.–3. Tag			13–65‰ der Erythrozyten		
	5. Tag			10–50‰ der Erythrozyten		
	7. Tag			5–15‰ der Erythrozyten		
Hämoglobin (Hb, HBG)		17,5–21,5 g/100 ml		10,9–13,3 mmol/l		
Hämatokrit (Hk, HCT)		58–62%		0,58–0,62		

Sachregister

A
Abdomen, großes 343 f
Abnabeln 311
Abort (Fehlgeburt) 106 ff
- Induktion 389
Abrechnung, Niederlassung 354
Abruptio (Schwangerschaftsabbruch) 159 ff
Abruptio placentae (Plazentalösung) 227 ff
Abstillen 284 f
Adaptationsstörungen 338
Adrenogenitales Syndrom (AGS) 331
AFP (Alpha-Fetoprotein) 2 f, 41, 58
Afterbürde 176
AGS (Adrenogenitales Syndrom) 331
Ahlfeld-Plazentalösungszeichen 176
AIDS 153 ff
Aktivphase, Geburt 169 f
Akzelerationen, CTG 24
Alkohol
- Embryopathie 359
- Schwangerschaft 69
- Stillen 282, 365
Alles-oder-Nichts-Gesetz 356
Allgemeinanästhesie (Narkose) 175
Alpha-Fetoprotein (AFP) 2 f, 41, 58
Alvarez-Wellen 167
Ambroxol 111, 370 f
Amnioninfektionssyndrom 111, 193 f
Amnioninfusionssyndrom 240
Amnioskopie 3 ff
Amniozentese 40 ff
Anämie
- Neugeborenes 124 f, 338
- Schwangere 17, 77
Analatresie 323 f
Anamnese 5 ff, 59
Anenzephalus 322

Anhydramnie 40, 128
Anlegen, erstes 178, 279, 312
Anpassungsstörungen s. Adaptationsstörungen 338
Anti-D-Antikörper 124
Anti-D-Immunglobulin 124, 126
Anti-D-Prophylaxe 63, 126
Antikörper-Suchtest 60, 63, 125
Apathie, NG 345 f
Apgar-Schema 314
Apoplexia uteri 228
Arbeitsmittel, Niederlassung 352 ff
Armlösung, BEL 258 ff
- klassische 258
- nach *Lövset* 259 f
- nach *Müller* 259
Armplexuslähmung 320 f
Armvorfall 211 f
Arrhythmie, fetale 26
Arzneimittel s. Medikamente 355 ff
Asphyxie 336 ff
assistierte Spontangeburt, BEL 206 f
Atemminutenvolumen, Schwangerschaft 53
Atemnotsyndrom 342
Atemschulung 94 ff
Atonie (Uterus) 232, 235 f
- Prophylaxe 385
- Therapie, medikamentöse 381 ff, 385, 390
Atosiban (Tractocile®) 111, 379
Augenprophylaxe (*Credé*) 313
Auslagen s. Verbrauchsmaterial 64, 279
Ausschabung 262 f
Austreibungsperiode 169 f
- Betreuung 175
- Schmerzlinderung 173
- Verkürzung 175
Austreibungswehen 167
außerklinische Geburt 180 ff
Aziditätsstatus 314

# Sachregister

Azidose
- fetale 15
- Neugeborenes 314

B

baby blues, Wochenbett 305
Ballotement 31, 203
Bandbreite, CTG 24
Basalfrequenz, CTG 23
Basaltonus 214f
- Messung 19f
base line, CTG 23
Bauchspalte 323
Becken, mütterliches 7 ff, 18
- Austastung 8
- Diagnostik, funktionelle 12, 210
- Ebenen 10ff
- Maße 9
- Messung 8ff
Beckenausgang 11
Beckenboden 11
- Training 90, 286
Beckeneingang 10
Beckenendlage 201 ff
- ganze Extraktion 269 ff
- Geburtsleitung 206 f
- Manualhilfe 207, 256 ff
- Sectio caesarea 207
- vaginale Entwicklung 206f, 256ff
- Wendung 204, 267, 269
Beckenenge 11
Beckenführungslinie 12
Beckenmitte 10
Beckenmobilisation 90
Beckenringlockerung 303 f
Beratung
- Schwangerschaft 64 ff, 87 f
- Wochenbett 286, 287 ff
Berufsgenossenschaft 349
Berufshaftpflicht 349
Berufsverband 348
Beta-HCG s. Humanes Choriongonadotropin 2, 38, 41, 57
Betamethason 111, 371 f
Bewusstseinstrübung, Geburt 189
Bilirubin 338, 341 f, 400
Biotinidasemangel, NG 331

Bishop-Score 50
Biometrie, fetale s. Ultraschall 45 f
biophysikalisches Profil 115
Blähungen, Schwangere 77
Blässe, Schwangere 17
- Neugeborenes 322, 337
Blasenfunktion, Wöchnerin 277
Blasenmole 129 f
Blasensprung 164 ff
- Nachweis 40, 164, 191 f
- vorzeitiger 165, 191 ff
Blut, Schwangerschaft 53, 55
Blutdruck
- Schwangerschaft 53, 62, 78
- - Erhöhung 132 ff
- - Grenzwerte 62, 133, 274 f
- Wochenbett 274 f
Blutentnahme
- Erstuntersuchung 60
- Mutterschaftsvorsorge 63
Blutflussmessung (Doppler-Sonographie) 43, 48 ff
Blutgasanalyse, fetale (FBA) 14 ff
Blutgerinnung
- Schwangerschaft 55
- Störungen 135, 232, 238 f
Blutgruppe 60, 124
Blutungen
- Geburt 188
- - Maßnahmen 226, 228 f
- intrakranielle 321 f
- - Prophylaxe 313, 329
- Nachgeburtsperiode 231 ff
- - Maßnahmen 232 f, 236
- Schwangerschaft 104
- - Maßnahmen 226
- Wochenbett 296 f
Blutvolumen 53
Body-Mass-Index (BMI) 56
*Bracht*scher Handgriff 257
Bradykardie, fetale 23, 26
Braxton-Hicks-Kontraktionen 167
Brust
- Pflege 279 ff
- Stillvorbereitung 70 ff
- Untersuchung, Wochenbett 275
- Veränderungen, physiologische 284

Brustdrüsenschwellung (Mastopathie), NG 328
Brustwarzen 71, 283
– Stimulationstest 27
Bund Deutscher Hebammen e.V. 348
Bundesstiftung „Mutter und Kind" 75
Butylscopolaminiumbromid 373 f

C

Caput succedaneum 319
Cerclage 111, 113
Chlamydieninfektion 151 f
Chloasma uterinum 17, 54, 79
Cholestase, intrahepatische 17, 106, 142 f
Chorioamnionitis 151, 193
Chorionepitheliom 130
Choriongonadotropin (Humanes Choriongonadotropin) 2, 38, 41, 57
Chorionkarzinom 130
Chorionzottenbiopsie 13 f
Chromosomenanalyse 13, 29, 34
Clifford-Schema 317
Clot-observation-Test 239
Condylomata lata 148
Conjugata diagonalis 9
– externa 9
– vera obstetrica 9
cord traction 177
*Credé*sche Augenprophylaxe 313
CTG s. Kardiotokographie 18 ff
Couvelaire-Syndrom 228

D

Damminfiltration 173 f
Dammriss 234
– Nahtversorgung 263 ff
Darmfunktion, Schwangere 54
– Wochenbett 277
Daumenzeichen, fehlendes 203
Dead-fetus-Syndrom 221
Deflexionslagen 194, 197
De Lee, Höhenstandsdiagnostik 10 f
*De Lee*scher Spiegelhandgriff 206
Depression
– Neugeborenes 314
– Wochenbett 304 f
Dezelerationen, CTG 23 ff
– Zusatzkriterien 25
Diabetes mellitus 144 f
Diazepam 111, 136, 374 f
Diazoxid 136
DIC (disseminierte intravasale Gerinnung) 135, 232, 238 f
Dihydralazin 136, 376 f
Dip, CTG 23
Diskoordination, Wehen 212
Disproportion, zephalo-pelvine 209
disseminierte intavasale Gerinnung (DIC) 135, 232, 238 f
Distantia cristarum 9
– spinarum 9
– trochanterica 9
Distraktion 166
Dokumentation
– fetale Notsituation 201, 220
– Geburt 178
– Kardiotokogramm 21
– Mutterpass 61, 64, 113
– Neugeborenes 313
– Wochenbett 278
Doppler-Effekt 19, 43
Doppler-Sonographie 43, 48 ff
Down-Syndrom s. Trisomie 21 3, 42
3-D-Sonographie 44
Drogen
– Embryopathie 358 f
– Fetopathie 358 f
– Muttermilch 282, 365
– Schwangerschaft 69, 356 ff
Dyspnoe, NG 343
Dystokie 212 ff
Dystrophie 117, 310

E

E-E-Zeit (Entscheidungs-Entwicklungs-Zeit) 253 f
Eihäute 177
Einstellungsanomalien 195 f
Eisen, Schwangerschaft 67, 69,77
Eiweiß, Bedarf 64 f
– Stoffwechsel 55

Eklampsie 132 ff
- medikamentöse Behandlung 136, 377, 380 f
Ekzem 17
Elektrokardiographie, fetale 19
Elektolytstoffwechsel 55
Elternzeit 290
Embolie, Lunge 303
- Fruchtwasser 240
Embryopathie 357
- Alkohol 359
- diabetische 145
- Drogen 359
- Medikamente 358 f
- Röteln 156
Endometritis puerperalis 299 f
Endomyometritis 299 f
Energiebedarf, Schwangerschaft 68
Enterokolitis, nekrotisierende 344
Entscheidungs-Entwicklungs-Zeit (E-E-Zeit) 253 f
Entspannungstraining 91 ff
EPH-Gestose 132 ff
Epiduralanästhesie 174
Epiphysenlösung 320
Episiotomie 234, 244 ff
- funktionelle 245
- Schnittführung 246
- nach *Schuchardt* 245
- Nahtversorgung 263 ff
Epispadie 324
Erb-Duchenne-Lähmung 320
Erbrechen, Schwangere 76, 131
- Neugeborenes 345
Ernährung
- Neugeborene/Säuglinge 326 f
- Schwangerschaft 64 ff
- Wochenbett 287
Eröffnungsperiode 169 f
- Betreuung 172
- Überwachung 173
Eröffnungswehen 167
Erschöpfung, Schwangere 77
- Gebärende 213 f
Erstgebärende, späte 5
Erythema toxicum neonatorum 328
Erythroblastose 124
Erythrozyten, Rh(D)-positive 124

Erythrozytenvolumen 53, 55
Erziehungsgeld 291 f
Erziehungsurlaub 290 f
Exanthem 17
- papulöses 152
Exsikkose 17
extended legs 202
Extraktion, ganze 269 ff

F
Familiengeld 292
Farb-Doppler-Sonographie 43
Farnkrauttest 192
Fazialisparese 321
FBA (fetale Blutgasanalyse) 14 ff
Fehlbildungen, kindliche 322 ff
Fehlgeburt (Abort) 106 ff
Fenoterol 111, 377 ff
Fersenzeichen 203
fetale Blutgasanalyse (FBA) 14 ff
fetale Hypoxie 216 ff
Fetopathie 357
- diabetische 145
- Drogen 359
- Medikamente 358 f
Fetoskopie 16
Fett, Bedarf 64 ff
- Stoffwechsel 55
Fetus papyraceus 122
Fibrinolyse (Hyperfibrinolyse) 238
Fieber, Geburt 189, 193
- Differenzialdiagnose 189
- Schwangerschaft 105
- Wochenbett 296, 300 f
Fibrose, zystische 331
Finkelstein-Regel 326 f
Fischer-Score 26
Flachwarzen 71, 283
floating line, CTG 23
Flüssigkeitshaushalt, Schwangere 55
Fluktuation, CTG 24
Flussmessung (Doppler-Sonographie) 43, 48 ff
Folsäure, Schwangerschaft 69
Fortbildung 349
Forzeps-Entbindung 247 ff, 251
Freiberuflichkeit 348

Sachregister

Fritsch-Lagerung 178
Fruchttod, intrauteriner 221 ff
- Geburtseinleitung 390
Fruchtwasser 165
- Amnioskopiebefund 4
Fruchtwasserembolie 240
Fruchtwasserinfektion 193 f
Fruchtwasserinfusion 240
Früherkennungsuntersuchungen, NG 330 ff
Frühgeborenes 339 f
Frühgeburt 109 ff
- Sectio-Indikationen 112
Fundusstand
- Schwangerschaft 39 f
- Wochenbett 178, 275
Furosemid 136
Fußgreifreflex 318
Fußlage 202

G

Galaktosämie 330 f
Galant-Reflex 318
Gallenkolik 143
ganze Extraktion 269 ff
Gastroschisis 323
Gebärposition 176
Geburt 163 ff
- Anzeige 289
- außerklinische 180 ff
- Betreuung 171 ff
- Dokumentation 178
- Gebärhaltung 176
- im Wasser 179 f
- Mehrlinge 123
- programmierte (terminierte) 183 f
- Überwachung 171 ff
Geburtsdauer 169
Geburtseinleitung 183 ff
- medikamentös 385, 390
Geburtserleichterung 172 f
Geburtsgeschwulst 319
Geburtsmechanik
- Beckenendlage 203, 205
- Deflexionslagen 197
- hintere Hinterhauptslage 197
- vordere Hinterhauptslage 168

Geburtsstillstand 190
Geburtstermin, Bestimmung 60 f
- Überschreitung 118 ff
Geburtsverlauf 169 ff
Geburtsverletzungen
- kindliche 249, 251, 319 ff
- mütterliche 234 f
- Nahtversorgung 263 ff
Geburtsvorbereitung 81 ff
- Gesprächsthemen 87 f
- Gymnastik 88 ff
- Kursaufbau 84
Gefäßwiderstand, Schwangere 53
Gemini 120 ff
Genitale, intersexuelles 324
Genussmittel 69
Geradstand, hoher 198
Gerinnung, Schwangere 55
Gerinnungsstörung 135, 232, 238 f
- disseminierte intravasale (DIG) 238
Geschlechtsverkehr
- Schwangerschaft 71
- Wochenbett 288
Gesichtslage 197
Gestationsdiabetes 144 f
Gestosen 132 ff
Gesundheitsamt 349
Gewicht
- Neugeborenes 280, 281, 327
- Schwangerschaft 55 ff
- Wochenbett 287
Gewichtsveränderungen, extreme 105 f, 133
Glukosetoleranztest, oraler (oGGT) 144, 395
Glukosurie 54, 144
Gregg-Syndrom 156
Grundumsatz, Schwangere 55

H

Haarausfall, Schwangere 54
Hämatokrit (Hk) 17, 55, 133
- Kontrolle 60, 63
Hämatome, postpartal 234
Hämoglobin (Hb) 17, 55
- Kontrolle 60, 63
Hämorrhoiden 78, 278

Haltungsanomalien 194
Handgreifreflex 318
Handgriff nach *Bracht* 257
- nach *Brandt-Andrews* 177
- nach *Credé* 234, 236
- nach *Kristeller* 207
- nach *Veit-Smellie* 260
- nach *Zangemeister* 12, 31 f
Harnsäure 54
Harnstau 54
Harnstoff 54
Harnverhaltung 277
Hausgeburt 180 ff
Haustiere 72
Haut, Inspektion 17
- Schuppung 328
- Veränderungen 54
Hb (Hämoglobin) 17, 55, 60, 63
HBsAg-Nachweis 60, 63, 150
HCG, β-HCG (Humanes Choriongonadotropin) 2, 38, 41, 57
Hebammenhilfe
- Kassenleistung 64
- Mutterschaftsvorsorge 61 ff
- Wochenbett 274
Hebammentasche 64, 278 f, 353 f
*Hellin*sche Regel 120
HELLP-Syndrom 132 ff, 137 f
Hepatitis 17, 150 f
Herpes simplex 157 ff
Herzaktionen, kindliche 52
Herzfehler, NG 324
Herzfrequenz, fetale 23 f
- - Messung 18 ff
- mütterliche 53
Herzkankheiten 139 ff
Herz-Kreislauf-System, Schwangerschaft 53
Herzminutenvolumen, Schwangere 53
Heultage, Wochenbett 305
Hinterhauptslage, hintere 197
- vordere 168
Hirnblutung, NG 321 f
HIV-Infektion 153 ff
HIV-Test 60, 154
Hk (Hämatokrit) 17, 55, 133
Hodge, Parallelebenen-System 10 f

Hohlwarzen 71, 283
Holzuterus 228
Hormonhaushalt 57 f
HSV-Typ 1, Typ 2 (Herpes simplex) 157 ff
Hüftdysplasie 324 f
Hüftluxation 324
Humanalbumin 136
Humanes Choriongonadotropin (HCG) 2, 57
- Nachweis 38
- Triple-Test 41
Humanes plazentares Laktogen (HPL) 57
Hydramnion 126 ff, 165
Hydrops, Fetus 125
- Plazenta 125
Hydrozele 324
Hygiene, Schwangerschaft 70
- Wochenbett 287
Hyperaktivität, uterine 213
Hyperemesis gravidarum 17, 131
Hyperbilirubinämie 342
Hyperfibrinolyse 238
Hyperkoagulabilität 55
Hyperpigmentation 17, 54, 79
Hypertonie 132 ff
- uterine 213
Hypoglykämie, NG 338
Hypospadie 324
Hypotensivsyndrom 138
Hypothermie, NG 338
Hypotonie 17, 77
Hypotrophie, fetale 117
Hypothyreose, NG 330
Hypoxie, fetale 216 ff
- Ursachen 190 f

I
Ichthyosis 16
Ikterus
- Neugeborenes 124, 338, 341 f
- Schwangerschaft 17, 106, 142
Ileus, NG 344
Impfungen
- Neugeborenes, Empfehlungen 333
- Röteln 156

Sachregister **407**

- Schwangerschaft 72
Infektion
- Damm 298 f
- Neugeborenes 338
- Scheide 298 f
Infektionskrankheiten 146 ff
- Diagnostik 146 f
- Untersuchungsmaterial 147
Infektionsschutz 72
Inkompatibilität (Rh-Unverträglichkeit) 124 f
Insertio velamentosa 218
Inspektion 17 ff
Institutionskennzeichen, Niederlassung 349
Interspinalebene 11
intrakranielle Blutung, NG 321 f
intrauterine growth retardation (Wachstumsretardierung) 117 f
Inversio uteri 237

J
Jod, Schwangerschaft 68, 69
Juckreiz 17

K
Kaiserschnitt 251 ff
Kalzium, Schwangerschaft 67
Kamelwehen 215
Kaposi-Sarkom 153, 154
Kardiotokographie (CTG) 18 ff
- Beurteilung 22, 26
- - Zusatzkriterien 25
- Indikationen 20
- Kineto-CTG 19, 28
- Nomenklatur 23 ff
- Telefon-CTG 20
- telemetrische Übertragung (Telemetrie) 20
Karies
- Schwangerschaft 54, 70
- Prophylaxe, NG 329
Karyotypisierung 13, 29
Kassenleistungen 64, 75, 160, 293
Kephalhämatom 319
Keratitis 148
Kindbettfieber 300 f
Kindergeld 293

Kindsbewegungen 52, 119
- Akzelerations-Rate 22
- Messung 20
Kinetokardiotokographie 19, 28
Kjelland-Zange 247
Klavikulafraktur 320
Kleidung, Schwangere 70
Klitorisriss 234
Klumpfuß 325
*Klumpke*sche Lähmung 321
Knielage 202
Koagulopathien (Gerinnungsstörungen) 135, 232, 238 f
Kochsalz, Schwangerschaft 68
Körperhaltung, Geburt 176
Körperpflege
- Schwangerschaft 70, 79
- Wochenbett 280, 287
Koffein 69, 287, 365
Kohlenhydrate, Bedarf 64 f
- Stoffwechsel 55
Kollaps, Geburt 189
Kolpitis 63, 109
Kolposkopie 59
Koma, Geburt 189
Konakion (Vitamin K), NG 313
Kontraktionsmittel 381 ff, 383 ff, 387 ff
Kontrazeption, Wochenbett 288
Konzeptionstermin, Terminbestimmung 60
Koordinationsstörungen, Wehen 213, 215
Kopfentwicklung nach *Veit-Smellie* 260
Kopfschmerzen 77, 133
Kordozentese 29 f
Krämpfe, Geburt 189
- Neugeborenes 344 f
- tonisch-klonische 133
Krankenversicherung 349
Kratzeffekte 17
Kreatinin 54
*Kristeller*scher Handgriff 207
Kündigungsschutz, MuSchG 74
Kürettage 262 f
Küstner-Plazentalösungszeichen 176

L

Labordiagnostik
- Erstuntersuchung 60
- Mutterschaftsvorsorge 63

Laborparameter 391 ff
- Frauen/Schwangere 392 ff
- Neugeborene 399 f

Lageanomalien 195 f
Landeserziehungsgeld 292
Landesstiftungen 292
Latenzphase, Geburt 169 f
Leberkrankheiten 142 ff, 150
Leibesumfang 39 f
*Leopold*sche Handgriffe 12, 30 ff
Lethargie, NG 345 f
Leukozyten 55
Liley-Schema 40, 125
Linea alba 54
- fusca 17, 54
Lippen-Kiefer-Gaumen-Spalte 322 f
Listeriose 152 f
*Litzmann*sche Obliquität, verstärkte 195, 198
Lochien 275 f
- Stau 297, 299
Lues (Syphillis) 147 f
Lungenembolie 303
Lungenfunktion, Schwangere 53
Lungenreife, fetale
- Diagnostik 40
- Induktion 370 ff
Lupus erythematodes 134

M

Magen-Darm-Trakt
- Schwangerschaft 54
- Fehlbildungen, Neugeborenes 323 f

Magensäure, Schwangere 54
Magnesium, Schwangerschaft 67
Magnesiumsulfat 111, 136, 380 f
Mamillen-Stimulationstest 27
Mammae, Wochenbett 275, 284
Mangelentwicklung, intrauterine 117 f
Mangelgeborenes 117, 310, 339 f
Mannitol-Lösung 136
Manualhilfe 256 ff
- nach *Bracht* 257
manuelle Extraktion, BEL 269 ff
Massagen, Geburtsvorbereitung 97 ff
Mastitis puerperalis 307 f
Mastopathie, NG 328
maternity blues 305
Mazeration 221
MBU (Mikroblutgasanalyse, fetale Blutgasanalyse) 14 ff
Mc Roberts-Manöver 200
Medikamente, geburtshilflich wichtige 369 ff
- Schwangerschaft 356 ff
- - Beratungsstellen 366 f
- Stillzeit 361 ff
Mehrlinge 120 ff
Mekoniumileus 331, 343
Mekoniumpfropfsyndrom 343
Meningozele 322
Menstruation, Wochenbett 288
Methylergometrin 381 ff
*Michaelis*sche Raute 8
Mifepriston (Mifegyne®) 160
Mikroblutgasanalyse (MBU, fetale Blutgasanalyse) 14 ff
Milcheinschuss 275
Milchpfropfobstruktion, NG 344
Milchproduktion 282
Milchstau 283, 308
Milien 328
Misgav-Ladach-Methode (Sectio caesarea) 252
missed abortion 45, 108
Missverhältnis 209 ff
- Diagnostik 31, 210 f
Mittelstrahlurin 60, 63
Modus *Duncan*, Plazentalösung 170
Modus *Schultze*, Plazentalösung 170
Morbus hämolyticus fetalis 124
- - neonatorum 124 f
Morbus *Hirschsprung* 344
Moro-Reflex 318
Müdigkeit, Schwangere 77
Mukoviszidose (zystische Fibrose) 13, 331
Multigravida 5
Multipara 5

Mutter-Kind-Wehen 215
Muttermund-Einstellung 224, 228, 242 f
Mutterschaftsgeld 75
Mutterschaftsvorsorge 61 ff
Mutterschutzgesetz (MuSchG) 73, 290
Myelomeningozele 322
Myelozele 322

N

Nabel, Erstversorgung 312
– Pflege 328
Nabelarterien, Aplasie 218
– pH (NApH) 311, 314
Nabelschnur, Inspektion 177
– Komplikationen 216 ff
Nabelschnurbruch 323
Nachgeburtsperiode 169 f
– Komplikationen 177, 231 ff
– Leitung 176 f, 381 ff
Nachgeburtswehen 167
Nachkürettage 262 f
Nachräumung 262 f
Nachsorge, Wochenbett 274
– Materialien 278 f
Nachtastung, instrumentelle 262
– manuelle 231
Nachwehen 167
Nackenreflex 318
Naegele-Zange 247
*Naegele*sche Obliquität, verstärkte 195, 198
*Naegele*sche Regel 60
Nahtmaterial 264 f
Nahtversorgung 263 ff
Narkose (Allgemeinanästhesie) 175
Nebentätigkeit 348
Neugeborenenakne 328
Neugeborenenperiode 310
Neugeborenenreflexe 318
Neugeborenen-Screening 330 ff
Neugeborenes (NG) 309 ff
– Asphyxie 336 ff
– Betreuung 325 ff
– Beurteilung 314, 326
– Ernährung 326 f
– Erstuntersuchung (U1) 313, 315
– Erstversorgung 311
– Geburtsverletzungen 319 ff
– Gewichtsentwicklung 327
– Kennzeichnung 312
– Klassifikation 310
– krankes 341 ff
– Reanimation 335 ff
– Temperatur 326
– Überreife, *Clifford*-Schema 317
– Zustandsbeurteilung, post natum 314
Neuralrohrdefekt 322
– Alpha-Fetoproteinbestimmung 2 f
– Triple-Test 41 f
Niederlassung 347 ff
– Abrechnung 354
– Arbeitsmittel 352 ff
– Voraussetzungen 348 ff
Nierenfunktion, Schwangere 54
– Wochenbett 277
Nifedipin 136
Nikotin 69, 282, 359
Non-Stresstest, CTG 27
Notfallsectio 220
Nulldurchgänge, CTG 24, 26
Nulligravida 5
Nullipara 5
NYHA-Einteilungsschema 140

O

Oberarmfraktur, NG 320
Oberschenkelfraktur, NG 320
Obliquität, verstärkte 195, 198
Obstipation 52, 77
Ödeme 18, 78, 132, 133
Öffentlichkeitsarbeit 351 f
oraler Glukosetoleranztest (oGTT) 144, 395
Ösophagus, Atresie 323
– Sondierung 313, 315
Östradiol 57 f
Östriol 2, 41, 57 f
Östron 57 f
oGTT (oraler Glukosetoleranztest) 144, 395
Oligohydramnion 128 f, 165
Omphalozele 323

Oszillationen, CTG 24
Oxytocin 383 ff
- Belastungstest 27, 385

P
Palpation 30 ff
Parallelebenen-System, Becken 10 f
Parität 5
PDA (Periduralanästhesie) 174
Pemphigus 148
Periduralanästhesie (PDA) 174
Periduralanalgesie 174
Pethidin 386 f
Pfropfgestose 132 ff
Phenylketonurie (PKU) 330
Phonokardiographie 19
pH-Wert, aktueller, fetaler 14 ff
- Nabelarterie 311, 314
- Scheide 63, 110
- - Blasensprung 191
Pigmentierung 17, 54, 79
PKU (Phenylketonurie) 330
Placenta accreta 233
- adhaerens 233
- praevia 223 ff
Plasmaprotein, Schwangere 55
Plasmavolumen 53, 55
Plazenta, Beurteilung 177
- Lösungsarten 170
- Lösungsstörungen 227, 233 f
- Lösungszeichen 176
- Retention 233
- unvollständige 233
Plazentabiopsie 13
Plazentainsuffizienz 113 ff
- akute (respiratorische) 114
- chronische (nutritive) 115
- subakute 115
Plazentalösung 170
- manuelle 261 f
- vorzeitige 225, 227 ff
Plurigravida 5
Pluripara 5
Polyglobulie, NG 342
Polyhydramnion 126 ff
Postplazentarperiode 169, 171
- Maßnahmen 178
Präeklampsie 132 ff

- medikamentöse Behandlung 136, 377, 380 f
Pränatale Diagnostik 5, 33 ff
- Alpha-Fetoproteinbestimmung 2 f
- Amniozentese, transabdominale 40 f
- Chorionzottenbiopsie 13 f
- Fetoskopie 16
- Kordozentese 29 f
- Triple-Test 41 f
Pregnandiol 57
Pressperiode 169 f
Presswehen 167
Primigravida 5
Priming (Zervixreife-Induktion) 120, 160, 387 ff
Primipara 5
Progesteron 57
Prophylaxe, Augen (*Credé*) 313
- Blutungen, Vitamin K 313
- Karies, Fluor 329
- Rachitis, Vitamin D 329
Prostaglandin-Belastungstest 27, 390
Prostaglandine (PG) 387 ff
Proteinurie 54, 132
Psyche, Schwangere 58 f
Psychose, Wochenbett 306 f
Pudendusanästhesie 174
Puerperalfieber 300 f
- Differentialdiagnose 296
Puerperalgeschwür 298 f
Puerperalsepsis 300 f
Pulsoxymetrie 36 ff
Puppenaugenphänomen 318
Pyelonephritis gravidarum 79, 141 f

Q
Querlage 208 f
- Wendung 266 ff
Querstand, tiefer 198

R
Rachitisprophylaxe 329
Rauschgifte (Suchtmittel) 69 f, 359, 365
Reanimation, Neugeborenes 335 ff

– Schema 337
Rechtsschutzversicherung 349
Referenzbereich, Laborwerte 391 ff
Reflexe, NG 318
Reifezeichen 316
– Bestimmung 317
– – neurologische (Reflexe) 318
Reisen, Schwangerschaft 72
Rektusdiastase 91, 286
Rentenversicherung 349
Restluft, Schwangere 53
Retraktion 166
Retrovir® (Zidovudin) 154
Rhagaden 283
Rhesus-System 124
Rh-Faktor 125
Rh-Prophylaxe 126
Rh-Unverträglichkeit (Inkompatibilität) 124 f
Risikofaktoren
– geburtshilfliche 334 f
– mütterliche 334
Risikoneugeborenes 333 ff
Risikoschwangerschaft 61, 334
Rissblutung 232
Rissverletzung, mütterliche 232, 234
*Roederer*sche Einstellung 198
Röteln 155 f
Röteln-Antikörper-Titer 60, 156
Rückbildung, Uterus 275
– Gymnastik 285 ff
– verzögerte 296, 297 f
Rückenlage-Schock-Syndrom 138
Rückenschmerzen 78 f

S
Säuglingsnahrung 329 f
Säure-Basen-Haushalt
– Erwachsene 396
– Neugeborene 399
sanfte Sectio 252
Sauerstoffsättigung (SpO$_2$), arterielle 36 ff
Saugreflex 318
Schädelfraktur, NG 319
Scheiden-pH-Wert 63
– Blasensprung 191

– drohende Frühgeburt 110
Scheidenriss 234
Scheitelbeineinstellung 195, 198
Schmerzausschaltung, Geburt 173 f
Schmerzen, Geburt 188
– Schwangerschaft 104 f
– Wochenbett 297
Schmerzlinderung, Geburt 173, 179
– Rückenschmerzen 78 f
Schnellsectio 251
Schnittentbindung s. Sectio caesarea 251 ff
Schock, Geburt 189
– Neugeborenes 338
– septischer 301
Schreitreflex 318
Schröder-Plazentalösungszeichen 176
Schuchardt-Schnitt 245
Schulterdystokie 145, 199 ff
Schultergeradstand, hoher 199 f
Schulterquerstand, tiefer 199, 201
Schutzfrist, MuSchG 74
Schwangere, rh-negative 63, 124 f, 126
Schwangerengymnastik 88 ff
Schwangerenschwimmen 99 ff
Schwangerschaft 52 ff
– Anämie 17, 77
– Dauer 52
– Drogen 69 f, 359
– Ernährung 64 ff
– Erstuntersuchung 59 ff
– Gewichtszunahme 55 ff
– internistische Erkrankungen 139 ff
– Medikamente 356 ff
– – Beratungsstellen 366 f
– Mutterschaftsvorsorge 61 ff
– Nachweis 52
– Psyche 58 f
– Stadien, psychisch-physische Umstellung 53
Schwangerschaftsabbruch (Abruptio) 159 ff
Schwangerschaftsbeschwerden 76 ff
Schwangerschaftsfettleber, akute 143 f

Schwangerschaftshochdruck 132 ff
Schwangerschaftshormone 57 f
Schwangerschaftshypertonie 132 ff
- medikamentöse Behandlung 136, 376 f, 380 f
Schwangerschaftsproteine 58
Schwangerschaftsstreifen 17, 54, 79
Schwangerschaftstest 38
Schwangerschaftswehen 167
Schwangerschaftszeichen 52
Schwindel, Schwangere 77
Screeninguntersuchungen, NG 330 f
Sectio caesarea 251 ff
- auf Wunsch 252
- Indikationen 252 f
- Komplikationen 256
- Operationstechnik 255
- primäre (elektive) 123, 155, 158, 252 f
- sanfte 252
- sekundäre 253
- Überwachung, postoperative 255
- Vorbereitung 254
Senkwehen 167
Sexualität, Schwangere 71
- Wochenbett 288
Shute-Zange 247
Sichelfuß 325
SI-Einheiten 392 ff
SIH (schwangerschaftsinduzierte Hypertonie) 134
small-for-date-baby 117, 310
Sodbrennen, Schwangere 54, 76 f
Sonographie s. Ultraschalldiagnostik 43 ff, 60
Soziale Hilfen, Schwangerschaft 73 ff
Spätabruptio 160
Spätgestose 132 ff
Speichel, Schwangere 54
Spekulum-Entbindung 243 f
- nach *Bauereisen* 244
Spikes, CTG 23
Spinalanästhesie 174
Spina bifida 322
Spontangeburt, assistierte, BEL 206 f

Sport, Schwangere 71 f
SpO_2 (Sauerstoffsättigung) 36 ff
Steiß-Fußlage 202
Steißlage, reine 202
Stellungsanomalien 195 f
Stillen 279 ff
- Alkoholeinfluss 282
- Drogen 365
- erstes Anlegen 178, 279, 312
- Hindernisse 283 f
- Medikamente 361 ff
- - Beratungsstellen 366 f
- nach Bedarf 280
- Nikotineinfluss 282
- Probleme 282 ff
- Technik 280
- Vorbereitung 70
Stillpause, MuSchG 290
Stillprobe 281
Stirnlage 197
Stoffwechsel, Schwangere 55
Storchenbiss (Teleangiektasie) 328
STORCH-Infektionen 146 ff
Strassmann-Plazentalösungszeichen 176
Stresstests, CTG 22, 27
Striae gravidarum 17, 54, 79
Subinvolutio uteri 297 f
- medikamentöse Therapie 381 ff
Suchreflex 318
Suchtmittel
- Schwangerschaft 69 f, 359
- Stillzeit 365
Symphysen-Fundus-Abstand 39 f
Symphysenruptur 303 f
Syntometrin® 383
Syphillis (Lues) 147 f

T

Transabdominale Amniozentese (TAC) 40 f
Tachykardie, fetale 23
- mütterliche 53
Teleangiektasie (Storchenbiss) 328
Temperatur, Wochenbett 275, 296, 299 ff
Terminbestimmung 60
Terminüberschreitung 118 ff